Dr. med. Ulrich Hildebrandt

Cholesterin & Co

Cholesterin & Co

Fünf Säulen für ein gesundes Herz

Dr. med. Ulrich Hildebrandt

HIRZEL

Die in diesem Buch aufgeführten Angaben wurden sorgfältig geprüft.
Dennoch können die Autoren und der Verlag keine Gewähr für deren
Richtigkeit übernehmen.

Ein Markenzeichen kann warenrechtlich geschützt sein, auch wenn ein
Hinweis auf etwa bestehende Schutzrechte fehlt.

Bibliografische Information der Deutschen Nationalbibliothek
Die Deutsche Nationalbibliothek verzeichnet diese Publikation in der
Deutschen Nationalbibliografie; detaillierte bibliografische Daten sind
im Internet unter http://dnb.d-nb.de abrufbar.

3. Auflage erschienen 2004 beim Wort&Bild Verlag
4., aktualisierte und neu gestaltete Auflage beim S. Hirzel Verlag
5. aktualisierte Auflage 2011

ISBN 978-3-7776-2139-5

© 2011 S. Hirzel Verlag
Birkenwaldstr. 44, 70191 Stuttgart
www.hirzel.de
Printed in Germany
Satz: Mediendesign Späth GmbH, Birenbach
Druck und Bindung: Bosch-Druck, Landshut
Umschlaggestaltung: ergo, Stuttgart unter Verwendung eines
Bildes von hemera/Thinkstock/Gettyimages

Inhalt

Inhalt

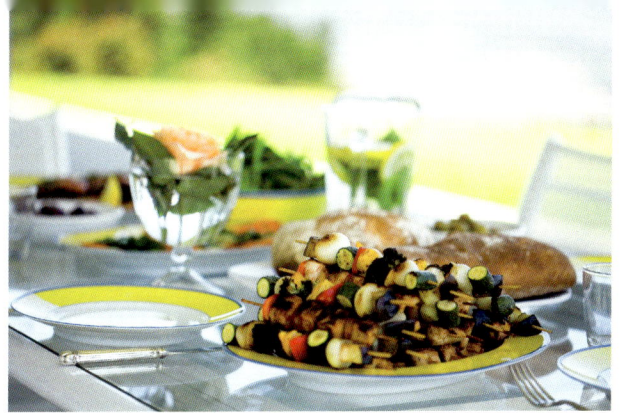

Inhalt

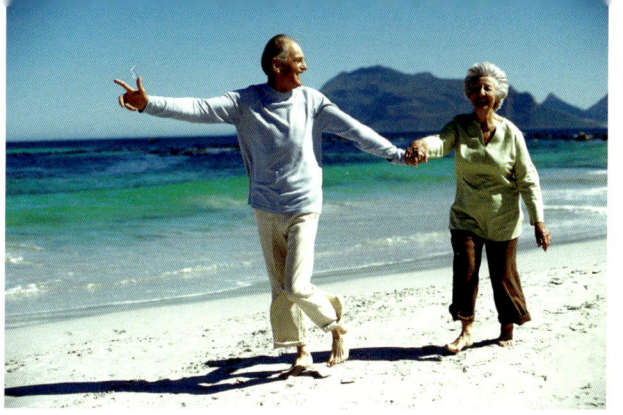

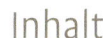

Inhalt

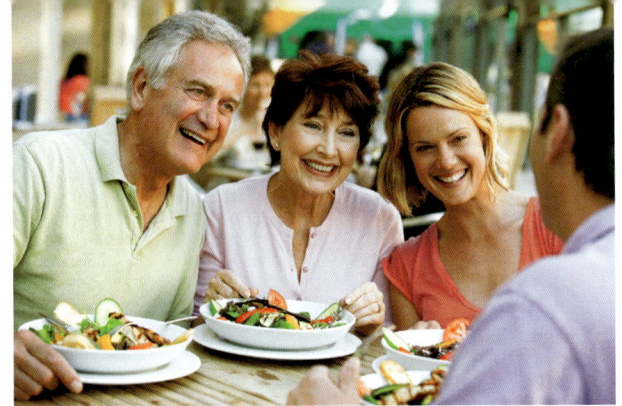

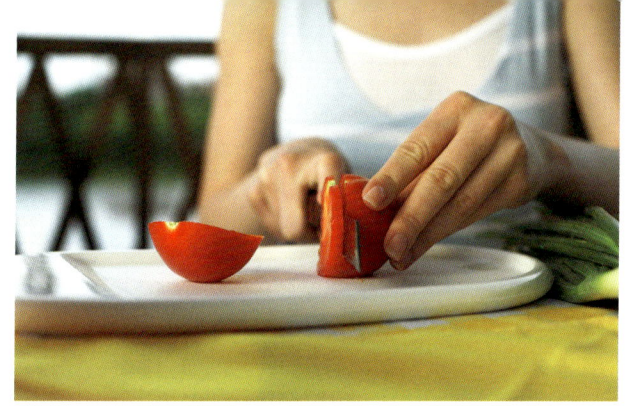
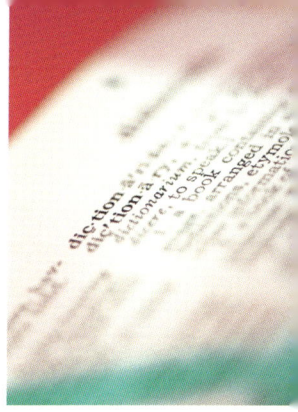

Vorwort

Die Änderung des bisherigen Titels »Cholesterin« in »Cholesterin & Co« symbolisiert, dass sich das Wissen um die Bedeutung von Cholesterin bei der Entstehung von Herzkreislauferkrankungen und dabei insbesondere von Herzinfarkt und Schlaganfall seit der 1. Auflage deutlich weiterentwickelt hat. Der Titel »Cholesterin & Co« ist deshalb stellvertretend für alle Faktoren, die hier im Buch angesprochen werden und die zu Ablagerungen an den Blutgefäßen und im Extremfall zum Herzinfarkt und Schlaganfall führen. Die weltweit durchgeführte Interheart Study ergab, dass 90 % aller Herzinfarkte durch 9 Faktoren erklärbar sind. Dabei ist das LDL-Cholesterin letztlich das Substrat, das die »Schutthalden« in den Gefäßen bildet.

Das Ziel dieses Buches ist es aber nicht so sehr, über Risikofaktoren zu reden, sondern Ihnen vor allem Ihre Ressourcen zu erschließen, das heißt Ihre Quellen und die mögliche Unterstützung für mehr Gesundheit und zum Schutz Ihrer Blutgefäße. Dabei geht es vor allem um Ressourcen, die motivieren und Spaß machen. Der Titel des Buches könnte deshalb auch heißen: »Gebrauchsanweisung für Ihr Herz«.

Eines der größten Irrtümer ist die Vorstellung, dass hohes Cholesterin hauptsächlich durch Ernährung beeinflussbar ist. In der Regel lässt sich erhöhtes Cholesterin durch bewusste Ernährung nur um ca. 15 % senken. Eine weitere Senkung muss, wenn erforderlich, durch Medikamente erfolgen. Wann das nötig ist, wird in diesem Buch ausführlich besprochen und kann im Zweifelsfall mit Risikotabellen, sogenannten Scores, abgeschätzt werden. Die Bedeutung der Ernährung liegt also weniger in der Vermeidung von Cholesterin als in der Zufuhr von wichtigen Schutzfaktoren, vor allem mit Obst, Nüssen und Gemüse. Die Ernährung spielt eine wichtige Rolle für die Zusammensetzung unseres Körpers. Man ist, was man isst.

Für die meisten Menschen ist Essen eines der schönsten Dinge im Leben, und deshalb hat dieser Ratgeber neben dem theoretischen Teil über alle Risiko- und Schutzfaktoren für unser Herzkreislaufsystem einen großen Rezeptteil. Er soll das Bewusstsein stärken, dass Gesundheit und Schutz vor einem Herzinfarkt mit Lernen und Genießen verbunden sind und nichts mit den früheren Herzdiäten zu tun haben, die nicht den geringsten Einfluss auf die Lebenserwartung hatten.

Dass neben Ernährung und Medikamenten körperliche Aktivität wahrscheinlich den größten Einfluss auf Sterblichkeit und Lebenserwartung bei Herzpatienten und Gesunden hat, wurde in einer 2010 veröffentlichten weltweiten Studie deutlich. Bei Patienten, die in den ersten 6 Monaten nach einem Herzinfarkt 1½ und auch deutlich mehr Stunden pro Woche körperliche Ausdaueraktivität durchführten, war die Sterblichkeit um 39 %(!!) geringer im Vergleich zu Patienten, die weniger als 1½ h pro Woche ausdaueraktiv waren.

Prof. Becker hat in einem aktuellen Artikel in der Zeitschrift der Deutschen Herzstiftung noch einmal beeindruckend dargestellt, dass Patienten vor 60 Jahren nach einem Herzinfarkt für 6 Wochen strenge Bettruhe verordnet wurde – für uns heute unvorstellbar. Auch wenn die Bedeutung der körperlichen Aktivität durch hunderte von Studien der letzten Jahre in erdrückender Weise belegt wird, erscheint aufgrund dieser Vorgeschichte für viele Menschen die tägliche Ausdaueraktivität doch noch »revolutionär«. Deshalb ist auch eines der größten Anliegen dieses Buches, Sie zu einem bewegten Menschen zu machen.

Den Lebensstil zu ändern, hat wie alle Änderungen etwas mit Lernen zu tun und damit mit den »drei H«. Die »drei H« stehen für Hirn, Herz und Hand.

Das 1. »H« in Hirn steht für Wissen, Kognition; zunächst müssen die Zusammenhänge deutlich und verständlich werden, damit der Betroffene weiß, warum er etwas ändern will. Zur Wissensvermittlung dient das 5-Säulen-Programm im 1. Teil und zusammengefasst noch einmal in der hinteren Klappe des Buches. Das 5-Säulen-Programm basiert auf den Leitlinien der Deutschen Gesellschaft für Kardiologie und den Empfehlungen der European Society of Cardiology. Mit diesem Programm kann jeder Interessierte sein individuelles Risiko um 70–80 % senken bzw. verbessern.

Das 2. »H«: Ohne Motivation wird sich nichts ändern. Das Herz muss begeistert werden, Änderungen müssen Spaß machen. Liebe und Begeisterung gehen bekanntlich auch durch den Magen, deshalb der ausführliche Rezeptteil.

Das 3. »H« für Hand soll betonen, dass Änderungen nur erfolgreich sind, wenn sie eingeübt und am besten in Gemeinschaft praktiziert werden. Deshalb haben wir in den letzten Jahren parallel zu diesem Buch im Rahmen eines Projektes der Weltgesundheitsorganisation (WHO) mit Kardiologen, Psychologen, Therapeuten und Köchen ein umfassendes Praxisprogramm in Form der sog. Herzwochen entwickelt. Diese Seminare haben wir zunächst im Kloster Frauenchiemsee begonnen und aufgrund der damals neueren Erkenntnisse zur Mediterranen Küche auch in einer sehr schönen Hotelanlage auf Kreta gestartet. Dort werden mehrmals im Jahr die Inhalte dieses Buches in Theorie und Praxis vertieft und vor allem mit genussvollen Erinnerungen verknüpft. Dadurch wird der Erfolg nachhaltiger. Nähere Informationen zu diesen Herz- und Gesundheitswochen und anderen Möglichkeiten, etwas für sich und sein Herz zu tun, finden Sie unter www.kardioforumbayern.de.

Durch diese Seminare hat sich auch die Zusammenarbeit mit der Herzstiftung intensiviert. Herr Gerald Wüchner, der den Ernährungsteil und die Kochkurse unserer Kretaherzwochen mit aufgebaut und als erster Klinikküchenleiter in Deutschland die Mediterrane Küche in einer Klinik eingeführt hat, konnte im Weiteren bei der Herzstiftung das außerordentlich erfolgreiche Projekt »Mediterrane Küche« entwickeln. Wer weitere Erklärungen und Rezepte zur Mediterranen Küche sucht, sollte sich nicht den ausgezeichneten Ratgeber »Mediterrane Küche« der Herzstiftung entgehen lassen.

Dem gesamten Team der Herzwochen, und dafür stellvertretend Dr. Dietmar Antoni und Frau Rosemarie Reiter möchte ich für die Unterstützung danken, ohne die die Weiterentwicklung des Konzeptes der Herzwochen und damit auch dieses Buches nicht in dieser Art möglich gewesen wäre. Abschließend auch ein herzlicher Dank an die Lektorin des Hirzel Verlages Frau Dr. Julia Fiedler, die mit sehr viel Geduld die besonderen Wünsche des Autors ertragen hat. Und für das Vorwort einen herzlichen Dank an Herrn Prof. Becker, der sich wie kein Anderer um die Belange von Herzpatienten in der deutschen Herzstiftung verdient gemacht hat.

Ulrich Hildebrandt

Die Neuauflage des bewährten Ratgebers »Cholesterin« von Dr. Ulrich Hildebrandt trägt nun den Zusatz »& Co«. Dies soll verdeutlichen, dass das Cholesterin nur ein Faktor von vielen ist, der für die Entstehung einer Arteriosklerose Bedeutung hat. Die anderen Faktoren verstecken sich hinter dem »& Co«: Der Autor betont vor Allem die Änderung des Lebensstils zum Schutz von Herz und Gefäßen. Seine praktischen Tipps für das tägliche Leben sind besonders wertvoll und auch relativ leicht umzusetzen, wenn man dazu bereit ist.

Den 3 H (Hirn, Herz, Hand) wäre noch ein viertes hinzuzufügen: Da der Autor in Bayern beheimatet ist, dürfte ihm das 4.H wie »Haxn« sehr wohl vertraut sein. In der schönen bayerischen Landschaft lassen sich die Haxn bzw. Füße für große Spaziergänge gut benutzen. Eine schöne Wanderung in herrlicher Umgebung macht den Kopf frei und fördert die Gesundheit, worauf der Autor auch besonders hinweist.

Ich würde mir wünschen, dass dieser Ratgeber nicht nur von Menschen gelesen wird, die einen Herzinfarkt überstanden haben. Viel wichtiger wäre es, wenn er schon früher in die Hand genommen würde.
Trotz der oft nicht zu umgehenden Stress-Situationen, die das Leben mit sich bringt, kann man viel tun, um gesund zu bleiben.

Ich wünsche daher dieser Neuauflage eine große Verbreitung.

Prof. Dr. med. Hans-Jürgen Becker

Das 5-Säulen-Programm – eine Einführung

Herz-Kreislauf-Erkrankungen waren in Deutschland 2009 mit 42 % weiterhin die häufigste Todesursache. Eine große Rolle spielen dabei verschiedene Risikofaktoren – darunter bestimmte Erbfaktoren, aber auch ungünstige Ernährungsgewohnheiten, die in ihrem Zusammentreffen zu risikoreichen Fettwerten im Blut führen. Der Versuch, das Cholesterin zu senken – jenes Blutfett also, dem unser Hauptaugenmerk gilt –, ist nur eine Maßnahme im Kampf gegen die gefährlichen Arterienveränderungen. Erst in Verbindung mit weiteren Schritten führt der Weg langfristig zur Gefäßgesundheit. Fünf Säulen eines Behandlungs- wie Vorbeugungsprogramms haben wir Ihnen deshalb in den folgenden Kapiteln zusammengestellt.

1_CHOLESTERINSENKUNG

2_ERNÄHRUNG

3_BEWEGUNG

4_STRESSMANAGEMENT

5_FAMILIE UND FREUNDE

Von der Herzdiät zur Mittelmeerkost

Cholesterinspiegel

Cholesterin gehört mit den Triglyzeriden zu den Blutfetten. Mit *Cholesterinspiegel* ist im Allgemeinen der **Gesamtcholesterinwert** im Blut gemeint. Um Ihr persönliches Risikoprofil für Gefäßveränderungen erstellen zu können – denn darum geht es bei der ganzen »Cholesterinfrage« – müssen jedoch zusätzlich die Fraktionen *LDL*- bzw. *HDL*-*Cholesterin* bekannt sein (dazu mehr ab Seite 37).

Bei einem Ihrer letzten Arztbesuche wurden Sie mit der Nachricht konfrontiert, dass Ihr → Cholesterinspiegel zu hoch sei. Das Beste wäre nun, denken Sie sich vielleicht, das Nahrungscholesterin einfach ganz wegzulassen und zukünftig nur noch Kochbücher zu benutzen, in denen alle Gerichte mit möglichst wenig oder sogar ohne Cholesterin zubereitet werden. So könnte jeder seinen idealen Cholesterin-Blutwert erreichen.

Leider würde dieses Vorhaben nur bis zu einem gewissen Grad von Erfolg gekrönt sein, denn das Cholesterin wird zu zwei Dritteln im Körper selbst, d. h. konkret in der Leber, hergestellt. Sobald die Zufuhr von außen knapper wird, geht die Eigenproduktion nach oben. Diese für den Körper zunächst sehr sinnvolle Gegenregulation hebt damit unglücklicherweise einen Teil der Anstrengungen bei der Cholesterineinsparung durch entsprechendes Essen wieder auf. Warum es trotzdem höchst sinnvoll ist, auf das Cholesterin, aber auch auf andere Fette in der Nahrung zu achten, will dieser Ratgeber Ihnen in den nächsten Kapiteln nahe bringen.

Warum Herzdiäten bisher nicht so erfolgreich waren

Es sind vor allem **tierische Fette**, die den Cholesterinwert im Blut erhöhen, und **pflanzliche** Fette, die den Cholesterinwert eher senken. Aus dieser frühen Erkenntnis wurde seit den 60er Jahren die Empfehlung abgeleitet,

→ die **Nahrungscholesterin-Zufuhr** möglichst zu senken und
→ die tierischen Fette mit ihren überwiegend → *gesättigten Fettsäuren* durch pflanzliche Fette mit überwiegend *mehrfach ungesättigten Fettsäuren* zu ersetzen.

Dies war der Beginn der »Cholesterindiät-Euphorie« und der Startschuss für das Verfassen zahlreicher Diätbücher, die seither ganze Regalwände füllen. Leider haben diese strikten »Cholesterindiäten« langfristig zwar die Cholesterinspiegel der Betroffenen leicht gesenkt, aber nicht die Gesamtsterblichkeit. **Warum?**

Der erste Grund: Strenge Diäten werden immer irgendwann wieder abgebrochen! Gutes Essen ist für die Mehrzahl der Menschen unabdingbar mit Lebensqualität und Lebensfreude verbunden – es zählt zu den schönsten Dingen im Leben. Da die meisten Diäten jedoch mit erheblichen Genusseinschränkungen oder -verboten arbeiten, träumen die Menschen ausschließlich von jenem Tag, von dem an sie wieder »richtig« essen können. Strenge Diäten haben überdies den Nachteil, dass sie unvereinbar sind mit sozialem Leben. Kein Gastgeber, keine Gastgeberin mag einen Gast, der wegen seiner Diät ein liebevoll zubereitetes Abendessen nicht würdigen kann. Die Erfahrung lehrt, dass Diäten auch aus diesen sozialen Gründen selten langfristig durchgehalten werden können.

Ein anderer Grund, warum eine »Cholesterindiät« allein im Hinblick auf ihre krankheitsvorbeugende Wirkung nicht erfolgreich sein kann, ist mit neueren Erkenntnissen der **Arterioskleroseforschung** zu erklären: Es gibt zwar einige wissenschaftliche Untersuchungen, die zeigen konnten, dass durch eine cholesterinbewusste Diät auch langfristig eine geringe Senkung der Cholesterinwerte zu erreichen ist, jedoch **keine wesentliche Senkung der Gesamtsterblichkeit**. Möglicherweise entstehen durch die erhöhte Zufuhr von mehrfach ungesättigten Fettsäuren vermehrt **entzündungsfördernde Substanzen in den Arterien**, die den chronischen Entzündungsprozess verstärken könnten, der bei Gefäßerkrankungen und insbesondere beim Herzinfarkt eine zunehmend beachtete Rolle spielt.

Gesättigte und ungesättigte Fettsäuren (FS)

Chemisch gesehen bestehen Fettsäuren aus einem Gerüst von Kohlenstoffatomen, an deren Seitenarmen sich jeweils Wasserstoffatome befinden. Abhängig von Bindungsart und Anzahl der Wasserstoffatome weisen die Fettsäuren unterschiedliche Grade der Sättigung auf. Gesättigt heißt, dass die Kohlenstoffatome ausschließlich durch Einzelbindungen verknüpft sind und dadurch die maximale Anzahl von Wasserstoffatomen gebunden wird. Fettsäuren, die dagegen eine oder mehrere Doppelbindungen aufweisen, sind bezüglich ihrer Wasserstoffatome einfach oder mehrfach ungesättigt. Mehr zu den Fettsäuren erfahren Sie im Ernährungskapitel ab Seite 99.

Das 5-Säulen-Programm – eine Einführung

Chlamydien als Arteriosklerose-Verursacher?

Die Entzündungstheorie führte sogar auf die Spur der vorübergehend beschuldigten Chlamydien, einer Bakterienart (s. auch Seite 69). Auch wenn sie mittlerweile schon wieder entlastet sind – die Suche nach den letztgültigen Verursachern einer Arteriosklerose und damit eines Infarkts geht weiter und ist noch lange nicht beendet.

Ungereimtheiten – ein Fall für Journalisten

Diese Ungereimtheiten konnten natürlich den Wunsch vieler Betroffener nach einfachen Erklärungen nicht befriedigen und führten in der Folge wie auch neuerdings wieder zu spektakulären Schlagzeilen auf den Titelseiten mancher Zeitschriften, wie z. B.: »Der Cholesterinschwindel«, »Iss, was Dir schmeckt!« oder »Die Mär vom ungesunden Fett«. Es wurden (und werden) dort so viele **Widersprüchlichkeiten von Ernährungsempfehlungen** zusammengetragen, dass nach der Lektüre nur noch wenige Menschen Lust und Anreiz für eine cholesterinbewusste und fettmodifizierte Ernährung verspürten. Auch diese Widersprüche aufzulösen wird – neben vielen anderen Zielsetzungen – Aufgabe dieses Ratgebers sein.

Die »mediterrane Lösung«

Nach dem Zweiten Weltkrieg fiel in einer großen Studie, der sogenannten 7-Länder-Studie, auf, dass es zwischen einzelnen europäischen Ländern gewaltige Unterschiede hinsichtlich der Häufigkeit von Todesfällen durch Herzerkrankungen gab (s. nebenstehende Abbildung).

In Griechenland, genauer gesagt **auf Kreta**, kamen im mittleren Lebensalter **100-mal weniger Herzinfarkte** vor als in Finnland, aber auch noch 20-mal weniger als auf der anderen griechischen Insel Korfu. Der Unterschied war so auffallend, dass die Epidemiologen, also jene Forscher, die sich über Bevölkerungsstatistiken unter gesundheitlichen Gesichtspunkten Gedanken machen, fasziniert waren und nach den Gründen suchten.

Es ist seit Langem bekannt, dass in allen Kulturen höhere Cholesterinwerte mit einer höheren Wahrscheinlichkeit für einen

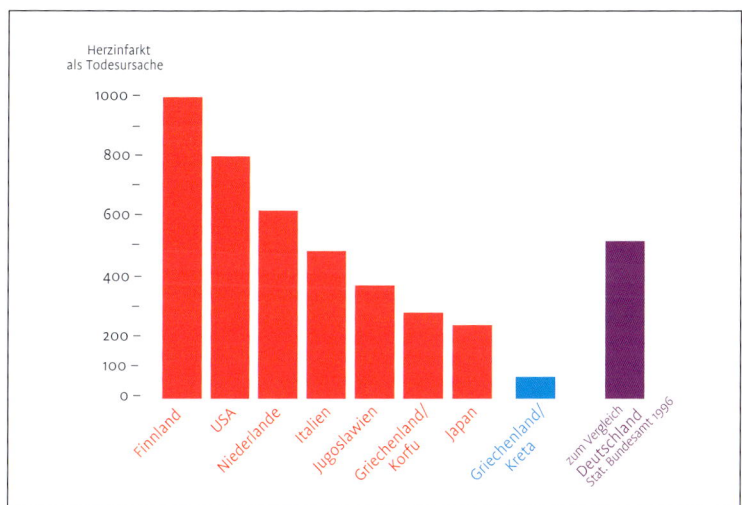

7-Länder-Studie. Die auffallenden Unterschiede in Hinblick auf die Herzinfarkt-rate verwiesen u. a. auf die Ernährung in den entsprechenden Ländern (die Angaben beziehen sich jeweils auf 100 000 Einwohner). Studienteilnehmer Griechenland war mit zwei Inseln vertreten.

Herzinfarkt einhergehen. Das Erstaunliche am Ergebnis dieser 7-Länder-Studie war jedoch, dass es auf andere, zusätzliche Zusammenhänge verwies: Ein Cholesterinspiegel von 200 mg/dl stellte in Nordeuropa ein Risiko von 15 Prozent für den Herzinfarkttod dar – in Südeuropa jedoch nur noch ein Risiko von 3 Prozent: Damit war das Herzinfarktrisiko **bei gleichen Cholesterinwerten** in nordeuropäischen Ländern im Vergeich zu einigen südeuropäischen Staaten fünfmal so hoch!

Die Ursachen für diese beeindruckenden Unterschiede sind ohne Zweifel sehr komplex. Zum Großteil können sie jedoch auch durch ein **bestimmtes Ernährungsverhalten** erklärt werden. Im Blut der Kreter hat man zum Beispiel einen deutlich höheren Spie-

Das 5-Säulen-Programm – eine Einführung

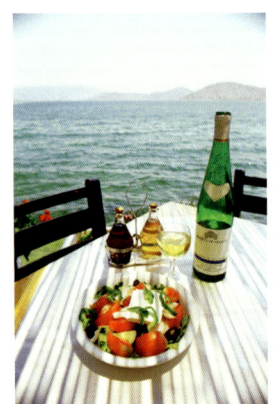

gel an *Omega-3-Fettsäuren* gefunden als im Blut anderer Studienteilnehmer. Auf die **Bedeutung der Omega-3-Fettsäuren** sowie aller anderen »Zutaten« einer südeuropäischen Küche, die wir **Mittelmeerkost** nennen, wird deshalb in diesem Ratgeber ausführlich eingegangen (s. Seite 91 und 103).

Die **mediterrane Ernährung** hat darüber hinaus den Vorteil, dass sie bei den meisten Menschen positive Assoziationen von Urlaub und einem genussvolleren Leben auslöst und nicht mit dem negativen Beigeschmack einer strengen Diät besetzt ist. Für viele ist die so genannte Mittelmeerkost ohnehin der Favorit auf dem täglichen Speiseplan. Dieser psychologische Aspekt ist nicht zu unterschätzen.

Kochen und Essen nach mediterraner Art mit all ihren interessanten Varianten werden deshalb ganz im Zentrum dieses Ratgebers und seiner Rezepte stehen, damit das Essen auch weiterhin eines der schönsten Dinge in Ihrem Leben bleiben kann, gerade dann, wenn Sie vielleicht hohe Cholesterinspiegel haben oder bereits Gefäßveränderungen bei Ihnen vorliegen.

Muss sich denn jeder mit Cholesterin und Arteriosklerose beschäftigen?

Da die meisten Menschen und wahrscheinlich auch Sie sich erst mit diesem Thema befassen, wenn bereits verengte Gefäße entdeckt wurden oder gar ein Infarkt bzw. Schlaganfall aufgetreten ist, wird für Sie die **Cholesterinsenkung** der erste und unverzichtbare Schritt sein müssen. Und in den meisten Fällen ist das nicht ohne medikamentöse Unterstützung (s. Seite 80) möglich. Daneben gibt es aber auch etliche Menschen, die trotz niedriger Cholesterinwerte Gefahr laufen, Herz-Kreislauf-Erkrankungen zu entwickeln, oder die umgekehrt trotz hoher Cholesterinwerte ein hohes Alter erreichen. Wie ist das möglich?

Neben einem **erhöhten Cholesterinspiegel** im Blut spielen vor allem **erbliche Faktoren, Übergewicht, Rauchen, Bluthochdruck, Bewegungsmangel und die Zuckerkrankheit** eine große Rolle bei der Entstehung der Arteriosklerose. Je nachdem, welche dieser Risikofaktoren bei Ihnen vorliegen oder überwiegen, ist Ihr persönliches Risiko mehr oder weniger ausgeprägt. Davon hängt auch ab, ob die eine oder andere Säule unseres Programms für Sie eher im Vordergrund steht. Eine herz- und gefäßfreundliche Ernährung, ausreichend Sport und Bewegung, Stressmanagement sowie soziale Faktoren haben – neben den medizinischen Maßnahmen – ebenfalls einen zugleich vorbeugenden wie regenerierenden Einfluss auf die Gefäße.

Verschiedene Krankheiten, aber auch bestimmte Lebensgewohnheiten spielen bei der Entstehung der Arteriosklerose eine Rolle.

Zu welcher Risikogruppe gehören Sie?

Nehmen wir an, in Ihrer Familie sind verschiedene Herz-Kreislauf-Erkrankungen bekannt. Sie selbst haben Bluthochdruck und einen erhöhten Cholesterinwert, eine Gefäßerkrankung ist jedoch noch nicht in Erscheinung getreten. Um zu erfahren, **ob und wie Sie Ihr so genanntes Lipidprofil**, also Ihren Blutfettspiegel, beeinflussen sollten, lassen Sie am besten Ihre → **Risiko-** und damit auch Ihre **Schutzfaktoren** näher bestimmen. Denn nur im Zusammenhang mit Ihrer persönlichen Risikosituation sind Ihre **Blutfett-Zielwerte, insbesondere Ihr Cholesterin-Zielwert**, überhaupt festlegbar.

Das richtige Verhältnis – auch darauf kommt es an
Außerdem können Sie das Verhältnis von LDL- zu HDL-Cholesterin (s. Seite 76) bestimmen lassen. Ist der Quotient unter 2,5, können Sie meist davon ausgehen, dass in Ihren Gefäßen noch alles

Risikofaktoren für Herz-Kreislauf-Erkrankungen:

– Familiäre Belastung (Herz- und Gefäßkrankheiten bei Verwandten 1. Grades),
– erhöhte Blutfettspiegel, insbesondere erhöhtes Cholesterin,
– Diabetes,
– Bluthochdruck,
– Zigarettenrauchen,
– Übergewicht,
– Bewegungsmangel,
– wenig Obst und Gemüse,
– psychosozialer Stress.

»unter Kontrolle« ist. Bei höheren Werten ist von einem erhöhten Risiko auszugehen, und umso nützlicher kann 5-Säulen-Programm für Sie werden.

Berechnen Sie Ihr persönliches Risiko!
Zur Abschätzung Ihres individuellen Risikos für Herzinfarkt und Schlaganfall gibt es verschiedene Tests (Scores): PROCAM Score, Euroscore Deutschland, Framingham und CARRISMA. Die Existenz mehrerer Scores signalisiert, dass es noch nicht den idealen Test gibt und jeder Stärken und Schwächen aufweist, allein dadurch, dass die Daten aus verschiedenen Bevölkerungsgruppen stammen. Am meisten erprobt ist der PROCAM-Score. Mit Hilfe des Schnelltestes können Sie Ihr Herzinfarkt-Risiko für die nächsten zehn Jahre grob einschätzen (Siehe Tabelle 1 und Auflösung im Anhang). Ein genaueres Ergebnis liefert die Eingabe der Daten einschließlich der Blutfettwerte in den PROCAM-Gesundheitstest durch Ihren Arzt. Die PROCAM-Tests sind nicht für Personen vorgesehen, die bereits in der Vergangenheit einen Herzinfarkt erlitten haben oder wissen, dass sie bereits gefäßkrank sind. Solche Personen haben in der Regel ohnehin ein hohes Herzinfarktrisiko. Der Euroscore Deutschland basiert auf Todesursachen und erfasst keine Erkrankungen. Er stuft mehr Patienten als Hochrisikopatienten ein und würde bei konsequenter Anwendung zu einer Überbehandlung führen.

Die Kombination eines ungünstigen Blutfettprofils mit einer kritischen Risikoeinschätzung gibt Ihrem Hausarzt die Berechtigung – trotz seines beschränkten Arzneimittelbudgets – Ihnen auch präventiv eines der *CSE-Hemmer-Präparate* (s. Seite 81) zu verordnen.

In der Procam-Studie (und damit in Tabelle 1) sind allerdings weitere wichtige Risikofaktoren sowie Risikomarker für Herz-Kreis-

Wie hoch ist Ihr persönliches Herzinfarktrisiko?

Risikofaktoren	Punkte	
Geschlecht	**Männer** 7	**Frauen** 0
Blutdruck Systolischer (oberer) Wert (mmHg)	**unter 140** : 0 **140–144** : 1 **145–149** : 2 **150–154** : 3 **155–159** : 4	**160–164** : 5 **165–169** : 6 **170–174** : 7 **175–179** : 8 **ab 180** : 9
Bekannter Diabetes mellitus oder Nüchternblutzucker ab 120 mg/dl	**Nein** (Männer und Frauen) 0	**Ja** (Männer) **Ja** (Frauen) 10 14
Body-Mass-Index (kg/m²) auf ganze Zahl gerundet Berechnung: Körpergewicht in Kilogramm dividiert durch Körpergröße in Meter zum Quadrat. *Beispiel:* *75 kg : (1,80 m x 1,80 m) = 23 kg/m²*	**bis 20** : 0 **21** : 1 **22** : 2 **23** : 3 **24** : 4 **25** : 5 **26** : 6	**27** : 7 **28** : 8 **29** : 9 **30** : 10 **31** : 11 **ab 32** : 12
Medikamente gegen erhöhten Blutdruck	**Nein** 0	**Ja** 3
Zigarettenrauchen	**Nein** 0	**Ja** 13
Herzinfarkt bei Eltern, Großeltern oder Geschwistern vor dem 60. Lebensjahr	**Nein** 0	**Ja** 5

Tabelle 1: Der PROCAM-Schnelltest gilt für Frauen und Männer im Alter von 20 bis 75 Jahren zur Ermittlung des Risikos für einen Herzinfarkt innerhalb der nächsten 10 Jahre. Tragen Sie bitte die Punkte – für den jeweiligen Risikofaktor – in die Felder ein und zählen Sie alle Punkte zusammen. Die Auflösung des Testes, d.h. Ihr individuelles Herzinfarkt-Risiko für die nächsten 10 Jahre, können Sie aus der Tabelle im Anhang auf Seite 336 entnehmen.

ACHTUNG

1. Die PROCAM-Tests sind nicht für Personen vorgesehen, die bereits in der Vergangenheit einen Herzinfarkt erlitten haben oder wissen, dass sie bereits gefäßkrank sind. Solche Personen haben in der Regel ohnehin ein hohes Herzinfarktrisiko.

2. Die Informationen in diesem Dokument ersetzen nicht eine individuelle ärztliche Beratung oder Untersuchung. Bei Verdacht auf gesundheitliche Beschwerden oder bei bereits bekannten Erkrankungen suchen Sie immer Ihren Arzt auf.

lauf-Krankheiten noch nicht berücksichtigt worden. Zum einen wurde der Faktor **Bewegungsmangel** nicht mit einbezogen, weil er für große Untersuchungen viel schwerer zu erfassen und zu quantifizieren ist als ein Blutwert. Da körperliche Aktivität eine größere Bedeutung für die Herz-Kreislauf-Gesundheit besitzt als die bloße Senkung von Cholesterinwerten, wird ihr ein eigenes Kapitel gewidmet. Ebenfalls sind **Stressbelastung** und **psychosoziale Faktoren** nur schwer messbar, deshalb fehlen sie ebenfalls in Tabelle 1. Sie werden aber in diesem Ratgeber ausführlich in einem jeweils eigenen Kapitel behandelt. Auch das **CRP** (= *C-reaktives Protein*) – es gilt als wichtigster **Entzündungsmarker** im Blut – wird in diesem Zusammenhang künftig wohl eine größere Rolle spielen. Bei Gesunden liegen die CRP-Werte unter 0,5 µg/ml (µg = Mikrogramm). Bei längerfristig erhöhten Werten besteht eine größere Wahrscheinlichkeit für einen Herzinfarkt, völlig unabhängig von anderen Risikofaktoren.

Der CARRISMA-Score dürfte aufgrund der Erfassung körperlicher Aktivität und der Quantifizierung des Zigarettenkonsums einen deutlich besseren Vorhersagewert ergeben. Die Auswertung der Daten ist aber noch nicht abgeschlossen und wird für 2011/12 erwartet. Näheres finden Sie unter www.carrisma.net.

Primäre oder sekundäre Prävention – für wen ist dieser Ratgeber geschrieben?

Dieses Buch richtet sich in erster Linie an alle Menschen mit einer Fettstoffwechselstörung, die im Alter körperlich und geistig fit bleiben wollen – nicht zuletzt dank (relativ) gesunder Gefäße. Insofern ist dieser Ratgeber zum einen für jene Menschen gedacht, die bislang noch keine Probleme mit ihren Gefäßen hatten, jedoch Risikofaktoren wie z. B. erhöhte Cholesterinwerte (ab Seite 59)

I N F O

Entzündungsmarker
(= Entzündungskennzeichen) im Blut sind die *Blutsenkungsgeschwindigkeit (BKS)* und die Anzahl der weißen Blutkörperchen *(Leukozyten)*. Auch das CRP gilt als allgemeiner Marker für akute Entzündungen. Neuerdings ist ein **erhöhtes CRP** als eigener Risikofaktor für Herz-Kreislauf-Krankheiten bei Betroffenen, aber auch bei Gesunden bekannt.

aufweisen, die diesen Zustand schnell ändern könnten. Zum anderen ist unser 5-Säulen-Programm für diejenigen wichtig, die bereits unter Krankheiten des Herz-Kreislauf-Systems leiden.

Als → *Primärprävention* werden also all jene vorbeugenden Maßnahmen bezeichnet, die das Auftreten einer *Koronaren Herzkrankheit* (Angina pectoris, s. Seite 47, Herzinfarkt) oder einer anderen Gefäßkrankheit verhindern sollen. Bei den betreffenden Personen liegen häufig **erhöhte Cholesterinwerte** vor. Wenn jedoch bereits Gefäßerkrankungen bestehen oder gar ein Herzinfarkt oder Schlaganfall (Mediziner nennen dies ein »*vaskuläres Ereignis*«) aufgetreten ist, spricht man bei allen Behandlungsmaßnahmen bereits von → *Sekundärprävention*. Damit soll die Gefahr eines erneuten »Gefäß-Ereignisses« gebannt werden. Diese Unterscheidung ist aber eher theoretischer Natur, inhaltlich gibt es keinen wirklichen Unterschied.

Gesunde(te) Gefäße sind das eigentliche Ziel!

Bei allen Überlegungen über das Cholesterin muss immer wieder betont werden, dass die Senkung des Cholesterinspiegels nicht das eigentliche Behandlungsziel sein kann. Es geht vielmehr darum, Ihre **Gefäße gesund und frei von einengenden Ablagerungen** (s. Seite 46 bis 49) zu halten oder **dem Fortschreiten bereits bestehender Gefäßveränderungen Einhalt zu gebieten**. Doch wie Sie sicherlich bereits gemerkt haben: Mit einer einzelnen Maßnahme kann das hoch komplexe Geschehen einer Gefäßerkrankung (und damit auch des Alterns!) natürlich nicht beeinflusst werden. Kreter werden nicht nur deshalb so alt, weil sie sich auf kretische Art ernähren. Ihre gesamten Lebensumstände tragen mit dazu bei.

Sie werden nun zu Recht sagen, dass Sie sich in Deutschland keinen Lebensstil à la Kreta leisten können. Aber auch hier bei uns

Primär oder sekundär?

Primäre Prävention heißt wörtlich übersetzt *erste* Vorbeugung, die *sekundäre* entspricht der *zweiten*. Wenn Sie also bereits einen Infarkt (s. Seite 53) oder Schlaganfall (s. Seite 56) erlitten haben oder unter anderen Gefäßkrankheiten leiden, sollten Sie im Sinne der Sekundärprävention alles daransetzen, das Voranschreiten bereits bestehender Gefäßverengungen zu stoppen oder sogar Maßnahmen zu ihrer Rückbildung zu ergreifen.

bietet sich Ihnen – abgesehen von der erforderlichen **Ernährungs-umstellung** – die Chance, die Gefäße noch auf anderem Wege fit zu halten. Diese **zusätzlichen Möglichkeiten** spielen mit Sicherheit eine ebenso große Rolle wie das Essen und werden deshalb ebenfalls in diesem Buch behandelt. Durch unsere täglichen praktischen Erfahrungen bei der Betreuung von Patienten nach Infarkt, nach → *Ballondilatation und Stent* oder Herzoperation (Bypass), aber auch von gesunden Menschen, die sich vor Herzinfarkt und Schlaganfall schützen möchten, haben wir in den letzten zehn Jahren ein umfangreiches 5-Säulen-Programm entwickelt, das sich als sehr erfolgreich erwiesen hat und das wir Ihnen hier zunächst – beginnend auf Seite 26 – im Überblick vorstellen möchten.

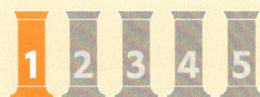

DIE (MEDIKAMENTÖSE) CHOLESTERINSENKUNG

Optimieren Sie zusammen mit Ihrem Arzt Ihre Cholesterinwerte: LDL-HDL-Verhältnis unter 2,5; LDL-Cholesterin bei Gefäßpatienten deutlich unter 100 Milligramm (besser unter 70 Milligramm) pro Deziliter (mg/dl)! → ab Seite 35

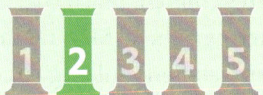

DIE RICHTIGE ERNÄHRUNG

Genießen Sie die mediterrane Küche mit viel Obst, Nüssen, Gemüse, insbesondere Hülsenfrüchten, wenig Fleisch und Gebratenem sowie überwiegend einfach ungesättigten Fettsäuren (Oliven- und Rapsöl). → ab Seite 91

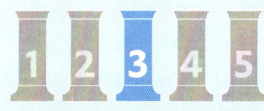

MEHR BEWEGUNG

Körperliche Ausdaueraktivität: täglich 1- bis 3-mal 20 Minuten oder 1-mal 30 bis 60 Minuten mit einem Belastungspuls von ca. 180 minus Lebensalter! → ab Seite 135

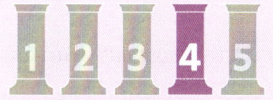

STRESSMANAGEMENT

Optimieren Sie Ihre Leistungsfähigkeit durch das richtige Maß an Stress: alles im Griff und trotzdem gelassen! Werden Sie Meister Ihrer Zeit und Ihrer Entscheidungen! → ab Seite 155

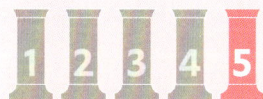

DIE SOZIALE »HAUSMACHT«

Menschen mit sozialem Rückhalt und sozialem Engagement leben länger: durch Familie, Freunde und erfüllende berufliche und soziale Aufgaben! → ab Seite 171

Da jeder Mensch seine ganz persönlichen Risikofaktoren besitzt, muss natürlich auch die **Gewichtung dieser Säulen individuell** geschehen. Mit diesem Programm werden Sie zwar nicht die ewige Jugend erreichen, aber doch sehr viel fitter ins Alter gehen und sich in einem sehr hohen Maße vor einem (erneuten) Herzinfarkt oder Schlaganfall schützen können.

Ballondilatation und Stent

Eine *Ballondilatation* (lat. *dilatare = ausdehnen, erweitern*) ist eine wirkungsvolle, schonende Methode zur Behandlung von einzelnen, kürzeren Gefäßengstellen. Dabei wird ein Katheter in die entsprechende Arterie geschoben. Ein an der Katheterspitze befindlicher Ballon wird mit einer Kochsalzlösung aufgedehnt, wodurch die arteriosklerotischen Auflagerungen zusammengepresst werden und sich die Gefäßlichtung erweitert. Geschieht dies in einem Herzkranzgefäß, spricht der Arzt von einer PTCA *(perkutanen transluminalen Coronar-Angioplastie).* Damit das Gefäß langfristig offenbleibt, wird meistens unmittelbar nach der PTCA eine *Gefäßstütze (Stent)* eingebracht (s. auch Seite 83).

Das 5-Säulen-Programm – eine Einführung

Arterien und Venen

Arterien sind Blutgefäße, die sauerstoffreiches Blut vom Herzen wegtransportieren; Venen sind Blutgefäße, in denen das sauerstoffarme Blut zum Herzen zurückfließt (Ausnahme: der kleine Lungenkreislauf, s. Seite 30).

Pulsschlag – was ist das?

Durch jede Druckwelle des Herzschlags kommt es zu einer Weitung der Arterien. Sie können diese übrigens in fast jeder Körperregion als Pulsschlag ertasten.

Doch bevor wir uns nun ganz dem Cholesterin und seiner Senkung widmen und besprechen, was alles einen »Verkehrsstau« in Ihren Arterien bewirken kann, zunächst ein Überblick über Ihr **normal funktionierendes Herz-Kreislauf-System** (s. auch Abb. Seite 29). Denn nur, wenn Sie verstehen, wie das Arteriengeflecht und die von ihm versorgten Organe im Körper funktionieren, können Sie Störungen in diesem System nachvollziehen und gegensteuern.

System Blutkreislauf: Versorgung und Entsorgung

Für alle Vorgänge im Körper braucht der Organismus, und das heißt jede einzelne Zelle, eine ausreichende Durchblutung. Denn im Blut sind alle lebensnotwendigen Substanzen gelöst wie Sauerstoff, Nähr- und Mineralstoffe, Vitamine, Hormone, Enzyme usw.

Dieses ausgeklügelte Versorgungs- und im Übrigen auch Entsorgungssystem wird von einem weit verzweigten Gefäßnetz gewährleistet, in dessen Zentrum das Herz als Motor steht.

Beginnen wir mit dem **großen Körperkreislauf**. Die linke Herzkammer, die zuvor sauerstoffgesättigtes Blut aus der Lunge erhalten hat, pumpt dieses nährstoffreiche Blut mit hohem Druck in die **Hauptschlagader**, in die *Aorta*. Von dort fließt es in viele kleine Aufzweigungen und in immer kleiner werdende → *Arterien* bis in die kleinsten Haargefäße, in die *Kapillaren*, und erreicht somit alle Organe und Zellen des Körpers. Vergleichbar einem Baum verzweigt sich das Arteriensystem also in unzählige Äste und Ästchen, um auch die entlegensten Gebiete zu erreichen.

Das Herz (s. auch Abb. Seite 32) wird in ein linkes und ein rechtes Herz, ja noch genauer in vier Abteilungen, nämlich in zwei Kammern und zwei Vorhöfe, aufgeteilt, die unterschiedliche Funk-

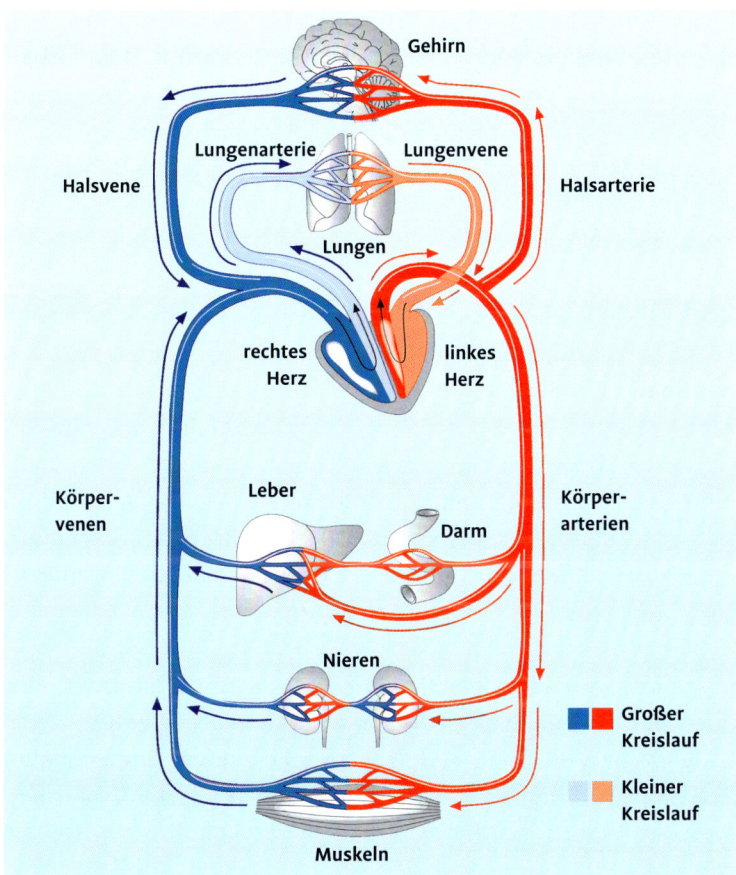

Die »beiden Blutkreisläufe«. Der große Körperkreislauf beginnt in der linken Herzkammer, versorgt über Arterien (rot) den Körper mit Blut und endet über Venen (blau), die sauerstoffarmes Blut zurückführen, wieder im rechten Herzen. Im kleinen Kreislauf – dem Lungenkreislauf – wird das Blut vom rechten Herzen zur Lunge gepumpt, wo es Sauerstoff auftankt und Kohlendioxid abgibt. Sauerstoffbereichert gelangt es über die Lungenvene zum linken Herzen. Der große Kreislauf kann von Neuem beginnen …
Die Lungenarterie ist blau gezeichnet, weil sie sauerstoffarmes, venöses Blut führt; die Lungenvene ist rot dargestellt, da sie sauerstoffreiches Blut transportiert.

tionen innehaben. Die **linke Herzkammer** erleidet im Alter auch als Erstes Schaden und erkrankt, denn sie leistet die **Hauptarbeit des zentralen Pumporgans**. Ihre Aufgabe besteht nämlich darin, einen so hohen Blutdruck aufzubauen, dass auch der letzte Winkel Ihres Körpers jederzeit mit genügend Blut versorgt wird – auch gegen die Schwerkraft und auch gegen Beschleunigungskräfte, wie z. B. beim Fliegen.

Kapillaren

Die kleinsten aller Blutgefäße sind die Haargefäße oder Kapillaren (Durchmesser ca. 7 μm, d. h. 7 Millionstel Meter). Etwa 30 Milliarden davon besitzt ein erwachsener Mensch.

Doch zurück zum **großen Körperkreislauf** und zu den Haargefäßen (→ **Kapillaren**). Durch die sehr dünnen, zarten Kapillarwände tritt der Sauerstoff schließlich aus dem Blut in das umliegende Gewebe über, das Abfallprodukt Kohlendioxid wird im Gegenzug wieder ins Blut aufgenommen. Über die Venen fließt dieses sauerstoffarme und kohlendioxidreiche Blut zum rechten Herzen, d. h. also in den rechten Vorhof, dann in die rechte Kammer, zurück. Der große Kreislauf ist damit geschlossen – nun beginnt der **kleine**.

Ausgehend von der rechten Kammer fließt das sauerstoffarme Blut über die Lungenarterie in die Lunge und anschließend über die Lungenvene zum linken Herzen wieder zurück. Dieser **kleine Kreislauf** wird deshalb auch **Lungenkreislauf** genannt – er dient dazu, »verbrauchtes« Blut in der Lunge mit Sauerstoff wieder aufzubereiten.

Da das rechte Herz das Blut »nur« durch den kleinen Kreislauf über die Lungen zum linken Herzen zurückpumpt, muss dafür ein deutlich geringerer Blutdruck aufgebaut werden, nämlich nur ein Fünftel des Drucks des linken Herzens. Die rechte Herzkammer »verschleißt« deshalb auch deutlich seltener als die linke, die tagtäglich Spitzenleistungen vollbringen muss (s. dazu auch Abschnitt »Bluthochdruck« ab Seite 63).

Der Motor des Kreislaufs: Das Herz

Das muskulöse Hohlorgan besteht – wie gesagt – aus zwei Herzkammern und zwei Vorhöfen, die normalerweise komplett durch die Herzscheidewand getrennt sind. Bis zur Geburt besteht allerdings eine Verbindung über die Vorhofscheidewand, eine Art Loch, das sich aber aufgrund der Druckerhöhung beim ersten Schrei des Neugeborenen normalerweise verschließt.

Obwohl das Herz voller Blut ist, wird der Muskel selbst von außen über die → **Herzkranzgefäße** (Koronargefäße, s. Abb. Seite 33) mit eigenem »Brennstoff« versorgt. Das Herz zweigt daher erst einmal zehn Prozent des in die Aorta gepumpten Blutes für die eigene Versorgung ab. Da das linke Herz, wie Sie bereits erfahren haben, den fünffach höheren Blutdruck aufbauen muss, ist es wesentlich muskelstärker als das rechte, es nutzt sich aber auch früher ab.

Damit Sie mehr Respekt vor der außergewöhnlichen Leistung Ihres Herzens bekommen und Sie sich daraufhin hoffentlich mehr Gedanken um seine Pflege machen, im Folgenden ein paar technische Daten:

In Ruhe pumpt das Herz fünf bis sieben Liter Blut in der Minute in die entsprechenden Gefäße, und das etwa 70 bis 100 Jahre lang. Nachdem wir ja alle mit Sensationen verwöhnt sind, beeindruckt Sie das wahrscheinlich nicht sehr. Aber stellen Sie sich einmal fünf Literflaschen Milch vor, nebeneinander aufgereiht auf dem Tisch.

Diese Flüssigkeitsmenge pumpt Ihr Herz, das in gesundem Zustand nicht größer ist als Ihre Faust, schneller in Ihr Gefäßsystem, als Sie je eine solche Menge trinken könnten. Das heißt, Ihr Herz pumpt an einem Tag den Inhalt eines Tanklastwagens ungefähr einen Meter in die Höhe.

Herzkranzgefäße

Ein eigenes Versorgungs- und Entsorgungssystem für das Herz bilden die *Koronarien*, die Herzkranzgefäße. Arterien wie Venen umschließen das Organ kranzförmig, wie der Name schon andeutet (lat. *corona* = Krone, *Kranz*). Rechte wie linke Koronararterie entspringen der Aorta in der Nähe ihrer Austrittsstelle aus dem Herzen.

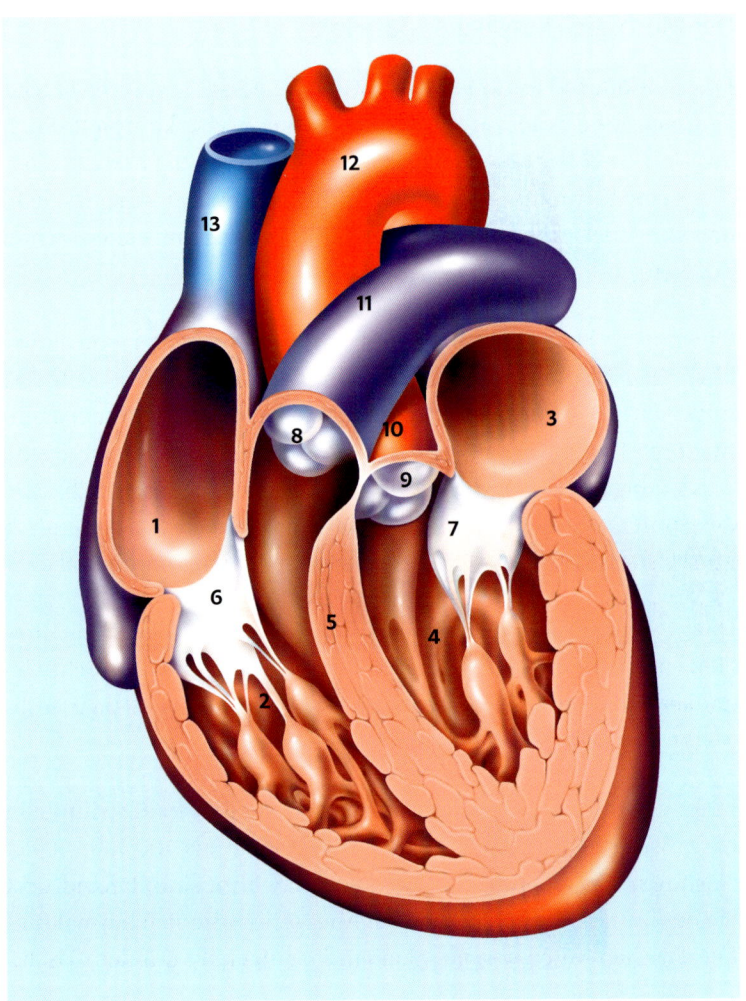

Schnitt durch ein Herz. Es besteht aus zwei Hälften mit je zwei Räumen:
rechter Vorhof (1), rechte Kammer (2) und linker Vorhof (3), linke Kammer (4).
Eine muskulöse Wand, das Septum (5), trennt das linke vom rechten Herzen.
Als Einlassventile für das Blut dienen die beiden Segelklappen (6) und (7), als
Auslassventile die Taschenklappen (8) und (9) an Aorta (10) und Lungenarterie
(11). Außerdem zu sehen: Aortenbogen (12) und die obere Hohlvene (13).

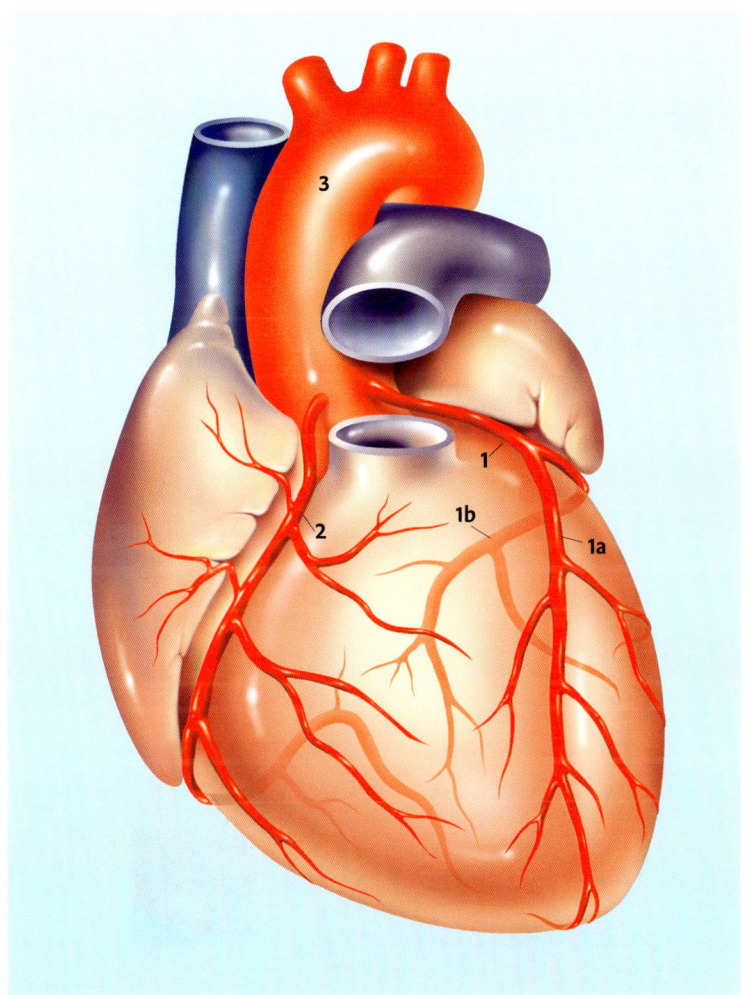

Blutversorgung des Herzens. Die linke (1) und rechte (2) Herzkranzarterie entspringen der Aorta (3) und versorgen den Herzmuskel mit sauerstoffreichem Blut. Die linke Herzkranzarterie teilt sich kurz nach ihrem Beginn in zwei »Arme« (1a und 1b), sodass oft von drei Herzkranzarterien die Rede ist.

Unter körperlicher Belastung steigert sich die gepumpte Blutmenge auf rund 18 bis 25 Liter pro Minute, bei einem ausdauertrainierten Profi-Fahrradfahrer sind es sogar mehr als 30 l/min (= 30 Milchflaschen!). Für diese beeindruckende Hochleistung hat Ihr Herz wirklich eine liebevolle Behandlung verdient.

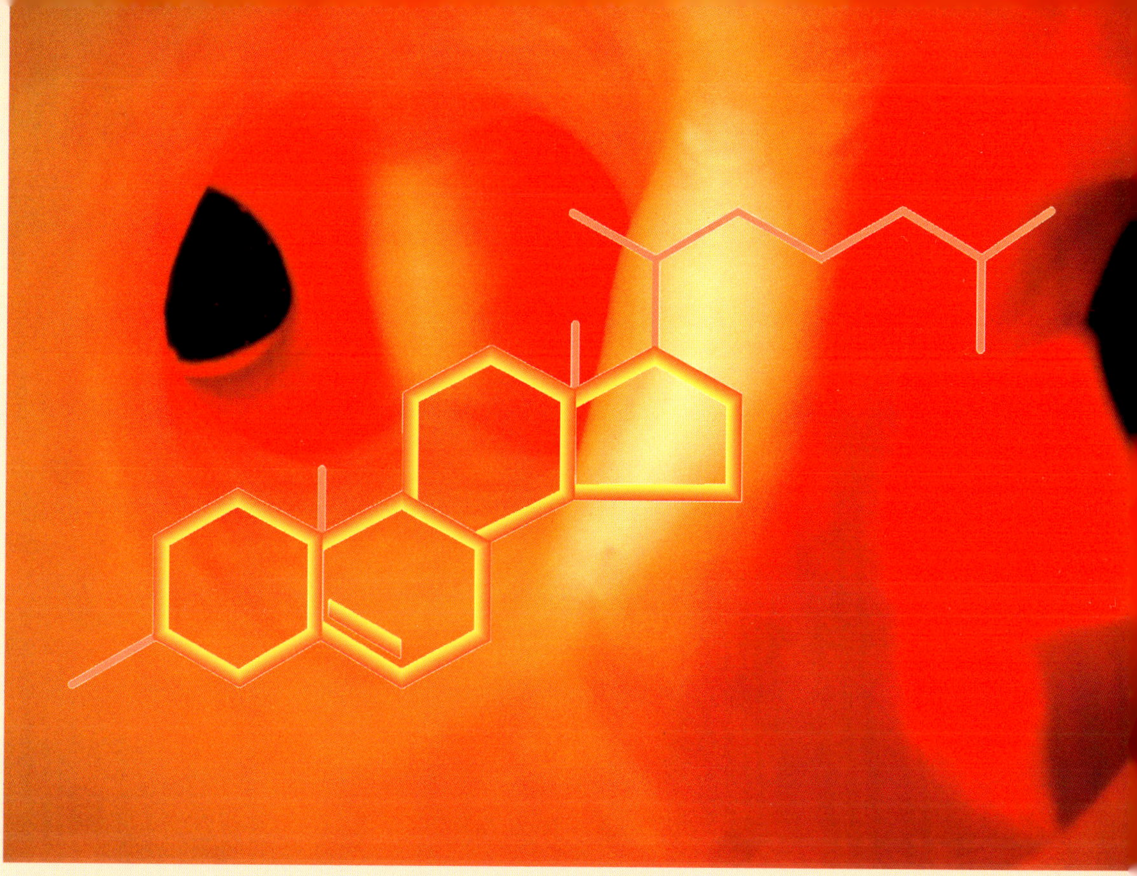

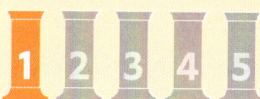

Sie wollen etwas gegen Ihre zu hohen Cholesterinwerte unternehmen? Herzlichen Glückwunsch! Damit »pflegen« Sie nicht nur Ihre Gefäße, sondern tun auch etwas gegen das Altern im Allgemeinen. Denn: »Der Mensch ist so jung oder alt wie seine Gefäße«. **Einer der ersten Schritte** auf dem Weg zur Gefäßgesundheit und einem längeren Leben ist die **gezielte Senkung der zu hohen Cholesterinwerte**. Und das geschieht zunächst, in Absprache mit Ihrem Arzt, relativ erfolgreich und überwiegend nebenwirkungsarm mit Hilfe von Medikamenten. Doch was ist überhaupt Cholesterin? Was bewirkt es in den Gefäßen? Lesen Sie im Folgenden alles Wissenswerte über das Fett, das so sehr die »Welt« bewegt.

Cholesterin – ein Fett im Visier

Wenn Arterien enger werden: Die Rolle der Blutfette

Bevor wir uns ausführlich damit befassen, wie und warum Sie Ihre Cholesterinwerte optimieren sollten, muss vorweg eine zentrale Frage beantwortet werden: Wozu brauchen wir überhaupt Cholesterin, wenn es ja offensichtlich so risikobehaftet ist und bei der Entstehung der **Arteriosklerose** eine nicht unerhebliche Rolle spielt? Obwohl Cholesterin in aller Munde ist und auf der Hitliste der am häufigsten gebrauchten Gesundheitsbegriffe mit Abstand Rang 1 einnimmt, haben die wenigsten Menschen eine genaue Vorstellung von diesem Stoff.

Cholesterin – ein lebensnotwendiger Baustein

Cholesterin gehört – chemisch gesehen – zur Gruppe der **Fette** und **fettähnlichen Stoffe**, der → *Lipide*, und hierunter wieder zu den *Steroiden*. Als Bestandteil aller Zellmembranen kommt es deshalb in jeder tierischen wie auch menschlichen Zelle vor. Wie wichtig dieses Fett für den Menschen ist, zeigt sich darin, dass der Organismus es unter anderem für den Bau seiner Zellwände, für die »Isolierung« von Nervenfasern (*Myelinscheiden*), die Herstellung von zahlreichen Hormonen und für die Bildung von Gallensäuren für die Verdauung benötigt bzw. verwendet.

Die Leber: Produktions- und Recyclingort des Cholesterins
Vor allem aber: Der Körper stellt sich sein notwendiges Cholesterin selbst her – er ist keineswegs auf die Zufuhr von außen über die Nahrung angewiesen. Hauptsächlich die Leberzellen produzieren täglich etwa 600 bis 1200 mg **Cholesterin**. Davon wird ein Großteil zu Gallensäuren umgearbeitet und ausgeschieden, ein anderer Teil direkt in den Blutkreislauf abgegeben. **Überschüssiges Cholesterin**

Lipide

Fette und fettähnliche Stoffe werden unter dem Oberbegriff *Lipide* zusammengefasst. Es gibt **einfache Lipide**, zu denen die Neutralfette, die *Triglyzeride*, gehören, und k**omplexe Lipide**, wie z. B. die *Steroide*, zu denen wiederum das Cholesterin zählt. Lipide sind wasserunlöslich. Als **Blutfette** werden in erster Linie die Triglyzeride und das Cholesterin bezeichnet.

aus den Körperzellen kehrt über spezielle Transporter (s. weiter unten) wieder zur Leber zurück. Zusätzliches **Nahrungscholesterin** (das sind im Durchschnitt täglich 250 bis 500 mg) kann über den Darm aufgenommen werden. Enthält die Kost wenig Cholesterin, wird die körpereigene Produktion erhöht, enthält sie viel, drosselt die Leber entsprechend ihre Herstellung.

Das von a**ußen zugeführte Cholesterin** macht **weniger als ein halbes Prozent der täglich mit der Nahrung aufgenommenen Fette** aus – Hauptbestandteil der Nahrungsfette sind nämlich die Triglyzeride! Doch davon später mehr (ab Seite 98). Mit allen anderen Fetten hat Cholesterin nur gemeinsam, dass es nicht einfach im Blut transportiert werden kann – denn Fett ist schlecht wasserlöslich. Deshalb hat die Natur dafür spezielle **Transportkapseln** (= *Lipoproteine*) mit einer wasser- bzw. blutlöslichen Fett-Eiweiß-Hülle geschaffen. Je nach Zusammensetzung des ebenfalls mittransportierten Inhaltes und je nach Größe haben diese Transportverpackungen unterschiedliche Bezeichnungen.

Bei vielen Menschen ist aus genetischen, d. h. erblichen Gründen dieser Regulationskreis gestört. In der Folge kann es zu einem Anstieg des Cholesterinspiegels im Blut kommen.

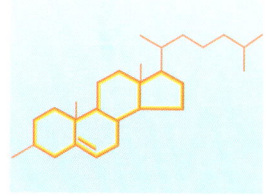

Chemische Formel von Cholesterin:
$C_{27}H_{46}O$

Lipoproteine – Transportsystem für Blutfette

Die bekanntesten dieser Transportgebilde sind das **LDL** (engl. *low density lipoprotein*) und das **HDL** (engl. *high density lipoprotein*)-Cholesterin. Diese chemischen Bezeichnungen geben wieder, dass diese Fette in der Laborzentrifuge durch ihre unterschiedliche Dichte (*low* = *niedrige* und *high* = *hohe* Dichte) in verschiedene Abschnitte aufgetrennt und damit unterschieden werden können. Im Zentrifugenröhrchen befinden sich oben die fettreichsten (triglyzeridreichsten) Lipoproteine und ganz unten die fettarmen. Wem das zu wissenschaftlich ist, der merke sich nur **LDL-** (= **L**ass **d**as **l**ieber oder lausiges) und **HDL-** (= **H**ol's **d**ir **l**ieber oder hilfreiches) Cholesterin.

Cholesterin – ein Fett im Visier

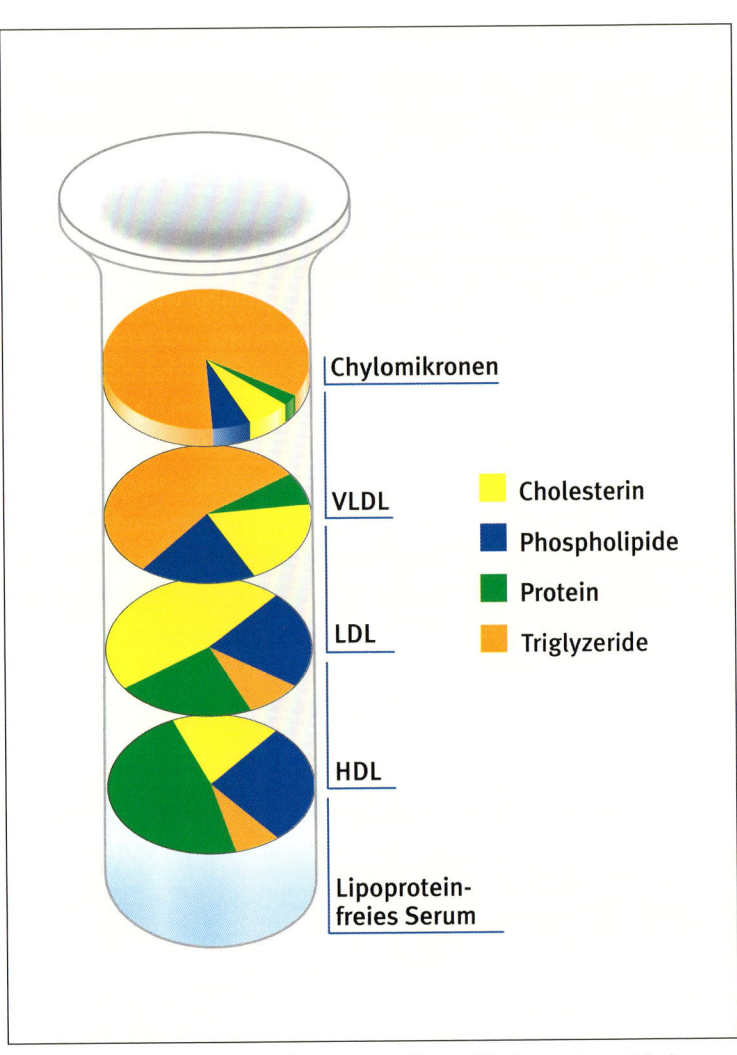

Chylomikronen

VLDL

LDL

HDL

Lipoprotein-freies Serum

- ▮ Cholesterin
- ▮ Phospholipide
- ▮ Protein
- ▮ Triglyzeride

Die verschiedenen Lipoproteine. Im Zentrifugenröhrchen setzen sich die verschiedenen Fett-Eiweiß-Verbindungen nach der Zentrifugation unterschiedlich ab. Am fettreichsten sind die Chylomikronen – sie enthalten die meisten Triglyzeride, befinden sich also ganz oben; HDL hingegen enthält am wenigsten Triglyzeride.

Die »**guten**« **HDL** sind die nützlichen Cholesterin-»Rücktranspor-
ter«, die überschüssiges Cholesterin aus den Körperzellen und aus
der Gefäßwand wieder aufnehmen und zur Weiterverarbeitung in
die Leber zurückbringen. Dort wird ja, wie Sie wissen, Cholesterin
zu Gallensäuren umgebaut (s. Seite 36 unten). So wird auch verständlich, warum es nur gut ist, wenn Ihre HDL-Werte ansteigen.

Die »**lausigen**«, d. h. schlechten **LDL** hingegen sind jene → *Lipoproteine,* also Fett-Eiweiß-Gebilde, die mit zunehmender Menge

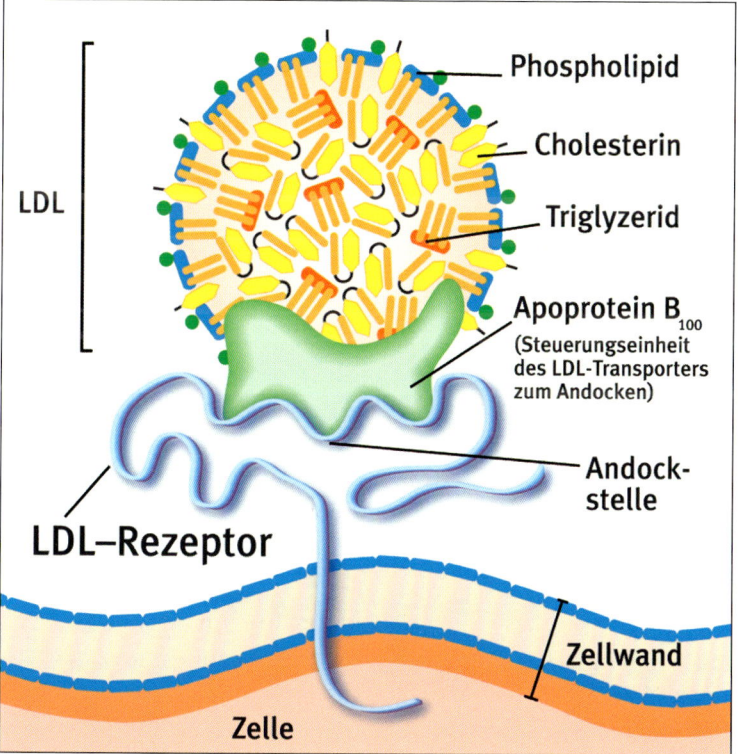

LDL-Partikel mit LDL-Aufnahmestelle, dem sogenannten LDL-Rezeptor. Er ist
das Schloss der Körperzelle, das dem LDL-Partikel Zugang zu ihr verschafft.

Lipoproteine

Damit ein Fett im Blut
transportierbar ist, er-
hält es eine »Eiweiß-
verpackung« und wird
zum *Lipoprotein* (lat. für
*Fett-Eiweiß-Verbin-
dung*). Neben den be-
kannten Lipoproteinen
LDL und **HDL** gibt es außerdem das **VLDL**, ein
Lipoprotein sehr gerin-
ger Dichte *(very low
density)*, das IDL *(inter-
mediate density)*, eine
Art Zwischenstadium,
aus dem die LDL entste-
hen, und schließlich die
triglyzeridhaltigen
Chylomikronen, die im
Darm nach Fettaufnah-
me entstehen und die
größten Lipoproteine
darstellen. Ein weiteres
Lipoprotein heißt Lipo-
protein (a), ähnelt dem
LDL – seine Konzentrati-
on im Blut ist jedoch
nicht beeinflussbar. Alle
Lipoproteine enthalten
in unterschiedlichen An-
teilen Cholesterin,
Triglyzeride, Phospholi-
pide und Eiweiß
(s. Abb. auf Seite 38).

gefährlich werden. Sie enthalten den größten Teil des Blutcholesterins, das sie zu den verschiedenen Organen bzw. Körperzellen transportieren und dort über spezielle Aufnahmestellen (die so genannten *Rezeptoren*, s. Abb. S. 39) **ins Innere der jeweiligen Zellen einschleusen**. Ein Zuviel von ihnen im Blut führt unweigerlich zu Problemen an und in der Gefäßwand.

LDL-Cholesterin – der Gefahrguttransporter

Sie müssen sich diese **LDL**-Kapseln wie Gefahrguttransporter im Straßenverkehr vorstellen. So wie Tanklastwagen das Heizöl zu den einzelnen Haushalten bringen, so versorgen die **LDL-Cholesterin-Transporter über die Blutwege wie auf Straßen** die einzelnen Körperzellen mit dem lebensnotwendigen Fett. Dazu docken sie mit ihrer Eiweißhülle an die Zelle, genauer an ihre Empfangsstation, den Rezeptor, an (s. Abb. S. 39) und laden das Cholesterin aus. Bei der Fahrt zu den Zellen kommt es aber wie im Straßenverkehr häufig zu kleinen **Unfällen**. Einzelne Transporter landen im Straßengraben – d. h. die LDL-Partikel sickern an undichten Stellen des Gefäßsystems in das Bindegewebe unter die Innenhaut (*Endothel*, s. übernächste Seite) in die Gefäßwand ein.

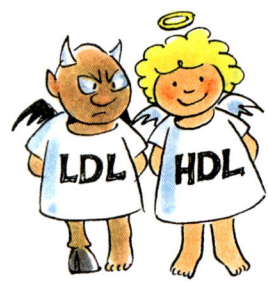

Für solche Unglücksfälle hat jedoch die Natur vorgesorgt. Sie schickt einen **Abschleppdienst** in Form von **weißen Blutkörperchen** (so genannten *Monozyten*) zur Unfallstelle, die dann als *Fresszellen* die verunglückten LDL-Cholesterin-Transporter aufnehmen. Dabei wandeln sie sich in *Schaumzellen* um. An diese Schaumzellen koppeln sich unsere **hilfreichen Entsorgungslastwägen**, die **HDL-Cholesterin-Rücktransporter**, an, nehmen ihnen das Cholesterin ab und transportieren es zur Leber zurück, wo es weiterverarbeitet wird. Dieses **Cholesterin-Rücktransport-System** (*reverse cholesterol transport*) dient dazu, verunglückte LDL-Transporter mit ihrer unlöslichen Ladung aus den Gefäßwänden zu entfernen; es ist eine Art Recycling-System! Diese Vorgänge finden in unserem Körper unablässig statt – in der Regel sind dies Reparaturarbeiten, die keine größeren Schäden hinterlassen.

Erst bei **zu vielen Unfällen** und der damit verbundenen **massiven Schaumzellbildung** wird dieses HDL-Recyclingsystem überlastet. Die Schaumzellen sterben ab und lagern sich als *fatty streaks*, als fettige Streifen, in den Blutgefäßwänden ab. Dies ist der Start jener Gefäßerkrankung, die einen chronischen Entzündungsprozess in Gang setzt und **Arteriosklerose** genannt wird.

Was sind Triglyzeride?

Die → **Triglyzeride** – auch Neutralfette genannt – bilden mit über 95 Prozent den **Hauptbestandteil der Körper- und Nahrungsfette**. Das Körperfett dient dem Körper vor allem zur Speicherung von Energie (vor allem in Notzeiten), als Wärmeschutz und als Polster vor mechanischen Verletzungen. Aus den Bestandteilen der Triglyzeride, den Fettsäuren, werden darüber hinaus die Zellwände (Zellmembranen) mit aufgebaut. Der Körper nützt Triglyzeride also vorwiegend als Brennstoff und weniger als Baustoff.

Triglyzeride stammen zum einen aus der Nahrung (aus tierischen wie pflanzlichen Fetten), zum anderen kann sie sich der Organismus auch selbst herstellen. In der Leber und im Fettgewebe wandelt der Körper Kohlenhydrate in Triglyzeride um (bei einem starken Überangebot von Kohlenhydraten spricht man von der so genannten *Kohlenhydrat-Mast*). **Besonders Alkohol lässt den Triglyzeridspiegel in die Höhe schnellen.** Auch die Triglyzeride benötigen eine Transportform im Blut, um vom Ort ihrer Aufnahme in den Darmzotten zum eigentlichen Endabnehmer, also zur

Triglyzeride

Triglyzeride sind neben Cholesterin die wichtigsten Blutfette. Sie bestehen aus drei (= *tri*) Molekülen Fettsäure, die mit einem Molekül des Alkohols Glyzerin (= *glyzeride*) verbunden sind – daher ihr Name! Mehr dazu ab Seite 98.

Muskulatur einerseits (Verbraucher) und zum Fettgewebe anderer-seits (Speicher), zu gelangen. Das erledigen in ihrem Falle die **Chylomikronen** und **VLDL** (s. Infokasten Seite 39 und Abb. auf Seite 38).

Unfälle der LDL-Transporter und andere Voraussetzungen für eine Arteriosklerose

Erstaunlicherweise kann bis heute noch keine gesicherte Antwort auf die Frage gegeben werden, was die genaue Ursache für die **Ge-fäßablagerungen** ist. Sicher ist, dass Störungen der innersten Wandschicht der Arterien, des → Endothels, dabei eine zentrale Rolle spielen. Die Bedeutung des Endothels als ein sehr komplexes Regulationssystem ist erst in den letzten 20 Jahren erkannt wor-den. 1998 wurde dafür sogar der Nobelpreis an drei amerikanische Wissenschaftler verliehen.

Straßenbelagschäden als Unfallursache
Die Schädigung oder Verletzung der Endothelzellen stellt sozusa-gen die Initialzündung dar für die komplizierten Vorgänge an und in der Gefäßwand. Die Medizin spricht hier von der *Response-to-injury-Hypothese,* d. h. **die Entste-hung der Arteriosklero-se ist die Antwort auf eine Verletzung dieser innersten Wandschicht**.

Als »Störenfriede« der gesunden Funktionen des Endothels kommen

> **Endothel – das Multitalent**
>
> Die innerste Schicht der inneren Arterienwand *(Intima)* ist mit Endo-thelzellen ausgekleidet. Das gesunde Endothel ist glatt und geschmei-dig, damit das Blut un-gehindert fließen kann. Vergleichbar einem Organ hat es wichtige, teils höchst komplizierte Aufgaben zu erfüllen. Mit 1,8 kg ist es das größte Organ des Kör-pers. Es produziert eige-ne Hormone, Enzyme und Wachstumssubs-tanzen, reguliert die Blutgerinnung, steuert den Blutdruck. Kurz ge-sagt: Das Endothel ist Vermittler zwischen Blutfluss und umlie-gendem Gewebe.

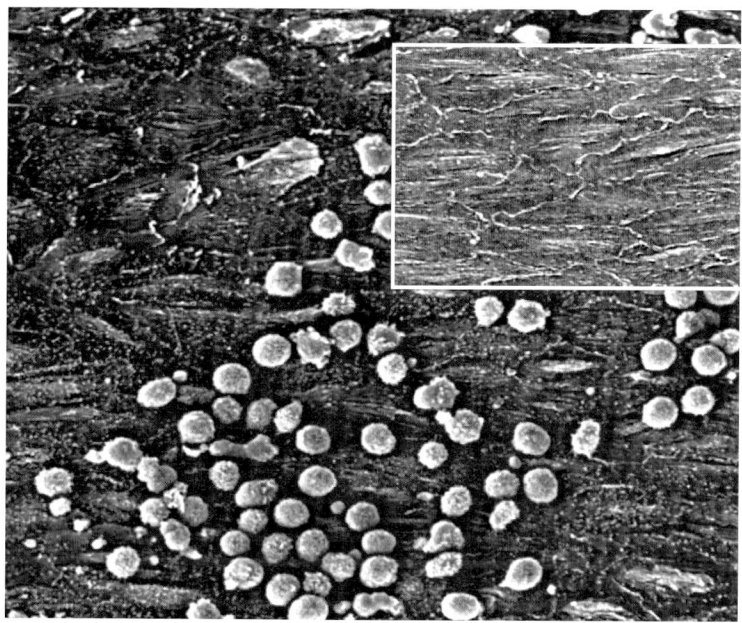

kleines Bild: Gesundes Endothel. Elektronenmikroskopische Aufnahme von
intakten Endothelzellen
großes Bild: Verletztes Endothel. Zeichen einer gestörten Endothelfunktion
ist das vermehrte Anheften von Monozyten (also von weißen Blutkörperchen)
und Blutplättchen an die Gefäßwand.

verschiedene Faktoren infrage: Diabetes, Bluthochdruck, Zigarettenrauchen, Fettstoffwechselstörungen, erhöhte Homocysteinspiegel (s. Seite 70), Infektionen oder auch ein Östrogenmangel in den
Wechseljahren verändern das Endothel und stören es bei seinen
wichtigen Steuerungsfunktionen. Diese Schäden und die mit ihnen zusammenhängenden Funktionsstörungen führen dazu, dass
die Gefäßwand undicht wird. Durch diese undichten Stellen können die LDL-Cholesterin-Transporter in das darunterliegende Bindegewebe (in den *subendothelialen Raum*) eindringen und in der

Folge einen **chronischen Entzündungsprozess** (s. Seite 45) auslösen. Warum das LDL-Cholesterin als körpereigene Substanz zu einer Entzündung führt, wird zurzeit noch von den Wissenschaftlern heftig und kontrovers diskutiert.

Die Oxidationstheorie – rostige Fahrzeuge sind nicht fahrtüchtig
Die am meisten favorisierte Theorie zu diesen Störvorgängen ist die der Oxidation (von gr.-fr- lat. *oxygen = Sauerstoff; oxidieren* heißt demnach mit *Sauerstoff versetzen*, d. h. rosten oder ranzig werden). Sie geht davon aus, dass die Fett-Eiweiß-Hüllen einzelner LDL-Transporter durch Kontakt mit → **freien Radikalen** in Form aggressiver Verbindungen ranzig werden, quasi rosten, und damit nicht mehr »verkehrstüchtig« sind. Die oxidierten LDL-Transporter locken spezielle weiße Blutkörperchen, die Monozyten, an, die als **Fresszellen** *(Makrophagen)* das LDL-Cholesterin aufnehmen und sich anschließend zu Schaumzellen weiterentwickeln. Dabei geben sie entzündungsfördernde Stoffe ab, die einen **Entzündungsprozess** einleiten und das **Einwandern glatter Muskelzellen** aus der mittleren Schicht der Arterienwand verursachen.

Diese Oxidationstheorie geht aufgrund entsprechender Untersuchungen im Reagenzglas davon aus, dass die genannten **Fresszellen**, die **Makrophagen**, im menschlichen Organismus vor allem durch die **oxidierten LDL-Transporter angelockt** und aktiviert werden. Als logische Konsequenz müsste dieser Ablagerungs- und Entzündungsprozess durch entsprechende »Rostschutzmittel« *(Antioxidanzien)*, wie z. B. durch Vitamin E, verhindert oder zumindest reduziert werden können. Diese Annahme hat sich jedoch im Rahmen mehrerer großer Untersuchungen nicht bestätigt – Vitamin-E-Zusatzgaben beispielsweise konnten bislang keinen eindeutig gefäßschützenden Effekt zeigen.

Freie Radikale

Die so genannte LDL-Oxidation wird vermutlich durch verschiedene Einflüsse wie z. B. durch freie Radikale ausgelöst. Freie Radikale sind gefährliche Reaktionsprodukte, die im Körperstoffwechsel entstehen. Angriffslustig und reaktionsbereit, sind sie in der Lage, fett-, kohlenhydrat- und eiweißhaltige Zellbestandteile anzugreifen. Auch unter dem Einfluss äußerer Faktoren, wie z. B. Rauchen, zu viel UV-Licht, ionisierende Strahlung (Röntgenstrahlen) oder Alkohol, bildet der Körper vermehrt freie Radikale.

Eine **alternative** bzw. **ergänzende Theorie** geht davon aus, dass in der Gefäßwand gestrandete LDL-Transporter durch die an dieser Stelle entstehenden Enzyme so oberflächenverändert werden, dass dadurch ebenfalls der Abschleppdienst, also die uns schon bekannten **Fresszellen, angelockt** werden. Diese Makrophagen »fressen« das veränderte LDL-Cholesterin auf und geben ihren Inhalt teilweise an die hilfreichen Entsorgungslastwägen, also an die HDL-Rücktransporter, ab, die das Cholesterin wiederum zur Leber zurückführen.

Krankhaft wird das Ganze aber dann, wenn es durch ein **zu hohes Verkehrsaufkommen** (d. h. durch **zu hohe LDL-Blutspiegel**) oder durch **zu viele Straßenschäden** (d. h. durch viele **undichte Gefäßwandstellen**) zu einer höheren Unfallrate kommt (zu viele LDL-Transporter bleiben in der Gefäßwand hängen). Dann werden die Fress- bzw. die umgewandelten Schaumzellen mit dieser »Mehrarbeit« nicht mehr fertig. Sie **sterben teilweise ab (s. Infokasten rechts)**. In der Gefäßwand entstehen dadurch Wrack- bzw. Schutthalden, die den Durchmesser des Blutgefäßes immer mehr einengen und einen **chronischen Entzündungsprozess** in Gang halten.

Diese Diskussion sollte Sie nicht verunsichern, Ihnen aber deutlich machen, dass viele der als wissenschaftlich gesichert dargestellten Erkenntnisse noch mit einigen Fragezeichen zu versehen sind.

Das Fortschreiten der Gefäßwandveränderungen – die Entstehung einer Plaque

Unstrittig sind allerdings die Faktoren, die diese Gefäßablagerungen voranschreiten lassen und schließlich zur Entstehung von so genannten → **Plaques** (s. Infokasten Seite 46) führen. Wie kön-

Sterbende Fresszellen

Oxidiert oder durch Enzyme verändert: In beiden Fällen setzt das veränderte LDL-Cholesterin den alles entscheidenden Aufräum- und Entsorgungsprozess in Gang. Den nämlich erledigen die fresswütigen Makrophagen, die sich aber – wenn sie überhand nehmen – zu sterbenden Schaumzellen verwandeln, deren Überreste die Wege blockieren.

Cholesterin – ein Fett im Visier

Plaque

Eine arteriosklerotische Plaque (frz. für *Platte* oder *Fleck*) entsteht und wächst in der innersten Gefäßwandschicht, im *subendothelialen Raum* (s. Seite 42). Vergleichbar einer Schwiele besteht sie aus einem Kern aus Fett *(Cholesterin)*, aus Zelltrümmern von zerplatzten Fresszellen *(Makrophagen)*, Entzündungszellen sowie Muskelzellen aus der Gefäßwand und ist abgedeckt mit einer *Kappe* (Deckplatte) aus Bindegewebe (s. a. Abb. s. 47).

nen Sie sich das vorstellen? Zum einen handelt es sich um Faktoren, die die Dichtigkeit und Funktion der innersten Wandschicht, des Endothels, stören und damit die Unfallrate erhöhen. Zum anderen sind es Faktoren, die das Cholesterin-Recyclingsystem, d. h. das HDL, negativ beeinflussen. Diabetes, Bluthochdruck, Rauchen, Bewegungsmangel, allen voran aber Fettstoffwechselstörungen gehören zu diesen genannten »Störenfrieden«.

Bei Fortbestehen dieser Faktoren werden sich immer mehr verunglückte Transporter am Straßenrand ansammeln und ab einem bestimmten Zeitpunkt den normalen Straßenverkehr, sprich Blutfluss, behindern. Das Gefäß wird mehr und mehr eingeengt. Über dem eingelagerten Fett hat sich zusätzlich das Bindegewebe vermehrt, Blutplättchen heften sich an, glatte Gefäßmuskelzellen lagern sich ein. **Eine Plaque ist entstanden.**

Geschieht dies alles in den Herzkranzgefäßen (lat. *Koronargefäße* oder *Koronarien*), sprechen wir von einer *Koronaren Herzkrankheit* – abgekürzt KHK (s. dazu auch Infokasten Seite 52).

In Form einer → **Angina pectoris** (s. Infokasten Seite 47), anhand von Veränderungen im Belastungs-EKG oder in einer *Szintigraphie* (Darstellung bestimmter Organe anhand radioaktiver Substanzen) wie auch in einer *Koronarangiographie* (Darstellung der Herzkranzgefäße durch Kontrastmittel) machen sich diese LDL-Unfälle und die daraus entstehenden Gefäßverengungen in den Koronarien dann schließlich für Sie bzw. den Arzt bemerkbar.

Das Fatale an dem Geschehen ist, dass sowohl Betroffene als auch Ärzte die Ablagerungen frühestens bemerken können, wenn der Durchmesser des Gefäßes um mehr als 60 bis 70 Prozent eingeengt ist, und das heißt, dass die Gefäßablagerung bereits **sehr weit**

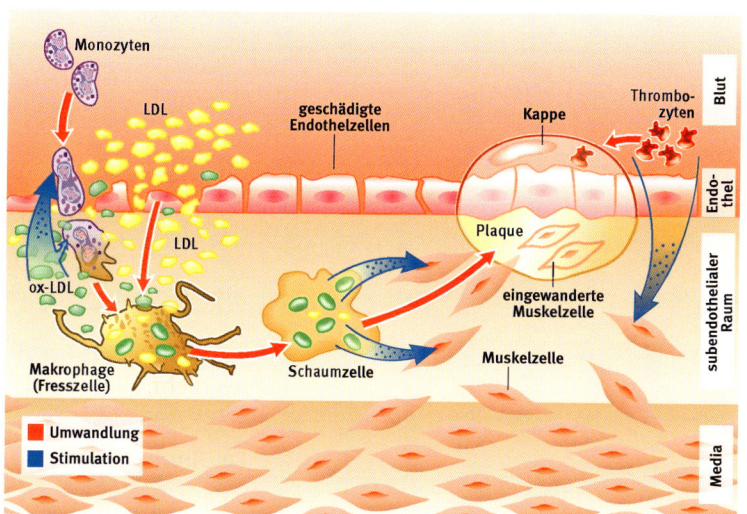

So entsteht Arteriosklerose: Ein Überangebot an LDL-Cholesterin im Blut **schädigt die innerste Wandschicht: die Endothelzellen.** Monozyten, das sind spezielle weiße Blutkörperchen, die auch bei Entzündungen eine Rolle spielen, werden durch oxidierte (»ranzige«), d. h. veränderte LDL-Teilchen angelockt. Sie durchdringen die Gefäßwand, wandeln sich zu **Makrophagen (Fresszellen)** um, die das veränderte LDL (ox-LDL) aufnehmen. Dabei werden sie zu Schaumzellen. Blutplättchen (Thrombozyten) lagern sich an den verletzten Endothelzellen an und setzen – wie auch die Schaumzellen – **Wachstumsstoffe** für die Gefäßmuskelzellen frei (blaue Pfeile). Schließlich bildet sich eine **Plaque** aus Fett, Zellanteilen sowie Muskel- und Bindegewebe (rote Pfeile). Sie kann das Gefäß zunehmend verengen.

fortgeschritten ist. Diese LDL-Cholesterintransporter-Unfälle, die zu den Ablagerungen führen, ereignen sich über viele Jahre oder gar Jahrzehnte hinweg (bei manchen Menschen sogar schon ab dem Kindesalter), ohne dass die Betroffenen oder der Arzt davon etwas merken. Bleibt die Plaque unbeschädigt, reißt sie also nicht ein, spricht man von einer **stabilen Plaque**, die ihrem »Besitzer« über Jahre hinweg nur wenig oder zumindest keine lebensbedrohlichen Beschwerden machen kann *(chronische Arterio-sklerose)*. Die Plaque »schläft«, doch gleicht dieser Schlaf dem eines ruhenden Vulkans.

Aufgrund von Untersuchungen aus dem Jahr 2001 ist bekannt, dass jeder sechste Teenager bereits Koronarablagerungen hat!

Das Gerinnungssystem – ein zweischneidiges Schwert

Zu diesem allmählichen Anwachsen der »Fett-Schutthalden« in den Gefäßwänden kann ein Ereignis treten, das dann häufig zur Katastrophe führt. Die Kappe über einer solchen Plaque verliert unter bestimmten Voraussetzungen an Elastizität (z. B. an der Eiweißsubstanz *Kollagen*) – sie wird eine Art Schorf, der leicht einreißt. Bei diesem **gefährlichen Gebilde** handelt es sich um eine → **instabile Plaque**. Der Straßenbelag auf unseren Gefäßstraßen kann also porös werden und sich aufwerfen. Doch ein plötzlicher Riss in der brüchigen Decke *(Plaque-Ruptur)* ist kritisch – er ist es, der in der Regel zum Infarkt führt. Damit Sie die Vorgänge besser verstehen können, zunächst einige Vorbemerkungen zu unserem **Gerinnungssystem**.

Das müssen Sie sich wie einen **Mehrkomponentenkleber** vorstellen, von dem einige Komponenten im Blut mitschwimmen und einige in der Gefäßwand vorhanden sind. Die Aufgabe dieses Gerinnungssystems ist es, durch Verklebung von Blutplättchen *(Thrombozyten)* eine Art von Sandsackwall zu bilden und damit das Gefäßnetz abzudichten, um uns vor Blutverlusten zu schützen. Erst wenn alle Komponenten bei einer Verletzung der Gefäßwand zusammenkommen, z. B. wenn Sie sich mit dem Messer schneiden, bilden die Gerinnungsfaktoren – das sind quasi die Kleberkomponenten – einen **Klebepfropf**, in dem sich die Blutplättchen verfangen und ein Blutgerinnsel, einen → **Thrombus**, bilden.

Die instabile Plaque

Die Instabilität einer Plaque entsteht aufgrund verschiedener Faktoren: Zur Brüchigkeit tragen bei: z. B. die Dicke der Kappe über der Plaque, das Ausmaß ihres Fettkerns, Entzündungsstoffe, die durch die Fresszellen in Gang gesetzt werden, Botenstoffe aus dem Blut, die die Kollagenproduktion hemmen, sowie physikalische Kräfte wie z. B. Zug und Druck. Folge: Der »Vulkan bricht aus«!

Dieser geniale Reparaturmechanismus greift leider auch dann, wenn es durch Blutdruckanstieg bei Aufregung, bei körperlicher Anstrengung oder aus anderen Gründen zu einem kleinen Einriss des erwähnten Schorfs über der Gefäßablagerung kommt. Dadurch wird dann aus der Gefäßwand eine Komponente des »Mehrkomponentenklebers« unseres Gerinnungssystems freigesetzt und verbindet sich mit den anderen im Blut befindlichen Komponenten. Beim **Einriss der instabilen Plaque** kann es durch die entstandene Risswunde zu einer überschießenden Verklebung der »Sandsäcke«, und damit zum erwähnten Klebepfropf *(Verschluss-Thrombus)* kommen (s. Abb. unten). Die Blutplättchen stoppen zwar die Blutung, können damit aber das Gefäß auch schlagartig verschließen. **Die Folge ist ein Infarkt** (wenn sich der Thrombus in den Herzkranzgefäßen bildet) **oder ein Schlaganfall** (wenn er sich in einem hirnversorgenden Gefäß befindet).

Zu den fatalen Folgen der Arteriosklerose lesen Sie mehr ab Seite 50. Die Katastrophe kann dann nur noch abgewendet werden,

Thrombus

Ein *Thrombus*, der z. B. im Innern einer Arterie an einer eingerissenen Plaque entsteht, ist ein Blutpfropf aus vielen zusammengeklebten Blutplättchen. Den Kleber bildet dabei ein für die Gerinnung wichtiges Eiweiß, das *Fibrin*. Auch rote Blutkörperchen werden in den Thrombus mit eingeschlossen. Blutgerinnsel können sowohl in Arterien als auch in Venen auftreten.

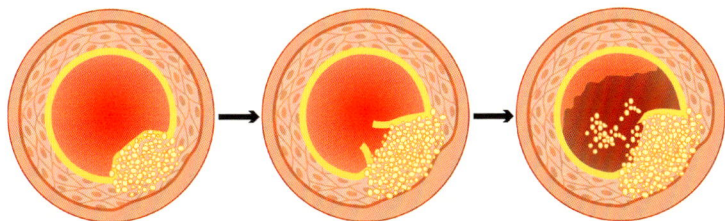

Verschluss durch Klebepfropf. Wenn eine Plaque in der Gefäßwand entstanden ist (links) und sie einreißt (Mitte), lagert sich ein **Blutgerinnsel** an (rechts), um die Wunde zu schließen; schlimmstenfalls kann dieser Thrombus das Gefäß selbst verstopfen.

Venenthrombose und Thrombo- embolie

In den Venen sind Cholesterinablagerungen nicht so sehr das Problem wie Entzündungen der Venenwand *(Phlebitis)* als »Aufhänger« für Blut- gerinnsel *(Venenthrom- bosen)*. Bei einer Venen- thrombose, die am häufigsten in den Bein- venen vorkommt, kann sich ein Thrombus los- reißen, über die Hohl- vene durch das rechte Herz in die Lunge ge- schwemmt werden und dort eines der Gefäße verstopfen (dann heißt er *Embolus* und verur- sacht eine *Thrombo- embolie)*. Dagegen helfen dann nur blut- gerinnungshemmende Medikamente (oft fälschlich als Blutver- dünnung bezeichnet) oder eine akute Gerinn- selauflösung (Thrombo- lyse) über die Blutbahn.

wenn möglichst schnell eine so genannte *Thrombolyse*, eine Auflö- sung dieses »Mehrkomponentenklebers« in einer Klinik erfolgt und damit das Gefäß wieder durchgängig gemacht wird.

Rauchen und Hormone setzen Gefäßen zu
Zu einer solchen überschießenden Thrombusbildung kommt es vor allem bei **Rauchern**, teilweise auch bei **Frauen, die bestimmte Hormonpräparate** (Antibabypille oder Hormonersatzpräparate) nehmen und die eine entsprechende Veranlagung dazu besitzen. Aus einer aktuellen niederländischen Studie geht hervor, dass die Erhöhung des Thromboserisikos (vor allem des Risikos von → [Bein-]Venenthrombosen mit eventueller Lungenembolie, aber auch von Herzinfarkten) jedoch von der jeweiligen »Pillenge- neration« abhängt. Bei Einnahme von »Pillen« der ersten, also ältesten Generation kam es zu einer Erhöhung der Infarktrate um das 2,8fache, bei Pillen der zweiten Generation um das 2,5fache. Dagegen wurde für neuere Pillen der dritten Generation bisher keine wesentlich erhöhte Gefährdung ermittelt.

Doch auch eine Hormonersatztherapie gegen Wechseljahresbe- schwerden bedeutet mit den bisher untersuchten Präparaten ein leicht erhöhtes Risiko für **Herzinfarkt** und für **Beinvenenthrom- bosen**. Bei Raucherinnen jedoch, die Hormone einnehmen, ver- größert sich das Gefäßrisiko stark. Bei Bettlägerigkeit sollte die Hormonersatztherapie unterbrochen werden.

Arteriosklerose – Folge der »Cholesterinunfälle«

Herz-Kreislauf-Erkrankungen sind in Deutschland die häufigste Krankheits- und Todesursache. Ihnen allen liegt eine → **Gefäßver- änderung**, eine **Arteriosklerose (s. Infokasten Seite 51)**, zugrunde. Diese Erkrankung der Gefäßwand ist ein sich langsam entwickelnder, über mehrere Jahre oder Jahrzehnte fortschreitender Prozess, der auf den zuvor beschriebenen Mechanismen beruht. Ohne Vorsorge- oder Behandlungsmaßnahmen mündet er in stärkere Gefäßverengungen, sei es im Herzen, in den Beinen oder in den Gefäßen, die das Gehirn versorgen. Dies kann zu chronischen Beschwerden wie Herzschwäche, Durchblutungsstörungen der Beine (mit Belastungsschmerzen beim Gehen) sowie des Gehirns führen.

Die Spitze des Eisbergs ist dann der akute Gefäßverschluss in Form eines Herzinfarkts oder Schlaganfalls oder eines Verschlusses von Schlagadern im Bein (»Raucherbein«). Zu den genannten Gefäßablagerungen und Verengungen (*Stenosen*) im Zuge der Arteriosklerose kommt es besonders an den folgenden Arterien:

→ in den **Koronararterien** (Herzkranzgefäßen)
  Folge: Koronare Herzkrankheit (KHK) und Herzinfarkt,
  infolgedessen auch Herzschwäche;
→ in den **Hals- und Gehirnarterien**
  Folge: Zerebralsklerose und Schlaganfall;
→ in den **Beinarterien**
  Folge: Periphere arterielle Verschlusskrankheit: »Schaufensterkrankheit« oder »Raucherbein«.

Der Herzinfarkt – die Extremvariante der koronaren Herzkrankheit (KHK)

Angina pectoris, Herzinfarkt und auch der plötzliche Herztod sind Folgen einer **Arteriosklerose der Herzkranzgefäße**, die als →**Koronare Herzkrankheit (s. Infokasten Seite 52)** bezeichnet wird. Damit es zur schwersten Ausprägung der **KHK**, zum Herzin-

Gefäßalterung oder Arteriosklerose?

Alle Arterien unterliegen einem Alterungsprozess. Das ist ganz normal. Gefäße sind aufgrund von Belastung und Ablagerungen mit der Zeit nicht mehr elastisch und glatt. Im Gegensatz aber zur krankhaften Arteriosklerose, die sich auf bestimmte Gefäße und sogar auf bestimmte Abschnitte »konzentriert«, betrifft der Alterungsprozess meistens sämtliche Arterien.

Cholesterin – ein Fett im Visier

**Koronare Herz-
krankheit (KHK)**

Allen Beschwerden und
Symptomen der KHK
liegt eine mangelnde
Sauerstoffzufuhr zum
Herzen zugrunde. Durch-
blutungsstörungen auf-
grund einer Herzkranz-
gefäßverengung sind
meist die Ursache dafür.
Typisches Symptom von
Herzdurchblutungs-
störungen ist die *Angina
pectoris* (s. Seite 47).
Ohne entsprechende
Maßnahmen (z. B. 5-
Säulen-Programm!)
schreitet die Krankheit
fort und kann einen
Herzinfarkt oder eine
chronische Herz-
schwäche *(Herzinsuffi-
zienz)* zur Folge haben.

farkt, kommt, müssen jedoch immer mehrere Faktoren zusammenwirken. Der Totalverschluss eines Gefäßes wird im Allgemeinen
und auch im Falle der Herzkranzgefäße durch das Zusammentreffen zweier sehr unterschiedlicher Vorgänge ausgelöst:

→ durch die über viele Jahre langsam entstehenden Schutthalden (Plaques) aufgrund verunglückter bzw. verrosteter
LDL-Transporter (s. auch Seite 42 und 44).
→ durch die Aktivierung des Mehrkomponentenklebers (Gerinnungssystems) infolge eines Einrisses der **brüchigen Plaque-
Decke**, d. h. des Schorfs über der Schutthalde. Das dadurch
provozierte Gerinnsel, das sich auf den Riss aufpfropft, kann
geradezu pilzartig hervorschießen und das Gefäß innerhalb
von Sekunden bis Stunden vollständig verstopfen.

Dieses komplexe Geschehen der Arteriosklerose (von der Verengung bis zum Verschluss) werden Sie deshalb nur in den Griff bekommen und verhindern können, wenn Ihnen das Zusammenspiel der verschiedenen Ursachen klar ist und Sie an mehreren
Stellen vorsorglich eingreifen. Je besser Sie diese Zusammenhänge
verstehen, umso erfolgreicher können Sie Ihre Gefäße schützen
und jung halten.

Früher hat man beispielsweise versucht, durch sehr strikte »Chole-
sterin-Diäten« (überwiegend pflanzliches und sehr wenig tierisches
Fett) vor allem das Blutcholesterin zu beeinflussen. Die Cholesterinwerte ließen sich daraufhin zwar vorübergehend in geringem
Umfang senken, allerdings mit enttäuschenden Konsequenzen für
die Herzinfarktsterblichkeit (s. dazu Seite 17). Heute wissen wir,
dass wir durch eine **fettmodifizierte** (Stichwort: Olivenöl und
Omega-3-Fettsäuren) und eine **obst- und gemüsereiche Ernährung** wahrscheinlich viel erfolgreicher einzelne Komponenten un-

seres »Mehrkomponentenklebers Gerinnungssystem« beeinflussen können und das Rosten (also Oxidieren) der LDL-Transporter und das Altern anderer Körperstrukturen verhindern.

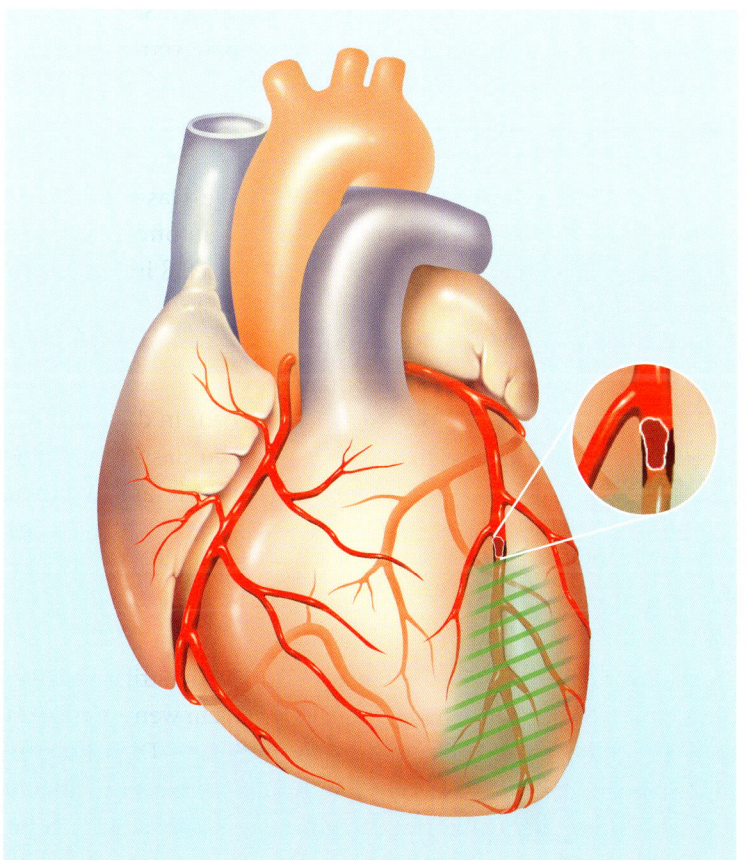

Herzinfarkt. Wenn ein Herzkranzgefäß vollständig von einem Blutpfropf verschlossen wird (s. Ausschnitt), kann das zugehörige Herzmuskelgebiet nicht mehr mit Blut bzw. Sauerstoff versorgt werden: Ein Infarkt tritt auf; Herzmuskelzellen sterben ab. An ihrer Stelle entsteht Narbengewebe.

Cholesterin – ein Fett im Visier

Stummer Infarkt

In 20 bis 30 Prozent der Fälle verläuft der Infarkt stumm, d. h. schmerzfrei oder schmerzarm. Meist handelt es sich dabei um einen kleineren Infarkt, bei dem nur ein kleines oder eng begrenztes Versorgungsgebiet abstirbt. Er wird erst im Nachhinein zufällig im EKG oder bei einer Koronarangiographie erkannt. Der stumme Infarkt kommt häufiger bei Menschen mit Diabetes vor. Insbesondere diese Patienten sollten auch leichtere oder untypische Beschwerden ernst nehmen und untersuchen lassen.

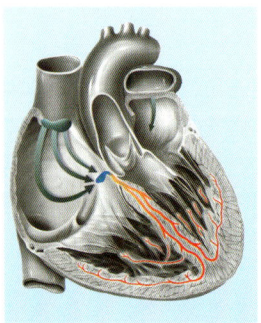

Was passiert nach Verschluss eines Gefäßes?

Wenn das Gefäß nicht rechtzeitig wieder durchgängig gemacht wird, z. B. durch eine medikamentöse Thrombolyse, durch mechanische Aufdehnung (Ballondilatation) oder Operation, kommt es in der Regel zum Infarkt (s. Abb. S. 53). Der Herzmuskel stirbt im Versorgungsgebiet dieses Gefäßes ab – wie eine Pflanze, die nicht genügend Wasser bekommt. Das unterversorgte Gebiet wandelt sich über mehrere Wochen in Narbengewebe um – es ist funktionsunfähig geworden.

Wenn das Gefäß jedoch vorher nur sehr langsam, über viele Jahre hinweg enger geworden ist (stabile Plaque!) und sich zum Teil Umgehungskreisläufe (so genannte *Kollateral-Kreisläufe*) bilden konnten, dann kann der Betreffende insofern Glück haben, als es beim allmählichen Verschluss eines Gefäßes nicht zum Infarkt oder lediglich zu einem → »stummen« Infarkt kommt. Je nach Ausdehnung des Infarkts kommt es zu einer Minderung der Pumpleistung der Herzkammern bzw. einer Pumpschwäche (Herzinsuffizienz), vor allem bei Belastung. Nur in wenigen Fällen geht hier durch den Infarkt so viel Muskelgewebe zugrunde, dass das Herz auch in Ruhe kaum noch seine Pumpaufgaben erfüllen kann.

Was macht den Infarkt so gefährlich?

Der Verlust des Muskelgewebes allein wäre in den meisten Fällen ohne große Beeinträchtigungen zu verkraften. Im Versorgungsgebiet des verschlossenen Gefäßes liegen oft auch elektrische Leitungsbahnen, die Voraussetzung sind für die Herzmuskelaktivität (→ **Reizbildungszentrum und Erregungsleitungssystem, s. Infokasten Seite 55**). Die Zellen der Leitungsbahnen reagieren sehr empfindlich auf unterschiedliche Reize, wie z. B. auf vermehrtes Adrenalin oder auf einen Mangel an Blutsalzen (*Elektrolyten*) wie Kalium oder Magnesium, indem sie Extraschläge (*Extrasystolen*) des Herzens auslösen, die der Betroffene als Herzstolpern wahrnimmt. Auch geschädigte Herzmuskelzellen selbst können elektrisch unkontrolliert aktiv werden.

Unter Sauerstoffmangel, z.B. beim Verschluss eines Gefäßes, kommt es nicht nur zu einzelnen Extraschlägen, sondern zu Salven (mehrere wie eine Gewehrsalve aufeinander folgende Extraschläge) oder dem gefürchteten *Kammerflimmern* (nicht zu verwechseln mit Vorhofflimmern!). Beim Kammerflimmern schlägt das Herz so rasend schnell (mehr als 300-mal in der Minute), dass es sich nur noch ohne Kraft bewegt und kein Blut mehr transportiert. **Ein Kammerflimmern führt immer zum Tode**, wenn nicht innerhalb weniger Minuten eine Herz-Lungen-Wiederbelebung mit anschließender *Defibrillation* (Elektroschock) erfolgt.

Da die meisten Betroffenen von einem Herzinfarkt entweder zu Hause, auf der Straße oder auf dem Tennisplatz ereilt werden, wo oft keine ausreichende Herz-Kreislauf-Wiederbelebung rechtzeitig eingeleitet werden kann, verlaufen auch heute trotz unserer enormen medizinischen Fortschritte in der Kardiologie noch ungefähr 40 Prozent aller Infarkte tödlich, bei Frauen sogar bis zu 50 Prozent. Eine noch bessere Intensivmedizin und ein besseres Rettungssystem – wir haben weltweit eines der besten – wird uns dabei kaum helfen können. **Das Entscheidende ist, dass Sie es gar nicht erst zum Herzinfarkt kommen lassen!**

Mit der Umsetzung unseres 5-Säulen-Programms haben Sie gute Chancen, einen Herzinfarkt zu vermeiden. Doch die Verhinderung des Schlimmsten ist sozusagen nur ein Nebeneffekt. Das eigentliche Ziel unseres Programms ist vielmehr, dass Sie damit Ihre Leistungsfähigkeit und Ihr Wohlbefinden deutlich steigern und dass Sie möglichst fit alt werden können.

Reizbildungszentrum und Erregungsleitungssystem

Das Reizbildungszentrum des Herzens sitzt im *Sinusknoten* in der Wand des rechten Vorhofs. Es ist sozusagen der Schrittmacher, der Impulsgeber des Herzens. Dort entsteht ein bioelektrischer Strom, der den Herzmuskel erregt und ihn zum Zusammenziehen veranlasst. Die Weiterleitung der elektrischen Signale zur jeweiligen Arbeitsmuskulatur, also die »Verkabelung« des Herzens, erfüllen spezialisierte Muskelzellen (*His-Bündel* und *Purkinje-Fasern*), die zusammengenommen das Erregungsleitungssystem bilden. Ihre Ausläufer reichen bis in die Randbezirke der Herzkammermuskulatur.

Cholesterin – ein Fett im Visier

TIA: vorübergehende Ausfall-erscheinungen

Schlaganfallähnliche Durchblutungsstö-rungen, die in Form **vorübergehender plötzlicher Ausfälle** körperlich-geistiger Leistungen auftreten, nennt der Arzt **TIA (transitorisch ischämische Attacken)**. Sie sind sehr ernst zu nehmende Warnsignale des Körpers, da sie die Vorboten eines Schlag-anfalls sein können:
– Plötzliche Schwäche oder Gefühlsstörungen einer Körperseite.
– Plötzlicher Verlust der Sprachfähigkeit.
– Plötzliche Sehstörungen
– Vorübergehende Doppelbilder.
– Plötzlicher Schwindel mit Gangunsicherheit.
Diese Signale können sich wiederholen. Rufen Sie aber gleich beim er-sten Mal einen Arzt!

Schlaganfall – Blutstopp im Gehirn

Sind die arteriosklerotischen Veränderungen bzw. Gefäßwandver-dickungen in jenen Gefäßen zu finden, die das Gehirn versorgen, droht ein Schlaganfall. Bei 80 Prozent der Schlaganfälle liegt ein → **Ausfall der Durchblutung** eines Hirngebietes vor, ein **Hirn-infarkt**. Diese Störung kann verschiedene Ursachen haben.

Zum einen sind es **arteriosklerotische Auflagerungen** in den **gro-ßen Hirnarterien**, die den Blutfluss behindern. Bereits zu diesem Zeitpunkt kann es zu Durchblutungsstörungen des Hirngewebes kommen. Im weiteren Verlauf kann sich an einer dieser Engstellen ein Blutpfropf bilden, der das Gefäß plötzlich verschließt *(Throm-bose)*. Nach einigen Minuten ohne Sauer- und Nährstoffversorgung sterben die betroffenen Hirnzellen ab. Eine weitere mögliche Ur-sache der Mangeldurchblutung eines Hirnareals ist, dass der **Blut-pfropf aus einem ganz anderen Körpergebiet** – meist dem Herzen – stammt, sich losreißt, über den Blutkreislauf in das Gehirn ge-langt und dort ein Hirngefäß verschließt *(Embolie)*. Eine dritte, häu-fige Ursache der Minderdurchblutung eines Hirnareals sind Gefäß-wandveränderungen der **kleinen Hirnarterien**, die in erster Linie durch einen langjährigen Einfluss von Bluthochdruck und Diabe-tes entstehen. Auch hier kann es zu Gefäßverschlüssen kommen; da das versorgte Gebiet meist recht klein ist, resultiert daraus auch nur eine begrenzte Durchblutungsstörung. Ärzte sprechen dann von einem *lakunären Hirninfarkt* (lat. *lakuna = Höhle, Bucht, Lücke*), also von einem kleineren Substanzdefekt.

Eine andere Schlaganfallursache ist die **Gehirnblutung**. Durch ei-nen plötzlichen Blutdruckanstieg kann eine brüchige (meist durch Arteriosklerose veränderte) oder eine – anlagebedingt – dünnwan-dige Hirnarterie platzen. Blut tritt in das Hirngewebe aus, zerstört es und setzt das betroffene Hirngebiet außer Funktion.

Je nach unterversorgter Region kommt es nach einem Schlaganfall zu verschiedenen **neurologischen Ausfallerscheinungen**, wie z. B. Lähmungen oder Taubheitsgefühle in Beinen oder Armen, Bewusstseinsstörungen, Schwindel, nachlassender geistiger Leistungsfähigkeit und Sprachstörungen. Abhängig vom körperlichen Zustand und Alter der betroffenen Person, aber auch von Art, Ort und Ausdehnung der Durchblutungsstörung, können sich die Ausfälle wieder zurückbilden, bestehen bleiben oder sich wiederholen.

Bluthochdruck und die damit verbundenen **Gefäßwandschäden**, die zugleich Folge und Ursache des Bluthochdrucks sind, spielen als Risikofaktoren beim Schlaganfall die absolute **Nummer eins**. Diabetes, zu hohe Cholesterinspiegel, Übergewicht etc. tragen jedoch ebenfalls zur Arteriosklerose bzw. Gefäßwandveränderungen bei.

»Schaufensterkrankheit« oder PAVK (periphere arterielle Verschlusskrankheit)

Ein anderes Gebiet, in dem die Arteriosklerose und der Bluthochdruck unheilvoll zusammenwirken, sind die Becken- und Beinarterien.

Die **Gefäßengpässe in den Beinarterien** entwickeln sich – wie häufig bei der Arteriosklerose – lange Zeit unbemerkt. Die schmerzvollen Beschwerden treten erst dann auf, wenn bereits 70 Prozent des Gefäßquerschnitts verstopft sind. Die mit Blut und damit mit Sauerstoff unterversorgten Muskeln verursachen beim Gehen einen ziehenden, brennenden Schmerz, der den Betroffenen zum Stehenbleiben zwingt. Und das tut dieser häufig zur Tarnung vor Auslagen oder Schaufenstern, um den Schmerz nach außen zu verbergen.

ACHTUNG

Mit einer konsequenten Senkung des Bluthochdrucks und der Beseitigung der anderen Risikofaktoren (vor allem auch einer LDL-Cholesterin-Senkung) lässt sich der Gefahr eines Schlaganfalls wirksam vorbeugen.

Cholesterin – ein Fett im Visier

ACHTUNG

Raucher erkranken
15-mal häufiger an der
peripheren arteriellen
Verschlusskrankheit als
Nichtraucher. Deshalb:
Sofort mit dem
Rauchen aufhören!

So entstand der eher saloppe Name der »Schaufensterkrankheit«; der Fachbegriff dafür lautet *claudicatio intermittens*, also »vorübergehendes Hinken«, das aufgrund einer *peripheren* (da in den Gliedmaßen vorkommenden) *arteriellen Verschlusskrankheit* (pAVK) entsteht. Unbehandelt schreitet diese Krankheit unerbittlich fort – die schmerzfreien Gehstrecken werden immer kürzer, bis das Bein sogar in Ruhe schmerzt. Lässt sich der Betroffene jetzt noch immer nicht behandeln, droht ihm das berüchtigte »**Raucherbein**«, das Endstadium der pAVK. Dieser Name enthüllt bereits seinen Hauptrisikofaktor. Doch auch die anderen Faktoren, wie **erhöhte Blutfette, Diabetes, Bluthochdruck, Übergewicht, Bewegungsmangel** usw., fördern auch hier die Krankheit und erhöhen, wenn sie gar zusammen auftreten, das Risiko erheblich.

Bei Menschen, die unter einer pAVK leiden, ist die Wahrscheinlichkeit groß, dass sie auch Verengungen in den Herzkranz- oder Hirngefäßen haben. Selbst wenn in diesen Bereichen noch keine Beschwerden aufgetreten sind, ist das Risiko bei ihnen dreifach höher, einen tödlichen Herzinfarkt oder Schlaganfall zu erleiden, als in einer vergleichbaren gesunden Bevölkerungsgruppe. Doch diese Gefahr lässt sich verhindern.

Die Behandlung der pAVK stützt sich im Wesentlichen auf das 5-Säulen-Programm, das auch für verengte Herzkranzgefäße gilt: Neben dem absoluten Rauchverbot und der erforderlichen Cholesterinsenkung ist bei der pAVK zusätzlich ein **mehrmals tägliches Gehtraining** von entscheidender Bedeutung. Treten die Beschwerden in Ruhe oder bei sehr kurzen Wegstrecken auf – was die Mobilität erheblich einschränkt – wird der Arzt eine Ballondilatation (s. Seite 26) oder eine Bypass-Operation (also eine Art Blutumleitung über eine Umgehungsader, z. B. mittels eines Gefäßtransplantats) veranlassen. Gleichzeitig wird er ein blutgerinnungshemmendes Medikament, das die natürliche Klebrigkeit der Blutplättchen einschränkt, verordnen.

Da nun bereits mehrmals von den verschiedenen Risikofaktoren der Arteriosklerose die Rede war, sollen die wichtigsten von ihnen im nachfolgenden Kapitel kurz vorgestellt werden.

Was Ihre Gefäße krank machen kann

Vielleicht erinnern Sie sich: Im Einführungskapitel stellten wir die Frage, warum ein Mensch trotz **niedriger** → **Blutcholesterinwerte** einen Herzinfarkt erleiden kann und ein anderer wiederum ein geradezu biblisches Alter erreicht, obwohl seine Blutcholesterinwerte stark zu wünschen übrig lassen. Die Antwort hatten wir ja bereits angedeutet: Die Entstehung einer Arteriosklerose ist ein **multifaktorielles Geschehen**. Erst wenn verschiedene Risikofaktoren zusammenkommen und die Schutzfaktoren des Menschen ins Hintertreffen geraten, entstehen die krankhaften Gefäßveränderungen.

Welche Faktoren speziell in Deutschland für die Entstehung des Herzinfarktes von Bedeutung sind, können wir am besten aus den Ergebnissen der GRIPS-Studie (Göttinger Risiko-Präventions-Studie) ersehen. Dazu wurden Anfang der 80er Jahre an gesunden Männern im Alter von 40 bis 60 Jahren im Rahmen eines Check-ups die üblichen Daten erhoben: Untersucht wurden Blutdruck-, Cholesterin- sowie Blutzuckerwerte und außerdem Fragen zum Zigarettengenuss gestellt.

Während der zehnjährigen Beobachtungsdauer erlitten rund fünf Prozent der Teilnehmer einen Herzinfarkt bzw. den Herztod. Mit den zu Beginn erhobenen Messdaten konnte am Ende eine Art

Cholesterin-Richt-werte (in mg/dl)

Gesamtcholesterin ≤ 200
LDL-Cholesterin ‹ 130
HDL-Cholesterin › 40

Für Gefäßpatienten gilt:
LDL-Cholesterin: ‹ 100
besser: ‹ 70

Verhältnis
LDL/HDL ‹ 2,5
besser: ‹1,5

‹ = unter
› = über

Cholesterin – ein Fett im Visier

INFO

Bewegungsmangel und **psychosoziale Faktoren** dürften eine ähnlich große, wenn nicht sogar größere Bedeutung als Risikofaktoren haben als das erhöhte Cholesterin. Aufgrund ihrer Komplexität wurden sie aber bei den bisherigen Risikofaktorenstudien nicht mit erfasst.

Auch der **Entzündungsmarker CRP** (C-reaktives Protein, s. Seite 24) war zum Zeitpunkt der GRIPS-Studie noch nicht bestimmt worden. Er dürfte aber keine so große Bedeutung haben, wie aufgrund anfänglicher Studienergebnisse erwartet wurde.

»Hitliste der Risikofaktoren« erstellt werden, die den Betroffenen, sofern er welche aufweist, geradezu zum Herzinfarktkandidaten prädestinieren. Die Aufstellung und Ordnung der Faktoren ist natürlich nur ein statistisches Mittel. Für den einen könnte z. B. mehr die Diabetesstoffwechselstörung im Vordergrund stehen, für den anderen eher die Fettstoffwechselstörung oder der Bluthochdruck.

»Hitliste« der Risikofaktoren für einen Herzinfarkt

Rang*	Risikofaktoren
1	Hohes LDL-Cholesterin
2	Infarkte in der Familiengeschichte (erbliche Vorbelastung)
3	Rauchen
4	Erhöhter Blutdruck *oder* Niedriges HDL-Cholesterin
5	Erhöhter Blutzucker

*nach GRIPS

Wie unser Straßenmodell auf Seite 40 bereits vermuten ließ, ist der **potenteste Risikofaktor** für eine Herz-Kreislauf-Erkrankung **ein erhöhter LDL-Cholesterin-Wert**. Wir widmen ihm deshalb auch ein eigenes Kapitel (ab Seite 72). Das heißt, je mehr LDL-Transporter auf unseren Gefäßstraßen unterwegs sind, umso höher ist auch das Unfallrisiko. Daneben spielt aber auch die **angeborene Qualität unseres Straßenbelags** eine große Rolle – wie widerstandsfähig also die Endothelzellen gegenüber »Angreifern« wie Bluthochdruck, hohe Blutzuckerwerte oder Rauchen sind. Der eine hat Glück gehabt und sich die richtigen Eltern und Großeltern ausgesucht, die ihm sehr widerstandsfähige, »panzerfähige« Straßen mit in die Wiege gelegt haben. Der andere hat Pech gehabt und Straßen »aus Sand« geerbt, die bei den geringsten Belastungen, wie z. B. einem zu hohen Blutdruck, bereits aufreißen.

Die ungute Mitgift – Risikofaktor Erbanlage

Im Extremfall können bereits dreijährige Kinder einen Infarkt bekommen. Wie ist das möglich? Bei ihnen wird eine familiäre Belastung festgestellt in Form eines genetischen Risikos, das meist in einer **Störung des Abbaus und der Wiederverwertung** der älteren LDL-Cholesterin-Transporter besteht. Es handelt sich dabei um eine **vererbbare Cholesterin- bzw. Fettstoffwechselstörung** mit LDL-Cholesterin-Werten teilweise bis über 1000 mg/dl (→ familiäre Hypercholesterinämie). Das ist aber – wie gesagt – der Extremfall; häufiger sind genetisch bedingte kleinere Defekte an Enzymen und Eiweißen im Fettstoffwechsel, die geringe LDL-Erhöhungen zur Folge haben (s. hierzu mehr ab Seite 72). Sie können davon ausgehen, dass die meisten Risikofaktoren (im Übrigen auch die Schutzfaktoren), die bei einer Gefäßkrankheit mitwirken, genetisch, d. h. erblich, beeinflusst sind.

Unter familiärer Belastung ist also die Vererbung zu verstehen und nicht – wie von manchen Patienten mit Überzeugung vorgebracht – der grantelnde Ehemann oder eine heimische Xanthippe. Auch von uns Ärzten wird viel zu oft bei der Befragung des Patienten die familiäre Belastung nicht berücksichtigt. Es gibt leider noch keine Genuntersuchung im Blut oder Gewebe, mit der man das Risiko des jeweiligen Patienten bestimmen kann.

Wenn Ihre Großeltern und Eltern über 80 Jahre alt geworden sind, können Sie aber mit hoher Wahrscheinlichkeit davon ausgehen, dass Sie zu den begnadeten Menschen mit einem robusten Gefäß- und Gerinnungssystem gehören. Wenn Ihr Vater aber mit 60 Jahren den ersten Herzinfarkt und der Bruder mit 50 eine Bypass-Operation hinter sich gebracht haben, dann können Sie fast sicher sein, dass Ihre Gefäße bereits Ablagerungen aufweisen. Das gilt auch dann, wenn Sie noch keine Beschwerden haben und Ihr Belas-

Familiäre Hypercholesterinämie

Bei dieser Form der vererbten Fettstoffwechselstörung ist ein genetisch bedingter Defekt des LDL-Rezeptors (s. dazu Seite 39) Grund für eine starke Cholesterinerhöhung: Entweder können keine oder nur wenige LDL-Rezeptoren gebildet werden, oder aber sie sind nicht funktionsfähig. In jedem Fall verbleibt als Folge zu viel LDL im Blut. LDL-Werte von 300 mg/dl bis 1000 mg/dl sind bei der familiären Hypercholesterinämie nicht selten.

tungs-EKG sowie die Herzszintigraphie noch unauffällig sind und Ihre LDL-Werte sogar durchschnittlich. Bevor wir ab Seite 71 ausführlicher auf das Cholesterin und den Risikofaktor Fettstoffwechselstörungen eingehen, sehen wir uns zunächst noch andere Risikofaktoren an.

Die Interheart-Study – ein Herzinfarkt ist zu 70 % vorhersehbar

Die Frage, welche Faktoren zu einem Herzinfarkt führen und damit auch gleichzeitig den Alterungsprozess unserer Blutgefäße beschleunigen, beschäftigt verständlicherweise ständig erneut die Wissenschaft. So wurde 2004 hierzu eine der größten Untersuchungen veröffentlicht: Die Interheart-Studie. Es wurden 15 152 Herzinfarktpatienten im Alter zwischen 40 und 60 Jahren mit gleichaltrigen Menschen verglichen, die wegen anderer Erkrankungen behandelt wurden, aber keinen Infarkt hatten. Dabei kam heraus, dass 90 % aller Infarkte durch die neun Risikofaktoren erklärbar sind, die in der nachfolgenden Tabelle aufgeführt werden. Nur 10 % aller Herzinfarkte sind somit nicht durch diese Faktoren erklärbar, das heißt, weitere Faktoren wie CRP, Homocystein oder andere scheinen nur eine nachgeordnete Rolle zu spielen. In der Tabelle ist dargestellt, um das Wievielfache das Vorhandensein eines Faktors die Wahrscheinlichkeit für einen Herzinfarkt im Durchschnitt erhöht. Wer es geschafft hat, alle Faktoren auf sich zu vereinen, erhöht die Wahrscheinlichkeit eines Infarktes um das 334-fache! Diese Zahl ist für die meisten zu abstrakt, aber der Umkehrschluss bedeutet, dass der Abbau von Risikofaktoren einen gewaltigen Nutzen darstellt. Die letzten 3 Faktoren reduzieren das Risiko und stellen damit Schutzfaktoren dar. Bei den reinen Risikofaktoren ist der Effekt bei Männern und Frauen gleich, während aus nicht eindeutig erklärbaren Gründen die Schutzfaktoren bei den Frauen noch einen deutlich höheren Nutzen haben.

Risikofaktor	Erhöhung des Risikos
ungünstiges Mengenverhältnis von LDL- und HDL-Cholesterin	x 3,76
Rauchen generell	x 3,05
40 Zigaretten pro Tag	x 9,2
Diabetes	x 2,67
Bluthochdruck	x 2,32
Fettsucht im Bauchbereich	x 2,24
Berufl./famil./finanz. Belastung	x 2,58
Obst/Gemüse	x 0,74 ⎫
Körperliche Aktivität	x 0,77 ⎬ = Schutzfaktoren
Alkohol (≤ 1 Glas Wein/Bier)	x 0,88 ⎭
Alle Risikofaktoren zusammen	**x 334 !!**

Mehr Power, aber Verschleiß der Gefäße: Risikofaktor Bluthochdruck

Eine gute Lebensversicherung für unsere Gefäße ist ein normaler Blutdruck auch im hohen Alter. Es wird häufig gesagt, dass es normal ist, wenn Cholesterin und Blutdruck im Alter ansteigen. Dann müsste man aber auch konsequent sein und sagen, dass es normal ist, im Alter einen Herzinfarkt oder einen Schlaganfall zu erleiden. Wer seine Gefäße möglichst gesund erhalten und vor dem Altern schützen möchte, sollte seine Cholesterin-, aber auch seine Blutdruckwerte unbedingt auf einem »jugendlichen« Niveau halten. Warum? Ein reißender Fluss beschädigt die Uferbefestigung eher als ein ruhig dahinfließender Bach, d. h. die hohen Scherkräfte der

Cholesterin – ein Fett im Visier

Hypertonie verursachen eher Verletzungen der Gefäßwand als ein normaler Blutdruck. Das Fatale ist, dass man einen leicht erhöhten Blutdruck nicht spürt, sondern sich eher gut fühlt – sozusagen etwas mehr Power hat. Zitat eines Hypertonikers:

»Menschen mit einem hohen Blutdruck leben gut, aber kurz. Menschen mit einem niedrigen Blutdruck leben lange, aber etwas schlaff – sie müssen ja auch etwas länger leben, um alles nachzuholen, was sie vorher versäumt haben.«

Die Kürze des Hochdrucklebens ist allerdings recht eindrucksvoll: Wenn ein Mann mit 35 Jahren einen Blutdruck von 150/100 mmHg hat und sich nicht behandeln lässt, so wird er im statistischen Mittel keine 60 Jahre alt!

Wie können Sie sich einen Blutdruck von 150/100 mmHg vorstellen?

Die wenigsten Menschen können sich unter einem Blutdruckwert etwas vorstellen. Oder könnten Sie Ihrem Kind oder Enkel den Blutdruck erklären? Die früheren Blutdruckmessgeräte enthielten eine Quecksilbersäule, auf der indirekt der Blutdruck abgelesen wurde, deshalb wird der Blutdruck auch mit der Maßeinheit »mmHg«, z. B. also 150 mmHg, angegeben (Hg ist das chemische Kürzel für Quecksilber). Damit es für Sie noch anschaulicher wird, ersetzen wir in Gedanken einfach die Quecksilbersäule durch eine Wassersäule (Blut und Wasser haben nämlich ein ähnliches Gewicht).

Das würde aber bedeuten, dass man bei vielen Menschen den Blutdruck nur im Treppenhaus messen könnte: Ein Blutdruck von 150 mm Quecksilbersäule würde einer Wasser- bzw. Blutsäule von 150 mm x 13,6 = 2100 mm = 2,1 m oberhalb des Herzens entsprechen (der Faktor 13,6 ist das spezifische Gewicht von Quecksil-

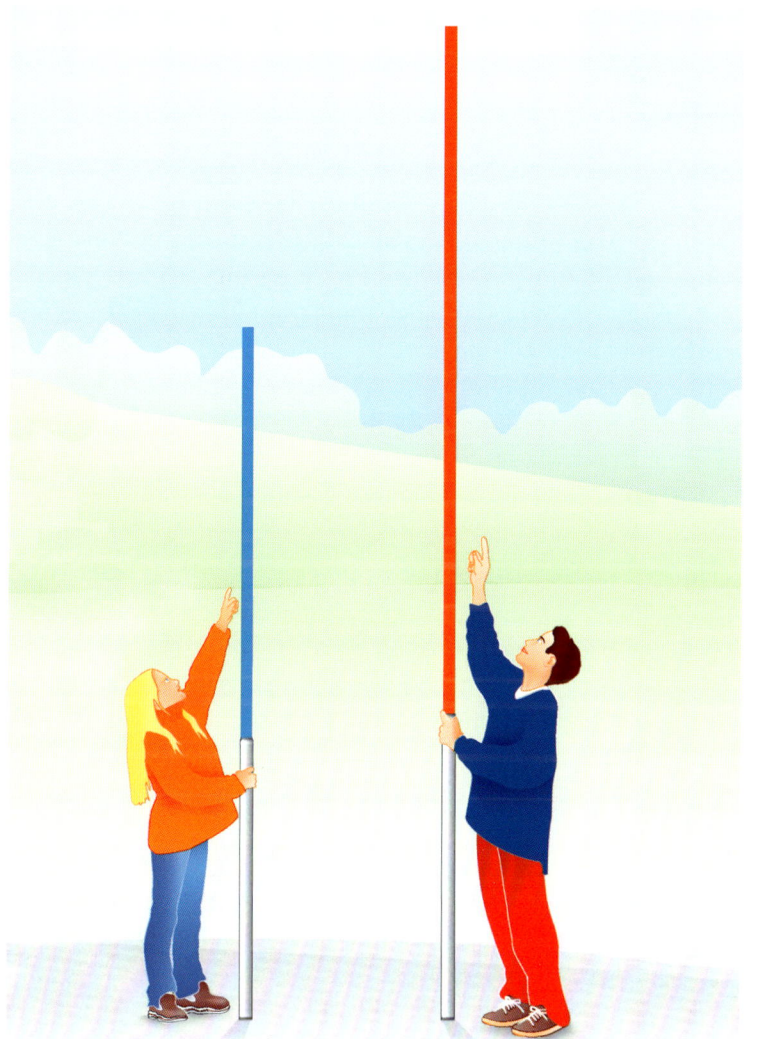

Blutdrucksäulen. Der Junge mit der rot markierten Stange demonstriert es: So hoch, nämlich ganze 2,60 Meter, schießt das Blut bei einem Druck von 190 mmHg (oberer, systolischer Wert) in die Höhe. Auch die Blutdrucksäule bei nur 120 mmHg (s. Mädchen links) ist beeindruckend hoch.

Diastolischer und systolischer Blutdruck

Gemessen wird der Blutdruck anhand zweier Werte, dem systolischen (das ist der erste, höhere Wert) und dem diastolischen (zweiter, niedrigerer Wert). Die **Diastole** ist jene Phase der Herztätigkeit, in der sich die Kammern entspannen und in der Blut aus den Vorhöfen einströmen kann. In der **Systole**, der Auswurf- oder Kontraktionsphase des Herzmuskels, ziehen sich die Kammern zusammen und pressen das Blut in den kleinen wie großen Kreislauf hinaus. Der Blutdruckverlauf zeigt entsprechend eine Spitze und ein Tal.

ber). Wenn Sie in eine Arterie eine Kanüle legen würden, könnte das Blut also über zwei Meter hoch spritzen, bei einem Blutdruck von 190 mmHg sogar kaum vorstellbare 2,6 Meter (s. Abb. S. 65).

Dank dieses Bildes bedürfen die meisten Menschen keiner weiteren Motivation, um ihren Blutdruck auf einen optimalen Wert von unter 120/80 mmHg zu senken, wohlgemerkt in Ruhe. Eine kurzzeitige Blutdruckerhöhung unter Belastung stellt für die Gefäße in der Regel kein Risiko dar. Damit die Muskeln bei Belastung ausreichend mit dem Mehrbedarf an Brennstoff versorgt werden können, ist zur Erhöhung der gepumpten Blutmenge auch ein kurzfristig erhöhter Blutdruck erforderlich.

Welcher Blutdruck ist normal, welcher zu hoch?
Der optimale Blutdruck liegt unter 120/80 mmHg. Die meisten Menschen fühlen sich bei Werten unter 100 mmHg (oberer Wert) nicht mehr wohl, manche jedoch kommen zeitlebens gut mit Werten auch um 90 mmHg zurecht. Die von Expertengremien festgelegten Grenzen für Bluthochdruck sind in den letzten Jahren immer weiter nach unten verschoben worden. Generell gilt bei oberen Werten über 120 mmHg: »Je niedriger, desto besser«. Von der europäischen Gesellschaft für Hypertonie wurden im Jahr 2007 folgende Grenzwerte empfohlen: Bei Messungen durch »Weißkittel« in der Arztpraxis oder der Klinik: < 140/90 mmHg, bei Selbstmessung zuhause < 130–135/85 mmHg. Bei einer Messung mit einem 24-Stunden-Blutdruckmessgerät liegt der Normwert bei < 125–135/80 mmHg.

Bei Patienten mit hohem Gesamtrisiko, Diabetes, bereits durch Bluthochdruck verursachten Veränderungen an Niere, Herz oder Schlagader sowie nach einem Herzinfarkt oder Schlaganfall sollte auf alle Fälle ein Blutdruck von < 130/80 mmHg angestrebt werden.

Wie können Sie Druck bei sich ablassen?

Bei erhöhtem Blutdruck ist in den meisten Fällen eine medikamentöse Therapie erforderlich. Sie können aber einen Teil der Medikamente durch Ihren Lebensstil überflüssig machen. Erfolgreiche Wirkung zeigen hier: Gewichtsabnahme, körperliches Ausdauertraining und ein so genanntes Stressmanagement, auf das wir später (ab Seite 155) eingehen wollen. Außerdem lässt sich durch **Salzeinsparung** (zumindest bei → **Salzrespondern**) und **Verminderung des Alkoholkonsums** ebenfalls der Blutdruck senken.

Durch eine mediterrane bzw. fettarme Ernährung ließ sich bisher zwar kein direkter blutdrucksenkender Effekt nachweisen, indirekt allerdings über die **langfristige Gewichtsabnahme**. Eine interessante aktuelle Untersuchung konnte darüber hinaus zeigen, dass bei erhöhten Blutdruckwerten in Mittelmeerländern deutlich weniger Komplikationen wie Schlaganfälle oder Herzinfarkte auftreten als bei sonst gleichen Werten in nordeuropäischen Ländern. Die Erklärung dafür wird teilweise im **antioxidativen Schutz**, also einer Art Rostschutz, und in den anderen günstigen Wirkungen durch vermehrte Zufuhr *sekundärer Pflanzenstoffe* aus pflanzlichen Nahrungsmitteln (s. Seite 123) vermutet.

Das Süße, das nicht süß ist: Risikofaktor Diabetes

Insbesondere der jugendliche Diabetes (= juveniler oder Typ-1-Diabetes), aber auch der Typ-2-Diabetes schädigen die Innenwände der Gefäße erheblich. Die Zuckerkrankheit ist damit einer der bedeutendsten Risikofaktoren für Erkrankungen der Herzkranzgefäße. Patienten mit Diabetes, selbst wenn sie keine bekannte Koronare Herzkrankheit aufweisen, haben dasselbe erhöhte Risiko, einen Herzinfarkt zu erleiden, wie Patienten, die bereits einen Infarkt überstanden haben. Nach einer Ballonaufdehnung von ver-

---

Was ist ein Salzresponder?

Nur jeder dritte Mensch ist ein so genannter *Salzresponder*, also jemand, der auf Salzeinsparung bzw. erhöhte -zufuhr mit Blutdruckveränderungen reagiert. Da es ohnehin sehr aufwändig ist zu bestimmen, ob man nun zu diesem Personenkreis gehört oder nicht, und wir ohnehin zu viel Salz zu uns nehmen, gilt die allgemeine Empfehlung: Sparen Sie an Kochsalz! Als Richtzahl gilt hier: max. 6 Gramm pro Tag! Die Masse an Salz führen wir aber nicht über den Salzstreuer zu, sondern über Fertigprodukte, die meist viel Salz enthalten.

Cholesterin – ein Fett im Visier

engten Herzkranzgefäßen (Ballondilatation, vgl. Seite 26) kommt es bei Diabetikern beinahe doppelt so häufig zu einem Wiederverschluss wie bei Nichtdiabetikern. Deshalb sollte Ihr größtes Interesse darin bestehen, dass Ihre → **Blutzuckerwerte** nüchtern nicht über 100 mg/dl steigen und zwei Stunden nach einer Mahlzeit unter 120 mg/dl fallen. Die Beachtung einer diabetesgerechten Ernährung und – das gilt besonders für den Typ-2-Diabetes – eine Normalisierung des Körpergewichts sowie regelmäßige Ausdaueraktivität können die Stoffwechsellage stabil halten und das Risiko erheblich reduzieren.

Rauchen – die sicherste Art, Arbeitsplätze der Ärzte zu sichern

Wenn Sie sich ernsthaft Sorgen um die wirtschaftliche Zukunft Ihres Arztes machen, sollten Sie weiterrauchen, ansonsten gibt es nur eins: Hören Sie sofort mit dem Zigarettenrauchen auf. Die → **schädigende Wirkung des Rauchens (s. Infokasten Seite 69)** ist heute hinlänglich bekannt, sodass darauf nicht näher eingegangen werden muss. Zur Verdeutlichung nur zwei Fakten: Bei Nichtrauchern ist das durchschnittliche Alter beim ersten Infarkt 63 Jahre, bei Rauchern dagegen 53 Jahre! Auch die Wahrscheinlichkeit eines Schlaganfalls ist um das zwei- bis vierfache erhöht.

Selbst ausgeprägtes Passivrauchen erhöht die Wahrscheinlichkeit eines Infarktes um 20 bis 30 Prozent. Für Nichtraucher ist es natürlich leicht, das Aufhören zu »predigen«. Manche Raucher sind vom Rauchen genauso körperlich und psychisch abhängig wie andere von harten Drogen.

Hierzu das Beispiel eines Patienten unserer Klinik. Er war seiner Sucht wieder erlegen und hatte heimlich auf dem Balkon geraucht.

Da er zufällig ein Langzeit-EKG am Körper trug, konnten wir anschließend anhand der aufgezeichneten Daten erkennen, dass die Zigarette noch nicht kalt war, als es zu einem erneuten großen Infarkt kam. Zum Glück hat er ihn überlebt. Die Langzeit-EKG-Aufzeichnung zeigte es: Eine einzige Zigarette war imstande, durch Blutgerinnselbildung einen Infarkt auszulösen. Nur eine Zigarette kann – unter bestimmten Voraussetzungen – das Gefäß so verengen und die Klebrigkeit der Blutplättchen so verstärken, dass Rauchen eigentlich nur etwas für Freunde des Russischen Roulettes sein sollte.

Methoden, um mit dem Rauchen aufzuhören

1. Schlusspunktmethode
2. Schritt-für-Schritt-Methode
3. Nikotin-Ausstiegshilfen (Nikotinpflaster, -kaugummi, -nasenspray)
4. Akupunktur
5. Verhaltenstherapie
6. Medikamentöse Unterstützung

Bakterien: Risikofaktor mit Fragezeichen

Bakterien, und dabei inbesondere die Chlamydien, wurden Ende der 90er Jahre verdächtigt, mitschuldig und bei einzelnen Patienten sogar einziger Übeltäter bei der Entstehung eines Infarktes zu sein. Auch wenn in der Presse immer wieder kleinere Untersuchungen zitiert werden: Aufgrund neuerer Studien gibt es keinen gesicherten Zusammenhang zwischen Chlamydien und einer Koronaren Herzerkrankung. Allerdings gilt es heute als weitgehend gesichert, dass durch chronische Entzündungen, wie z. B.

Schädigungsmechanismus des Rauchens

1. Rauchen, vor allem sein Verbrennungsprodukt Kohlenmonoxid, führt über einen verminderten Sauerstofftransport im Blut zu einer Endothelstörung.
2. Freie Radikale im Zigarettenrauch verändern ein gefäßschützendes Enzym der Gefäßinnenhaut derart, dass es daraufhin die Entstehung der Arteriosklerose eher begünstigt.
3. Rauchen verändert die Fließeigenschaften des Blutes, da es den Gerinnungsstoff *Fibrinogen* erhöht und damit die Thrombosegefahr.

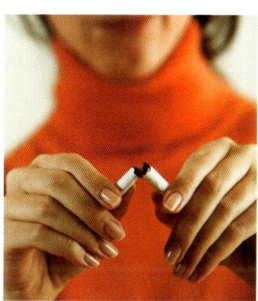

Zahnfleischentzündungen, auch der Entzündungsprozess in den Herzkranzgefäßen gefördert wird und damit mehr Herzinfarkte auftreten können.

Homocystein: Ein »Neuzugang« in der Risikofaktorengruppe?

Homocystein ist sowohl Baustein als auch Abbauprodukt im Eiweißstoffwechsel des Menschen. Erhöhte Homocysteinspiegel im Blut können entstehen, wenn der Betroffene unter einem **Vitamin-B$_6$-,-B$_{12}$-** und **Folsäuremangel** leidet und es dadurch zu einem behinderten Homocysteinabbau kommt.

Wissenschaftler haben nun beobachtet, dass arteriosklerotische Gefäßwandschäden und Herzinfarkte häufig mit einem erhöhten Homocysteinspiegel einhergingen. Vermutlich stört das Zuviel an Homocystein die Funktion der bereits beschriebenen Endothelzellen. Anfängliche Untersuchungen ließen vermuten, dass bei hohen Homozystein-Werten durch die Einnahme von Folsäure die Herzinfarkt-Rate gesenkt werden kann. Im Weiteren zeigten aber mehrere große Untersuchungen keine Vorteile der Folsäure-Einnahme. Lediglich zur Vorbeugung von Neuralrohrdefekten (Fehlbildungen des zentralen Nervensystems beim Kind in der Frühschwangerschaft) hat die Einnahme von Folsäure einen nachweisbaren Nutzen.

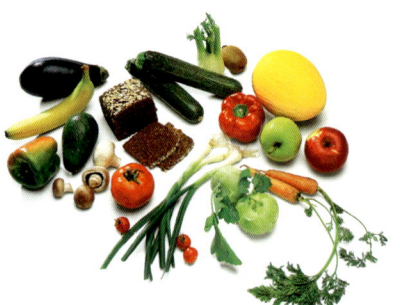

Unabhängig von Ihrem Homocysteinwert im Blut liegen Sie immer richtig, wenn Sie möglichst viel Obst und Gemüse essen, also Ihre → **Vitaminspeicher auffüllen**. Sie versorgen sich damit in der Regel immer ausreichend mit **Folsäure, Vitamin B$_6$ und B$_{12}$,** also mit jenen wasserlöslichen Vitaminen, die im Körper gespeichert werden können und die den Homocysteinspiegel im Blut niedrig halten.

Herzinfarkt ohne erkennbare Risikofaktoren?

Warum kann jemand mit 50 Jahren einen Herzinfarkt erleiden, obwohl er nicht raucht, nicht übergewichtig ist, normale Cholesterin- und Blutdruckwerte hat, sehr sportlich und familiär auch nicht vorbelastet ist? Ideale Voraussetzungen eigentlich, während sein Nachbar als wandelnder Risikofaktor mit 30 Zigaretten am Tag, Übergewicht, Hochdruck und erhöhtem Cholesterin ohne größere Krankheitsereignisse 80 Jahre alt geworden ist? Da kann doch etwas mit unserem schönen Risikomodell nicht stimmen. Wir hatten vorher schon betont, dass die Ursachen für Gefäßablagerungen individuell sehr unterschiedlich sind – in vielen Fällen ist sogar keiner der klassischen Risikofaktoren erkennbar.

Unserem 50-Jährigen können wir jedoch zum Trost sagen, dass er mit einem Hochdruck wahrscheinlich fünf Jahre früher, ohne Sport sogar mit 40 einen Infarkt erlitten hätte. Bei unsportlichen Menschen verläuft ein Infarkt in der Regel zudem komplikationsreicher.

Risikofaktor Fettstoffwechselstörungen oder: Der Eiertanz ums Cholesterin

Sich in der Vergangenheit zum Thema »Cholesterin« annähernd objektiv informieren zu wollen war sowohl für den Laien als auch für den Arzt nicht gerade einfach. Zu groß waren die wirtschaft-

---

So füllen Sie Ihre Vitaminspeicher auf:

Folsäure-Speicher:
mit Weizenkleie, Hefe, Nüssen und grünem Gemüse

Vitamin- B$_6$-Speicher:
mit Spinat, Kohl, Kartoffeln, Vollkorn und Weizenkleie

Vitamin-B$_{12}$-Speicher:
mit Fisch, insbesondere Makrele und Hering, Käse, Milch und Fleisch

Cholesterin – ein Fett im Visier

Sekundäre und primäre Hyperlipidämien

Hyperlipidämie bedeutet zunächst ganz allgemein die erhöhte Konzentration an Fetten im Blut. Prinzipiell unterscheidet der Arzt zwischen einer *sekundären* und einer *primären* *Hyperlipidämie*. Die seltenere sekundäre H. ist Folge verschiedener Krankheiten (Beispiele hierfür sind u. a. Diabetes, Schilddrüsenunterfunktion, Magersucht), oder sie entsteht nach Einnahme bestimmter Medikamente, wie z. B. Kortikosteroide (»Kortison«) oder Diuretika. Die häufigere primäre Hyperlipidämie ist in der Regel erblich bedingt, wird aber meist durch äußere Faktoren, wie z. B. ungünstige Ernährung, mit beeinflusst.

lichen Interessen der einzelnen Gruppen und Verbände: auf der einen Seite die Agrarwirtschaft, die das »Risiko Cholesterin« eher verharmloste, weil sie natürlich den allgemeinen Konsum cholesterinreicher Agrarprodukte (Butter, Fleisch) propagieren musste. Auf der anderen Seite die Margarineindustrie, die das pflanzliche Fett als Lösung aller Fettprobleme verkaufte, und schließlich der Pharmaindustrie nahe stehende Gruppen, die die ganze Menschheit auf Gesamtcholesterinwerte von unter 200 mg/dl einstellen wollten.

Daneben standen wir als Ärzte in der Vergangenheit, d. h. noch bis vor zwanzig Jahren, vor dem Problem, dass wir zwar cholesterinsenkende Medikamente zur Verfügung hatten (so genannte *Fibrate*, s. auch Seite 87), die zwar erfolgreich den Cholesterinwert der Patienten senkten, aber aufgrund ihrer Nebenwirkungen leider keine Verbesserung der Sterblichkeitsquote erbrachten.

Bevor wir uns anschließend auf nackte Zahlen und Cholesterin-Zielwerte stürzen, wollen wir noch einmal kurz zusammenfassen, **welche Faktoren** einen Cholesterinwert, genauer gesagt das LDL-Cholesterin im Blut, überhaupt ansteigen lassen können. Denn davon ist es auch abhängig, wie die weiteren Behandlungsmaßnahmen aussehen. Um es noch einmal zu betonen: Ein zu hoher LDL-Cholesterin-Wert stellt meistens eine große Gefahr für Herz und Gefäße dar – er sollte als bedeutender Risikofaktor unbedingt gesenkt werden.

Was treibt das Cholesterin im Blut in die Höhe?

Eine → **Hyperlipidämie**, also der Anstieg der Konzentration an Fetten (Triglyzeride und/oder Cholesterin) im Blut, ist erstes messbares Zeichen einer Fettstoffwechselstörung. Eine Hypercholesterinämie (s. Seite 61) entspricht einer zu hohen Cholesterinkonzentration im Blut. Wie störanfällig der Fettstoffwechsel ist, zeigen die zahlreichen Ursachen für seine Entgleisung. Um den Rahmen dieses Buches nicht zu sprengen, wollen wir hier nur einige ausgewählte »Störenfriede« vorstellen.

Gewöhnliche (polygene) Hypercholesterinämie: Gendefekte plus Ernährungsfaktoren

Die häufigste Ursache eines erhöhten LDL-Cholesterin-Werts sind »kleine« Veränderungen an verschiedenen Stellen (griech. *polygen = mehrere Erbfaktoren betreffend*) im Erbgut für bestimmte Enzyme und Eiweiße im Fettstoffwechsel. Die Ärzte sprechen von *Gendefekten in Enzymen* oder in → **Apolipoproteinen. Sie allein tragen jedoch nur zu einer mäßigen Cholesterinerhöhung bei.** Denn meistens kommen noch ungünstige Ernährungseinflüsse (zu viel Cholesterin, zu viele tierische Fette) und Übergewicht hinzu; dann steigen die Cholesterinwerte erheblich an. Ein Teil dieser Menschen kann aufgrund dieser genetischen Fettstoffwechselstörung trotz intensivster Diät die Cholesterinwerte nicht normalisieren (so wie bei vielen Diabetikern die Zuckerwerte auch nur mit Medikamenten oder mit Insulin zu normalisieren sind). Die Hypercholesterinämie ist wie der Typ-2-Diabetes eine Stoffwechselstörung, bei der man zwar einen Teil der Medikamente durch eine optimale Ernährung überflüssig machen kann, aber eben nicht immer alle.

> **Apolipoprotein-B-100**
>
> Das Eiweiß des Lipoproteins niedriger Dichte (LDL) wird als Apolipoprotein-B-100 bezeichnet. Es bildet gewissermaßen den Schlüssel zu den Empfangsstellen (Rezeptoren), also den Schlössern einer Zelle für das LDL (s. dazu auch Abb. auf Seite 39).

Familiäre Hypercholesterinämie: Störungen am LDL-Rezeptor

LDL-Cholesterin-Teilchen werden normalerweise über Rezeptoren an der Leber oder an anderen Zellen aus dem Blut »gefischt« und ins Innere der Zelle geschleust. Besteht nun ein genetisch bedingter Defekt an diesem Rezeptor, der ihn funktionsunfähig macht, oder sind durch Vererbung keine oder nur die Hälfte der Rezeptoren

Formen der familiären Hypercholesterinämie

Bei der *reinerbigen Form* der familiären Hypercholesterinämie, von der nur jeder Millionste betroffen ist, sind die Rezeptoren nicht mehr funktionsfähig. Bei der *gemischterbigen Form* (Vorkommen bei jedem Fünfhundertsten) ist die Anzahl der Rezeptoren erheblich vermindert (vgl. auch Info Seite 61).

ACHTUNG

Eine Umstellung der Ernährung (Richtlinien s. nächstes Kapitel) ist **bei allen Formen und Ursachen von LDL-Erhöhungen** sinnvoll und notwendig. Sie ist außerdem die Basis einer jeden medikamentösen Behandlung.

vorhanden, wird logischerweise **zu wenig LDL-Cholesterin aus dem Blut entnommen**. Der Spiegel steigt – teilweise bis über 1 000 mg/dl. Es liegt eine → **familiäre Hypercholesterinämie** vor (s. auch Seite 61), die bereits im Kindesalter auftreten kann und die – unbehandelt – sehr oft einen Herzinfarkt bereits zwischen dem 30. und 60. Lebensjahr auslöst.

Hypercholesterinämie durch fehlerhafte Ernährung
Rund 40 Prozent aller mäßiggradigen Cholesterinerhöhungen sind wahrscheinlich nur auf ein fehlerhaftes Essverhalten der Betroffenen zurückzuführen. Fehlerhaft heißt: zu viel Fett, und zwar zu viel tierisches Fett mit zu vielen gesättigten Fettsäuren und zu viel Cholesterin; insgesamt auch ein zu energiereiches Essen. **Eine Ernährungsumstellung kann eine LDL-Senkung von 10 bis 15 Prozent bewirken,** in der Praxis ist die langfristige LDL-Senkung aber deutlich geringer.

Gibt es überhaupt einen normalen Cholesterinwert?

Wenn Sie sich die Abbildung auf Seite 76 ansehen, werden Sie merken, dass diese Frage eigentlich gar nicht zu beantworten ist. Bereits in der Kindheit sind die Cholesterinwerte individuellen Schwankungen unterworfen. Da der Stoffwechsel in der Kindheit jedoch im Allgemeinen noch weitgehend ungestört ist, dürften die durchschnittlichen kindlichen Cholesterinwerte einen **optimalen Bereich für das LDL-Cholesterin** darstellen, und der liegt bei **deutlich unter 90 mg/dl.** Wir richten unser Augenmerk vor allem auf das LDL, weil es jener Cholesterinanteil ist, der sich in den Gefäßen ablagert und den Sie auch am einfachsten beeinflussen können. Das HDL dagegen ist stärker erblich festgelegt und dementsprechend weniger zu steuern.

Die Schwierigkeit, einen Normalwert für das Cholesterin festzulegen, lässt sich am besten mit einem praktischen Vergleich veranschaulichen: Beim Autofahren gibt es bekanntermaßen keine »normale« Geschwindigkeit: Auf Autobahnen gelten andere Geschwindigkeitsempfehlungen als in der Stadt oder auf dem Land mit einer Straße voller Schlaglöcher.

Ebenso kann es eigentlich auch **keine allgemein gültigen Normalwerte für Cholesterin** geben. Das heißt, Menschen, die keine weiteren Risikofaktoren aufweisen, insbesondere keine genetischen Belastungen in ihrem Stammbaum, können ohne große Sorgen auch mit höheren Cholesterinwerten über ihre »Gefäßstraßen« fahren und trotzdem alt werden. Wenn Sie aber schon Verkehrsunfälle hatten und Ihre Straßen mehr mit »Sand« als mit Beton gebaut sind, können Sie diese nur »sehr langsam«, sprich mit niedrigen Cholesterinwerten, nutzen.

Was sind Labor-, Normal- und Zielwerte?

Falls Sie einmal Laborausdrucke Ihrer Blutwerte zu Gesicht bekommen, so werden Sie feststellen, dass der »Normalbereich« für das **Gesamtcholesterin** meist mit **kleiner als 200 mg/dl** (< 200 mg/dl) angegeben ist. Das würde aber bedeuten, dass mehr als 74 Prozent der deutschen Bevölkerung keine normalen Cholesterinwerte hätten. Demgegenüber haben viele Menschen trotz »normaler« Werte unter 200 mg/dl »ihren Infarkt« bekommen. Somit kann es keine normalen Cholesterinwerte geben.

Sehr wohl gibt es aber – abhängig vom individuellen Risikoprofil – **anzustrebende Zielwert**e. Dabei ist das Verhältnis von LDL- zum HDL-Cholesterin von größerer Bedeutung als der Gesamtcholesterinwert. Sie erinnern sich: Der LDL-Anteil sollte so niedrig wie möglich liegen, der HDL-Anteil hingegen sollte möglichst hoch sein!

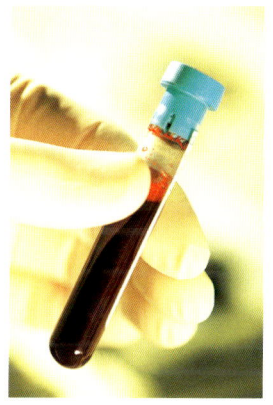

ACHTUNG

Wir können bei Cholesterinwerten nicht von Normalwerten, sondern – in Abhängigkeit anderer Risikofaktoren – von erstrebenswerten Bereichen sprechen. Leider ist dieses Wissen noch nicht allgemein verbreitet.

Cholesterin – ein Fett im Visier

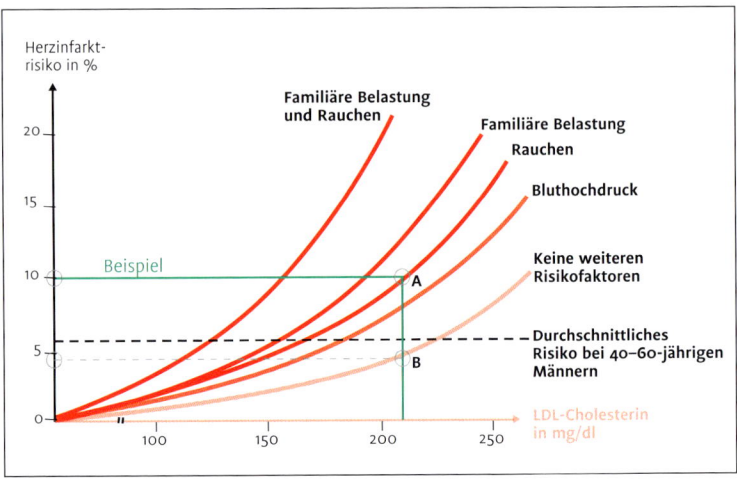

Herzinfarktrisiko in Abhängigkeit von LDL-Cholesterin und anderen Faktoren. Je mehr zusätzliche Risikofaktoren zu erhöhten LDL-Werten dazukommen, umso mehr steigt das Risiko einer Gefäßkrankheit (GRIPS-Studie). **Beispiel:** Bei einem LDL-Wert von 210 mg/dl und einem zusätzlichen Risikofaktor wie Rauchen steigt das Herzinfarktrisiko auf über zehn Prozent (A). Ohne das Rauchen ist das Risiko nur halb so groß (B).

Das LDL-HDL-Verhältnis – eine verhängnisvolle Affäre?

Um abzuschätzen, ob ein gesunder Mensch – unabhängig von anderen Faktoren – durch sein Cholesterin gefährdet ist, hat es sich als vorteilhaft erwiesen, das Verhältnis zwischen lausigem und hilfreichem Cholesterin, also von →LDL zu HDL, zu bestimmen. **Je mehr dieses Verhältnis gegen 1 geht, also je kleiner der errechnete Quotient ist, umso mehr sind Ihre Gefäße geschützt.** Ab einem Verhältnis **über 2,5** (Beispiel: LDL125/HDL 50 = 2,5) gehen die Ärzte allgemein von einem **zunehmenden Gefäßrisiko** aus – natürlich immer in Abhängigkeit von den anderen oben angesprochenen Faktoren.

Die Untersuchung der Blutfette: Wann und wie oft?

Bei der ersten Untersuchung wird Ihr Arzt sowohl Ihren Gesamt-cholesterinwert als auch den LDL- und HDL-Anteil sowie die Tri-glyzeridwerte und, in besonderen Fällen, das →**Lipoprotein (a)** bestimmen lassen. Bei allen weiteren Untersuchungen reicht es in der Regel aus, nur noch das LDL-Cholesterin festzustellen, da es den Nachschub für die Gefäßablagerungen darstellt und sich der HDL-Wert nur bedingt beeinflussen lässt.

Um die erfolgreiche Wirkung Ihrer Ernährungsumstellung und/oder der cholesterinsenkenden Medikamente zu überprüfen, ist eine Kontrolle frühestens nach drei Wochen sinnvoll. Diese Kon-trolle sollte dann so oft wiederholt werden, bis Sie den für Sie an-zustrebenden Wert erreicht haben. Sie sollten dabei nie ein ein-zelnes Ergebnis überbewerten. Auch in guten Labors ist eine Schwankungsbreite bis fünf Prozent unvermeidlich (ist der tat-sächliche Wert 200 mg/dl, kann er demnach auch als 190 oder auch als 210 mg/dl gemessen werden).

Wenn Sie Ihren Zielwert erreicht haben, können Sie die Kontrollab-stände immer weiter vergrößern. **Für einen Gefäßpatienten sollte aber mindestens jedes halbe Jahr eine aktuelle Bestimmung der verschiedenen Blutfettwerte erfolgen.** In Zeiten eines budgetierten Gesundheitswesens werden Sie dabei aus Kostengründen nicht von allen Seiten Unterstützung erfahren. Sie möchten aber Ihre Gefäße gesund erhalten bzw. deren Zustand verbessern und werden des-halb auch einen Weg finden, dieses Ziel zu erreichen.

Alle →**Cholesterin-Kontrollen** haben aber nur dann einen Sinn, wenn sie auch tatsächlich eine Lebensstiländerung und – bei Bedarf – eine medikamentöse Behandlung in Gang setzen. Erst dann kön-nen diese Kontrollen als Bestätigung Ihrer Bemühungen dienen.

Lipoprotein (a)

Die Konzentration des Lipoprotein (a), einer der vielen Untergruppen der Lipoproteine im Blut, ist erblich festge-legt. Es lässt sich leider weder über die Ernäh-rung, noch über körper-liche Aktivität noch über blutfettsenkende Medi-kamente beeinflussen. Die Bestimmung dieser Fraktion ist dann sinn-voll und erklärend, wenn es zu einem Herzinfarkt kommt, ohne dass »klassische« Risikofaktoren vorliegen.

Cholesterin-Selbstkontrolle

Inzwischen können Sie in der Apotheke einen einfach zu handha-benden Einmaltest vor-nehmen lassen, der zwar nur Ihren Gesamtcholes-terinspiegel bestimmt, doch er kann erster An-haltspunkt sein für wei-tere Untersuchungen bei Ihrem Arzt.

Cholesterin – ein Fett im Visier

In der REVERSAL-Studie (2003) zeigte sich, dass es erst bei hohen Dosen von CSE-Hemmern (s. Seite 81) zu keinen weiteren Ablagerungen in den Gefäßen kam. Bei mittleren Dosen jedoch nahmen die Verengungen weiter zu, obwohl das LDL unter 100 mg/dl gesenkt worden war.

Der LDL-Cholesterin-Zielwert: Je niedriger, umso besser!

Seit Jahren gilt es für Gefäßpatienten als ausreichend, einen **LDL-Cholesterin-Wert unter 100 mg/dl** zu erreichen. Neuere Untersuchungen zeigen jedoch einen zusätzlichen Nutzen bei weiterer Absenkung **unter 70 mg/dl**! Wenn Sie dieses Ziel aber nur mit maximalen Dosen von Cholesterinsenkern erreichen können, nehmen möglicherweise die Nebenwirkungen unverhältnismäßig zu. So nahm bei einem Vergleich zweier Dosen (10 mg Atorvastatin im Vergleich zu 80 mg) die Herzinfarktrate weiter ab, aber leider nicht die Gesamtsterblichkeit.

Die Schwankungen des Cholesterinwerts durch äußere Einflüsse

Durch schwere Krankheiten wie z. B. eine Krebserkrankung, einen Herzinfarkt, aber auch durch eine Bypassoperation sinken die Cholesterinwerte zunächst unterschiedlich stark ab. Erst nach Wochen bzw. Monaten erreichen sie allmählich wieder ihren normalen Ausgangswert. Dieser Umstand wird häufig in Patienteninformationen nicht berücksichtigt, sodass dem Betroffenen dann oft Zweifel an den Laborergebnissen kommen, zumal wenn in der Akutklinik ein eher durchschnittlicher Wert gemessen wurde. Gerade auch deshalb ist am Anfang einer jeden Untersuchung eine engmaschige Kontrolle erforderlich.

Hohe Triglyzeride – gefährlich für das Herz?

Triglyzeride (»Kleines Einmaleins der Ernährung« ab Seite 93 und Abb. Seite 98) werden die durch einen Alkohol verbundenen Fettsäuren genannt, die der Körper in erster Linie als Brennstoff nutzt.

Welche Bedeutung haben diese Neutralfette im Blut für die Entstehung von Gefäßablagerungen? Zur Beantwortung dieser Frage müssen wir unterscheiden zwischen den Triglyzeriden im Blut und jenen, die wir über die Nahrung zu uns führen.

Bei den Blut-Triglyzeridwerten gilt als allgemeine Richtlinie, dass sie unter 200 mg/dl, besser noch **unter 150 mg** liegen sollten. Inwieweit erhöhte Triglyzeridspiegel das Infarktrisiko erhöhen, wird von der Wissenschaft noch widersprüchlich beurteilt. Erhöhte Triglyzeridspiegel sind jedoch meist Signale für komplexe Stoffwechselstörungen, wie z. B. das → **Metabolische Syndrom** oder den Diabetes mellitus. Gerade für Diabetiker gilt deshalb ein strengerer Triglyzerid-Zielwert, nämlich < 150 mg/dl, da bei ihnen erhöhte Werte als eigenständiger Risikofaktor für den Herzinfarkt gelten.

Bei den Nahrungstriglyzeriden ist die Unterscheidung in gesättigte, einfach ungesättigte und mehrfach ungesättigte Fettsäuren (s. auch Seite 99) von Bedeutung. Nimmt der Mensch überwiegend gesättigte Fettsäuren aus tierischen Fetten zu sich, ist er dem Risiko einer deutlich erhöhten Herzinfarktrate ausgesetzt. Dazu aber mehr ab Seite 100.

Zielwerte für Patienten mit Gefäßerkrankungen, um einem (erneuten) Infarkt vorzubeugen:

→ LDL-CHOLESTERIN   unter 100 mg/dl

→ HDL-CHOLESTERIN   über   40 mg/dl

→ TRIGLYZERIDE   unter 150 mg/dl

Metabolisches Syndrom

Sehr häufig tritt die Zuckerkrankheit (Typ-2-Diabetes) zusammen mit verschiedenen anderen Krankheiten oder Störungen auf. Diabetes, Fettstoffwechselstörungen, Bluthochdruck und Übergewicht bilden ein gefährliches Quartett, das das Risiko für Herz-Kreislauf-Krankheiten um ein Vielfaches erhöht.

ACHTUNG

Bei Hochrisikopatienten, insbesondere bei Diabetes mellitus, sollte der LDL-Wert aber unter 70 mg/dl liegen.

Cholesterinsenkung durch Medikamente

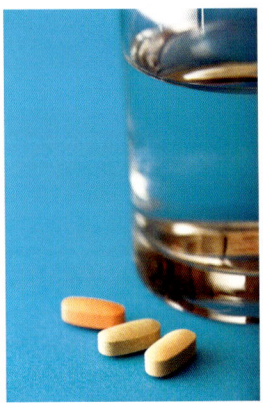

Der Nutzen der LDL-Cholesterin-Senkung für die Vermeidung und Behandlung der Herz-Kreislauf-Erkrankungen ist von einer Fülle von Studien ausreichend bewiesen worden. Sie werden sich nun vielleicht fragen, ob es nicht naheliegend wäre, zunächst einmal den Cholesterinwert im Blut durch eine deutliche Einschränkung des **Cholesterinverzehrs** zu senken, also eine streng cholesterinarme Diät auszuprobieren. Der Haken dabei ist – wie Sie schon erfahren haben –, dass bei verminderter Cholesterinaufnahme im Darm zum Ausgleich meist mehr Cholesterin in der Leber hergestellt wird.

Zur Erinnerung: Nur etwa 25 bis 35 Prozent des Cholesterins im Blut stammen aus der Nahrung, der Rest ausschließlich aus der Leber. Diesem Umstand ist es zu verdanken, dass **trotz strenger Nahrungscholesterin-Einsparung** der Cholesterinwert im Blut nur **bedingt gesenkt** werden kann (nämlich nur um 10 bis 15 Prozent; mehr ist in der Regel nicht drin!). Darüber hinaus ist eine negative und äußerst wichtige Begleiterscheinung dringend zu beachten: Wenn Sie insgesamt **deutlich weniger Fett** zu sich nehmen, also eine **extrem fettarme Diät** einhalten, können Sie zwar eine Senkung des Gesamt- wie auch des LDL-Cholesterins erreichen. Leider kommt es dabei aber auch zu einem **Abfall des guten HDL**! Und damit ist der Nutzen wahrscheinlich deutlich geringer, als zu erwarten wäre. Unter Alltagsbedingungen werden **sehr fettarme** Diäten meist sowieso nicht lange durchgehalten. Warum eine Ernährungsumstellung trotzdem sinnvoll ist und wie das Ganze in die Praxis umgesetzt werden kann – das ist ein besonderes Anliegen dieses Buches und Grundlage unserer Rezepte im Kochbuchteil.

ACHTUNG

Extrem fettarme Diäten senken auch das gute HDL!

Auch wenn eine fettmodifizierte und cholesterinarme Ernährung die Basis aller Maßnahmen ist, **kommen Sie in der Praxis, insbesondere bei bereits nachgewiesenen Gefäßveränderungen, ohne Medikamente nicht aus**. Dazu die nachfolgende Studie.

4 S – eine Studie, die die Cholesterinwelt verändert hat

Die nordeuropäischen Länder und dabei insbesondere Finnland haben weltweit die höchste Erkrankungs- und Sterberate an Herzinfarkten. Das liegt neben genetischen Faktoren u. a. am zu hohen Fettverzehr ihrer Einwohner. Durch umfassende Aufklärungs- und Vorbeugeprogramme konnte die Erkrankungsrate in den letzten Jahren deutlich gesenkt werden.

Im Rahmen dieser Aktivitäten wurde Ende der 80er und Anfang der 90er Jahre in den vier skandinavischen Ländern mit 4 444 Herzinfarkt-Patients eine der aussagekräftigsten Studien auf diesem Gebiet durchgeführt – die skandinavische Simvastatin-Studie *(Scandinavian Simvastatin Survival Study)* oder 4-**S-Studie**.

Die Hälfte der Teilnehmer erhielt ein Medikament, das einige Jahre zuvor in Amerika entwickelt worden war: **Simvastatin**, ein so genannter *CSE-Hemmer* (**C**holesterol-**S**ynthese-**E**nzym-Hemmer), der die Neuproduktion des Cholesterins in der Leber hemmt. Die Studie musste im Übrigen nach ca. sechs Jahren von der zuständigen Ethikkommission abgebrochen werden, weil die Überlebensrate in der Simvastatin-Gruppe im Vergleich zur Kontrollgruppe, in der die Patienten nur ein Scheinmedikament, ein Placebo, erhielten, um insgesamt 30 Prozent höher war.

Die 4-S-Studie gilt als Meilenstein in der Kardiologie.

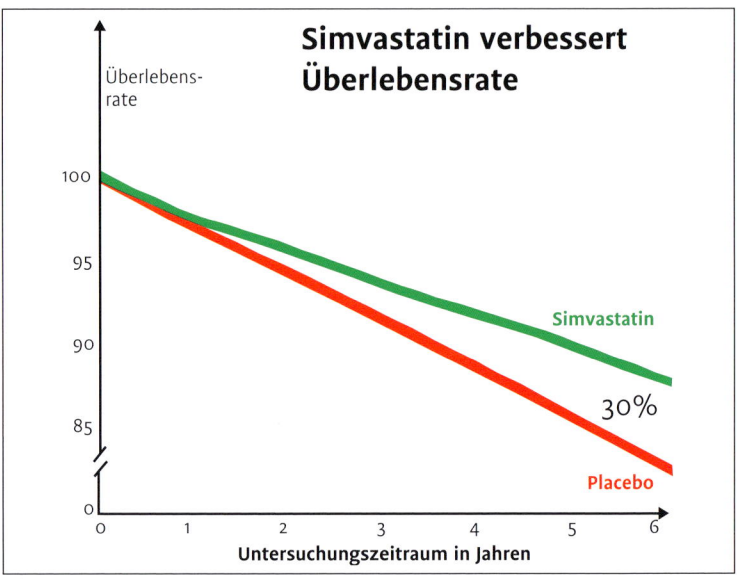

4-s-Studie. Die Studienpatienten, die über einen längeren Zeitraum Simvasta-tin einnahmen, zeigten eine um 30 Prozent geringere Sterberate als diejenigen, die nur ein Scheinmedikament (Placebo) bekamen.

Die 4-S-Studie konnte durch zahlreiche weitere Untersuchungen bestätigt werden. Durch höhere Medikamentendosen bzw. neuere Präparate konnte der Behandlungserfolg sogar noch gesteigert werden.

Praktische Konsequenzen aus der Studie

Anhand des Verlaufs in der Kontrollgruppe (also in der Placebo-gruppe), die »nur« nach bisherigen Therapieleitlinien behandelt wurde, können Sie sehr gut erkennen, wie der »normale« Verlauf nach einem Herzinfarkt bisher aussah (s. Abb. oben).

Von 100 Patienten erlitten 21 innerhalb der ersten sechs Jahre nach Infarkt einen erneuten Infarkt. 19 mussten sich einer Bypass-Operation unterziehen und immerhin neun verstarben in dieser Zeit. Diese Zahlen sind für Sie als Betroffene wahrscheinlich schockierend, insbesondere dann, wenn Sie im Rahmen einer Anschlussheilbehandlung einiges für sich verbessert haben und vielleicht durch den regelmäßigen Besuch einer ambulanten Herzgruppe das Gefühl entwickeln, dass Sie bereits sehr viel für Ihr Herz tun. Die gute Nachricht ist aber, dass Sie **durch eine Cholesterinsenkung mit den neuen CSE-Hemmern** 30 Prozent oder – falls Sie Diabetiker sind – sogar 50 Prozent der genannten »Herzereignisse« verhindern können.

Für die Gesundung wie auch Gesunderhaltung Ihrer Gefäße ist es äußerst wichtig, dass Sie verstehen, dass Gefäßveränderungen in der Regel ein Prozess sind, der das gesamte System des arteriellen Gefäßnetzes betrifft. Bleiben die Risikofaktoren bestehen, schreitet dieser Prozess unverändert voran. Daran ändert auch eine Bypass-Operation oder eine → PTCA, also eine Koronargefäßaufdehnung durch einen Ballonkatheter, nichts. Um auf unser Straßenmodell zurückzukommen: Eine Bypass-Operation ist nichts anderes als der Bau einer Umleitungsstrecke an den Stellen mit den tiefsten Schlaglöchern.

Wenn Sie jedoch weiter mit Schwertransportern über die Umleitungsstraße und das restliche Straßennetz donnern, schreitet der Zerstörungsprozess bei beiden voran. Wie Sie aus der Abbildung auf S. 82 ersehen, können Sie durch eine konsequente LDL-Cholesterin-Senkung den Erhalt Ihrer Gefäße dramatisch beeinflussen. Seit dieser Untersuchung gilt es als »Kunstfehler«, wenn Herzpatienten kein CSE-Hemmer empfohlen wird.

PTCA und Stent

Die Ballondilatation eines Herzkranzgefäßes wird auch **PTCA** (lat. *perkutane transluminale Coronarangioplastie*) genannt: Über die Leiste wird ein Katheter in die Aorta bis zum Herzen und in das entsprechende Gefäß geschoben. Das Ganze geschieht unter Durchleuchtung mit einem Kontrastmittel, um das Gefäß und seine Verengung sichtbar zu machen. Danach wird mithilfe des an der Spitze des Katheters befindlichen Ballons die Dilatation (s. Seite 26) vorgenommen. Zur Stabilisierung wird dabei meistens eine kleine »Maschendraht«prothese (Stent) eingelegt.

Cholesterin – ein Fett im Visier

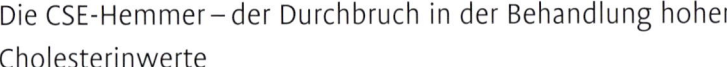

Die CSE-Hemmer – der Durchbruch in der Behandlung hoher Cholesterinwerte

Statine

Viele Namen für ein und dieselbe Gruppe der Cholesterin-Synthese-Enzym-Hemmer: *HMG-CoA-Reduktasehemmer* oder kurz *CSE-Hemmer* oder ganz einfach **Statine**, da alle Wirkstoffnamen mit der Endsilbe »-statin« enden.

Die neuen cholesterinsenkenden Medikamente stehen seit etwa 15 Jahren zur Verfügung. Ihr Erfolg ist darauf zurückzuführen, dass sie verlässlich die Eigenproduktion des Cholesterins in der Leber mit wenig Nebenwirkungen hemmen. Sie können davon ausgehen, dass die verschiedenen CSE-Hemmer (auch → **Statine** genannt), die wir für Sie in der Tabelle unten vorstellen, qualitativ weitgehend gleich sind und alle ähnlich wirken.

Das Entscheidende ist, dass Sie mit Ihrem »persönlichen« Medikament Ihren angestrebten Zielwert erreichen. Sollte der Wert nicht ausreichend gesenkt worden sein, dann wird Ihr Arzt versuchsweise eine Umstellung auf das etwas stärker senkende Atorvastatin oder das Simvastatin vornehmen, von dem die meisten gesicherten Untersuchungsdaten vorliegen. In der Tabelle sind die in Deutschland erhältlichen Statine alphabetisch vorgestellt. Inzwischen sind auch entsprechende preiswertere Präparate mit dem-

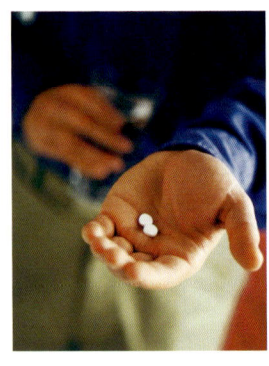

Cholesterin-Synthese-Enzym-Hemmer	Stand: Januar 2011
Wirkstoff	**Handelsname**
Atorvastatin	Sortis®
Fluvastatin	Fluvastatin …® Cranoc®, Locol®
Lovastatin	Lovastatin …® Mevinacor®
Pravastatin*	Pravasin®
Rosuvastatin	Crestor®
Simvastatin*	Simva …®, Simvastatin …® Zocor®

* Generika (kostengünstigere Nachfolgepräparate mit gesicherter Qualität) derzeit vorhanden

selben Wirkstoff (so genannte *Generika*) auf dem Markt. Sie sind mit einem Sternchen gekennzeichnet.

Nur bei wenigen Patienten, insbesondere bei Menschen mit angeborenen Fettstoffwechselstörungen (familiäre Hypercholesterinämie, s. Seite 73), können die Zielwerte ausschließlich mit einer Blutwäsche *(Plasmapherese)* erreicht werden, bei der – ähnlich einer Dialyse – das Blut gereinigt und damit von zu vielen Cholesterintransportern befreit wird.

Mit welchen Nebenwirkungen müssen Sie rechnen?
Die CSE-Hemmer sind eine der bestuntersuchten Medikamentengruppen, da sie weltweit mit am häufigsten verordnet werden. Das geringe Nebenwirkungsrisiko steht dabei in keinem Verhältnis zum großen Nutzen dieser Arzneimittel. In seltenen Fällen, insbesondere bei einer vorgeschädigten Leber, kann es zu einem Anstieg der Leberenzyme kommen. Da aber – wie gesagt – der Nutzen der Medikamente am Herzen sehr groß ist, wird sogar ein Anstieg der Leberwerte bis zum dreifachen Normwert in Kauf genommen. Ebenfalls kann es gelegentlich zu einem diffusen Muskelschmerz kommen, der aber, nachdem die Dosis reduziert worden ist, meist erträglich ist. Derartige Schmerzen müssen in jedem Fall durch den behandelnden Arzt mithilfe einer Muskelenzymbestimmung (*Creatinkinase*/CK = ein spezieller Blutwert) weiter abgeklärt werden.

Der Fall Cerivastatin (»Lipobay®«)
Aufgrund der gut 15-jährigen Erfahrung, die man mit der Anwendung von CSE-Hemmern gemacht hatte, erschien diese Substanzgruppe als weitestgehend sicher, sodass immer mehr verordnende Ärzte die regelmäßige Überprüfung bestimmter Blutwerte vernachlässigt haben. Gerade diese Versäumnisse bei der Überwa-

ACHTUNG

Während einer CSE-Hemmer-Behandlung sollten Sie keinen Grapefruitsaft trinken. Er verstärkt nicht nur Wirkung, sondern auch unerwünschte Nebenwirkungen des Medikaments.

Cholesterin – ein Fett im Visier

»Wunderwaffe« CSE-Hemmer

Zwei große Studien mit den schönen Namen Texcap/Afscap haben ergeben, dass die Sterblichkeit nicht nur bei Patienten mit einer koronaren Herzerkrankung, sondern bereits bei Personen mit einem gering erhöhten Gefäßrisiko durch CSE-Hemmer deutlich gesenkt werden kann. Darüber hinaus wurde in der ASCOT-Studie gezeigt, dass sogar Hochdruckpatienten mit nur gering erhöhten Cholesterinwerten (jedoch 3 zusätzlichen Gefäßrisikofaktoren) von einer CSE-Hemmer-Behandlung (Atorvastatin) profitieren: Die Schlaganfall- und Herzinfarkthäufigkeit konnte ebenfalls beträchtlich verringert werden.

chung von Nebenwirkungen sind jedoch der im Jahr 1997 (bzw. 2000 in den USA) auf dem Markt erschienenen Substanz *Cerivastatin* zum Verhängnis geworden. Lipobay® galt bis dahin aufgrund seiner reduzierten Wirkstoffmenge und seiner speziellen Stoffwechselwege als besonders vorteilhaft. Dadurch sind die in einigen Fällen doch aufgetretenen Nebenwirkungen, vor allem aber Wechselwirkungen mit anderen Arzneimitteln nicht rechtzeitig erkannt worden. Letztere konnten unter Umständen dann zu teilweise lebensbedrohlichen Folgen wie Muskelzerfall führen. Das Präparat musste deshalb vom Markt genommen werden.

Glücklicherweise sind die anderen Statine von den beschriebenen Nebenwirkungen so gut wie nicht betroffen. Abschließend sei noch einmal beruhigend versichert, dass CSE-Hemmer für die meisten Patienten sicher und sehr wirksam sind. Von allen verordneten Medikamenten haben sie mit das günstigste Nutzen-Risiko-Verhältnis. Dieser Vorteil wurde noch einmal im November 2001 im Rahmen einer englischen Studie mit 20 000 Patienten bestätigt.

CSE-Hemmer auch zur Schlaganfall- und PAVK-Prophylaxe?
Verengte Halsschlagadern und ein erhöhter Blutdruck führen häufig zum Schlaganfall (s. Seite 56). Früher galt vor allem die Blutdrucksenkung als erste Maßnahme gegen das Risiko – weniger die Cholesterinsenkung. Anhand der bereits auf Seite 81 erwähnten 4-S-Studie wurde jedoch nachgewiesen, dass die neueren blutfettsenkenden Medikamente über einen entzündungshemmenden Begleiteffekt auch das Schlaganfallrisiko deutlich senken können (nämlich um ca. 30 Prozent). Im Gegensatz zu den Herzkranzgefäßen ist der Nutzen hier jedoch erst nach einigen Jahren nachweisbar. Ein ähnlich günstiges Ergebnis ließ sich übrigens auch bei verengten Beinarterien, der peripheren arteriellen Verschlusskrankheit (PAVK) oder »Schaufensterkrankheit« (s. Seite 57), nachweisen.

Andere lipidsenkende Medikamente

Sollte eine Fortführung der medikamentösen Behandlung mit CSE-Hemmern nicht möglich sein, steht dem Arzt und somit auch Ihnen noch eine Reihe von Medikamenten zur Verfügung, die ebenfalls den Cholesterinspiegel (in bestimmten Fällen auch die Triglyzeridwerte) senken. Folgende Wirkstoffgruppen sind zu unterscheiden: *CETP-Hemmer, Fibrate, Nikotinsäure und Cholesterin-Wiederaufnahme-Hemmer.*

Als Ionen-Austauscher-Harze werden die Substanzen Cholestyramin und Colestipol eingesetzt. Da diese Substanzen einige Zeit vor dem Essen in Wasser aufgelöst eingenommen werden müssen, spielen sie heute keine wesentliche Rolle mehr.

Auf der amerikanischen Kardiologietagung im November 2010 zeigten Studien mit einem neuen **CETP- Hemmer** beeindruckende Ergebnisse: Verdopplung der HDL-Werte, Halbierung der LDL-Werte. Die Zulassung in Deutschland ist noch nicht absehbar. CETP steht für CholesterinEster-TransferinProtein, das den Aufbau von HDL und Abbau von LDL beeinflusst.

Wenn sich nicht, wie bei einem Vorgänger, wesentliche Nebenwirkungen ergeben, könnte dieses Medikament die Cholesterintherapie deutlich verbessern.

Daneben gibt es noch die Gruppe der **Fibrate**, die zwar die Cholesterin- und Triglyzeridwerte erfolgreich senken, aber leider kaum einen günstigen Effekt auf die Gesamtsterblichkeit haben und deshalb nur in Ausnahmefällen verordnet werden.

Die **Nikotinsäure** gehört zur Gruppe der B-Vitamine. Nikotinsäure-Präparate senken die Triglyzeride und moderat den LDL-Spiegel. Die bisherigen Präparate haben durch eine Erweiterung

INFO

Wer sollte CSE-Hemmer nehmen?

Alle Patienten
– mit Gefäßablagerungen,
– mit Gefäßverengungen (Stenosen),
– nach Herzinfarkt,
– nach Ballondilatation oder Stent,
– nach Bypass-Op,
– mit Diabetes mellitus,
– mit erhöhtem Risiko (Risiko > 20; s. Seite 24).

Diese Empfehlung gilt zunächst unabhängig vom Cholesterinwert, ist aber insbesondere bei einem hohen LDL-HDL-Verhältnis wichtig! Bei Diabetikern mit niedrigem HDL könnten möglicherweise die neuen Nikotinsäure-Präparate vorteilhafter sein. Vergleichende Studien stehen noch aus.

Cholesterin – ein Fett im Visier

INFO

Das neue Nikotinsäure-Präparat wird mit einer niedrigen Dosis gestartet. Ihr Arzt erhöht dann Ihre Dosis in wöchentlichen Abständen.

der Blutgefäße im Gesicht und Halsbereich zu einem Flush geführt, also einem roten, heißen Gesicht mit Kribbeln. Durch ein neu entwickeltes und ab Ende 2008 in Deutschland erhältliches Kombinationsmedikament mit Laropiprant kann diese unangenehme Nebenwirkung zum großen Teil verhindert werden. Damit wird die Nikotinsäure zunehmend an Bedeutung gewinnen, insbesondere bei Diabetikern mit niedrigen HDL-Cholesterin- und hohen Triglyzeridwerten.

Seit einigen Jahren steht außerdem ein **Cholesterin-Wiederaufnahme-Hemmer** namens *Ezetimib* zur Verfügung. Der Wirkstoff hemmt in den Darmzellen die Aufnahme von Nahrungscholesterin sowie die Wiederaufnahme von jenem Cholesterin, das mit Gallensaft in den Darm ausgeschüttet wird. Nachdem dieses Medikament in Kombination mit einem Statin (CSE-Hemmer) einen großen Marktanteil erworben hat, ergaben neue Untersuchungen trotz einer Senkung des Cholesterins keinen Anhalt für einen Schutz vor einem Voranschreiten der Arteriosklerose. Die Veröffentlichung dieser Untersuchung führte innerhalb weniger Stunden zu einem zweistelligen Milliardenverlust der Herstellerfirma. Endgültige Aussagen zu dem Nutzen der Substanz sind wahrscheinlich erst nach der Veröffentlichung weiterer Studien im Jahre 2011 möglich.

Ist auch eine medikamentöse Senkung speziell der Triglyzeride sinnvoll?

Nur bei sehr hohen Triglyzeridwerten ist zur Vermeidung einer Bauchspeicheldrüsenentzündung eine medikamentöse Hilfe sinnvoll. Vor allem wenn gleichzeitig ein niedriger HDL-Wert vorliegt, ist eine Behandlung mit **Fibraten** vorteilhaft. Ansonsten sind eine Gewichtsreduktion (vor allem weniger Alkohol!) und eine vermehrte

Zufuhr von Omega-3-Fettsäuren, z. B. aus bestimmten Fischarten, die Mittel der ersten Wahl. Mehr zur Ernährung ab Seite 91.

Medikamente plus Lebensstiländerung – die erfolgreichste Strategie

Früher empfahlen wir den meisten Patienten, die Cholesterinsenkung zuerst mit einer Ernährungsumstellung zu versuchen und erst nach ungefähr drei bis sechs Monaten – bei Bedarf – die medikamentöse Behandlung anzuschließen. Dieses Vorgehen zeigte leider meist enttäuschende Ergebnisse. Die Betroffenen kamen überdies zu der Auffassung, dass ihr Gesundheitsproblem so schlimm nicht sein könne, da es ja über die Ernährung zu lösen sei. Darüber schliefen meist alle weiteren Aktivitäten ein. Selbst in Studien, in denen die Teilnehmer nach einer sehr intensiven und aufwändigen Schulung anfangs gute Erfolge erzielten, waren die langfristigen Ergebnisse in Hinblick auf die Cholesterinsenkung enttäuschend.

Bestärkt durch neuere Untersuchungen verordnen wir nun Patienten mit bereits nachgewiesenen Gefäßveränderungen oder mit einem dafür deutlich erhöhten Risiko (wie z. B. familiärer Belastung oder Diabetes) sofort und konsequent ein blutfettsenkendes Medikament. Gleichzeitig können wir sie aber dazu motivieren, **die anderen 4 Säulen unseres Programms in die Tat umzusetzen: Denn nur so lässt sich langfristig ein Teil der Medikamente wieder einsparen.**

Bereits nach zwei bis drei Monaten können Sie allein durch Änderung Ihres Lebensstils eine Cholesterinsenkung herbeiführen – und das bietet Ihnen die Chance, die Dosis Ihrer Medikamente wieder zu verringern.

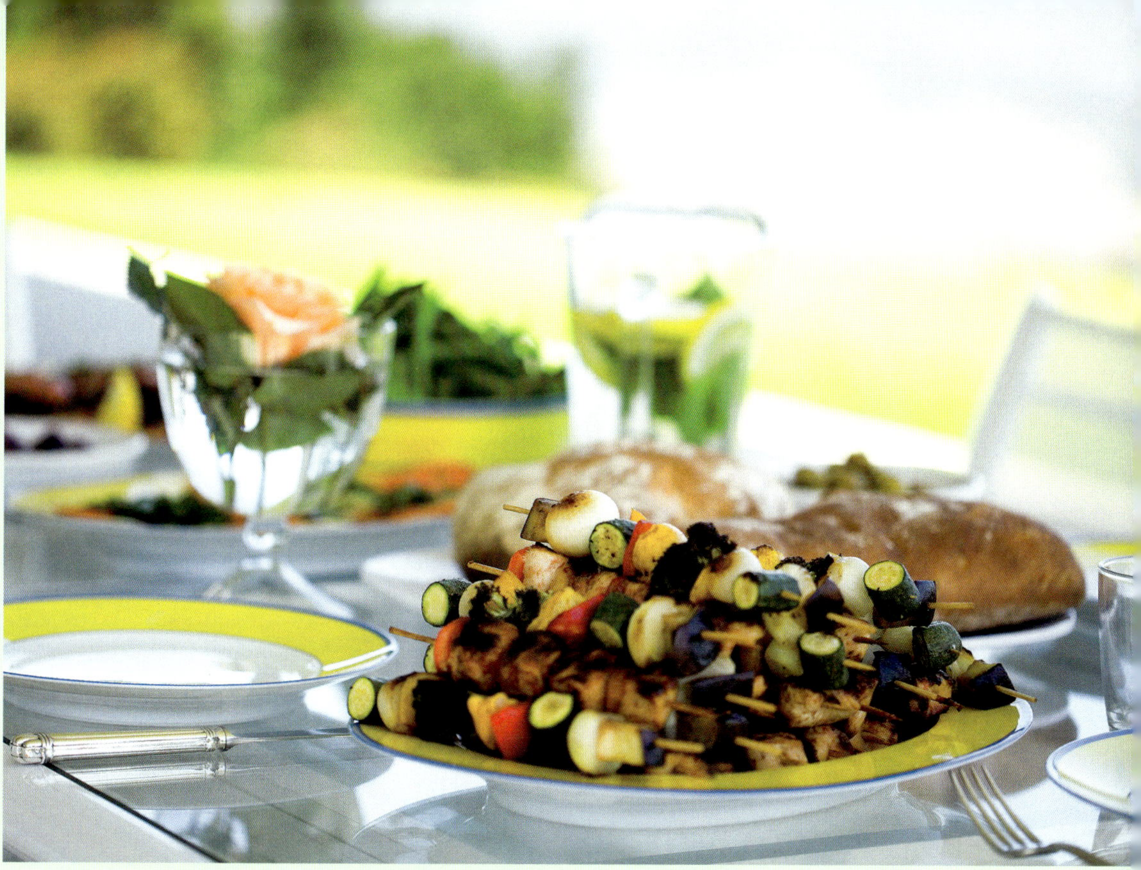

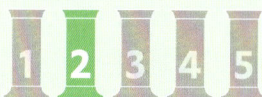

Nach den etwas nüchternen und streckenweise auch komplizierten Fakten über das Cholesterin kommen wir nun zu den schönen Dingen des Lebens und gleichzeitig zur 2. Säule unseres Programms: zur Ernährung nach mediterraner Art. Wie Sie in unserem großen Rezeptteil sehen werden, kann diese Ernährungsweise – der Abwechslung halber – durch vegetarische oder indische Rezepte bereichert werden. Um es noch einmal zu betonen: Das Essen gehört zu den angenehmsten Dingen im Leben und soll es auch in Zukunft für Sie bleiben. Dass die richtige Kost aber sogar einen therapeutischen Effekt auf Ihre Gefäße ausüben kann, wollen wir Ihnen im Anschluss zeigen.

Gefäß- freundlich ernähren: Die mediterrane Kost

Gefäßfreundlich ernähren: Die mediterrane Kost

Was Wissenschaftler inzwischen über die Zusammenhänge zwischen Ernährung und krankhaften Vorgängen an den Gefäßen herausgefunden haben, sollten Sie sich nicht entgehen lassen.

Dieses als »**Mittelmeerküche**«, »**mediterrane Kost**« oder »**Kretadiät**« bezeichnete Ernährungsprinzip, für das wir Sie gewinnen wollen,

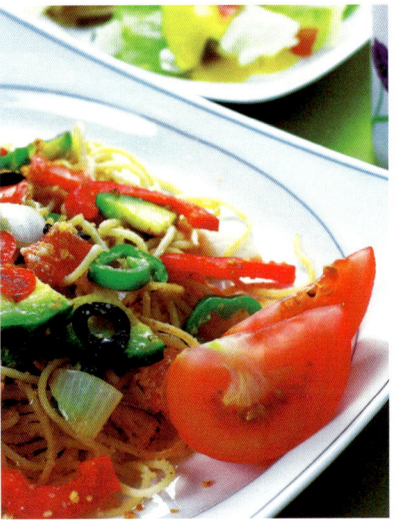

greift sehr viel komplexer in die Entstehung von Gefäßablagerungen ein, als es eine ausschließlich cholesterinarme Diät tun würde: D. h. das Hauptaugenmerk bei der Ernährungsumstellung gilt nicht nur der LDL-Cholesterin-Senkung (denn die ist in Kombination mit einer medikamentösen Behandlung langfristig besser zu erreichen), sondern auch vielen anderen Vorgängen an der Gefäßwand und im Blut. Es geht also nicht nur darum, einen Großteil der tierischen Fette vom Speisezettel zu streichen. Es ist vielmehr ausschlaggebend, was Sie stattdessen essen. **Im richtigen Verhältnis der zahlreichen Nahrungsbestandteile zueinander liegt das Geheimnis.**

Wir wissen heute, dass die so genannte mediterrane Küche (hier verstanden als ein **Ernährungsprinzip**, dem beispielsweise auch die vegetarische oder asiatische – insbesondere die indische – Küche folgen) nicht nur die Blutfette günstig beeinflusst, sondern ebenfalls die Funktion des Endothels verbessert und die Blutgerinnungsneigung vermindert.

Die Schlüsselbegriffe dieser Ernährungsweise sind »**fettmodifizierte Kost**« sowie »**Obst und Gemüse**«. Sie nehmen wertvolle Vitamine und Pflanzenstoffe und insgesamt vorteilhaftere Fette zu
sich. Doch lassen Sie uns Schritt für Schritt vorgehen.

Fettmodifiziert heißt
nicht völlig fettfrei: Sie
können zwar Fette ver-
zehren, aber möglichst
die »richtigen«.

Das kleine Einmaleins der Ernährung

Damit Sie verstehen, warum Sie Ihren Salat am besten mit Olivenöl anmachen, warum Sie einen Seefisch jedem Schweineschnitzel
vorziehen sollten und warum der »tägliche Apfel den Arzt erspart«
(ganz nach dem Motto: »An apple a day keeps the doctor away«),
zunächst das kleine Einmaleins der Ernährung. Denn ganz ohne
Theorie geht es auch hier nicht.

Hauptbestandteile unserer Nahrung sind die Makronährstoffe
→ **Kohlenhydrate, Eiweiß (Proteine) und Fett (Lipide)**. Sie versorgen den menschlichen Organismus mit Energie und lebensnotwendigen Stoffen zum Aufbau und Erhalt der Körpersubstanz. Je
nach Alter, Geschlecht und täglichem Kalorienverbrauch (Leistungsumsatz) benötigt der Mensch verschiedene Mengen davon
(s. Seite 132). Doch Fett ist nicht gleich Fett, Kohlenhydrate nicht
gleich Kohlenhydrate. Wie wichtig es ist, genauer zu differenzie-
ren, zeigt Ihnen das nun folgende Kapitel.

**Die 3 Hauptnähr-
stoffe und ihr
Energiegehalt:**

1 g Kohlenhydrate = 4 kcal
1 g Eiweiß = 4 kcal
1 g Fett = 9 kcal

zum Vergleich:
1 g Alkohol = 7 kcal

Kohlenhydrate – manche sind wertvoll, manche nicht

Mengenmäßig wichtigster Nährstoff sind die Kohlenhydrate. Sie
dienen dem Körper als »Brennstoff« zur Energiegewinnung und
sollten mehr als 50 Prozent Ihrer täglichen Gesamtenergiezufuhr,
also Ihrer Kaloriengesamtmenge am Tag, ausmachen. Doch Vorsicht: Auch hier sind die »ungünstigen« von den »guten« zu unterscheiden. Vorteilhafte Kohlenhydrate enthalten **Stärke und Bal-**

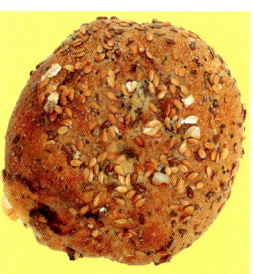

Energiegehalt
Kohlenhydrate
1 Gramm = 4 kcal

Gefäßfreundlich ernähren: Die mediterrane Kost

Glykämischer Index – Glykämische Last

Der Glykämische Index **(GI)**, wichtiger Parameter in der Diabetesernährung, beschreibt die Wirkung eines kohlenhydrathaltigen Lebensmittels auf den Blutzuckerspiegel. Als Bezugsgröße wurde dabei der Traubenzucker gewählt – er hat den Wert 100 %. Ballaststofffreie Kohlenhydrate lassen hingegen den Blutzucker und damit das Insulin viel geringer und langsamer ansteigen. Sie haben einen niedrigen glykämischen Index. Die Glykämische Last **(GL)** berücksichtigt neben Art der Kohlenhydrate auch die aufgenommene KH-Menge – für die damit zusammenhängende Insulinausschüttung die weitaus wichtigere Größe.

laststoffe; sie werden deshalb *komplexe, langkettige Kohlenhydrate* genannt, da sie aus langen, mehrfachen Zuckerketten bestehen: Die Aufspaltung, d. h. Verdauung der stärkehaltigen Kohlenhydrate im Darm, benötigt viel Zeit, ihre Energie wird verzögert freigesetzt (→ **Glykämischer Index**) – ein **ideales Lebensmittel** also, das lang anhaltend sättigt und darüber hinaus wichtige Nährstoffe wie z. B. Vitamine und Mineralien liefert. Stärkehaltige Lebensmittel sind Getreideprodukte wie Vollkornbrot, -nudeln, Reis, Kartoffeln und Gemüse, vor allem Hülsenfrüchte. Zu Unrecht lange Zeit als Dickmacher verschrien, gehören sie heute zu den ernährungsphysiologisch wertvollsten Nahrungsmitteln (s. a. Kasten links).

Ungünstigere Kohlenhydrate dagegen sind Zucker und zuckerhaltige Nahrungsmittel (Süßigkeiten, Honig, Bonbons, Gebäck, gesüßte Getränke), die eben nur aus einfachen bzw. zweifachen Zuckerketten bestehen und sehr rasch ins Blut gehen. Man nennt sie im Gegensatz zu den komplexen auch **leere Kohlenhydrate**, da sie bei gleicher Kalorienzahl vergleichsweise wenig Nährstoffe bieten, wie es z. B. der Haushaltszucker beweist. Im Obst dagegen ist zwar ein einfacher Zucker, nämlich der Fruchtzucker, zu finden, doch seine Verpackung (Ballaststoffe!) und seine weiteren Inhaltsstoffe (Vitamine und sekundäre Pflanzenstoffe, s. Seite 123) machen Obst zu einem gesundheitsfördernden Lebensmittel (mehr zu den Ernährungsempfehlungen ab Seite 117). Im Kuchen sind übrigens nicht nur die Zucker-Kohlenhydrate, sondern vor allem die versteckten Fette das Problem.

Ballaststoffe – kein unnützer Ballast!

Ballaststoffe gehören ebenfalls zur Gruppe der Kohlenhydrate – doch im Gegensatz zu ihren energieliefernden Kollegen können sie im Darm von den körpereigenen Enzymen nicht aufgespalten werden. Der größte Teil von ihnen (das sind die → **unlöslichen Pflanzenfaserstoffe** oder Füllstoffe wie etwa die *Zellulose*) wird deshalb auch unverdaut wieder ausgeschieden, ohne das Kalorienkonto zu belasten. Weiterer Vorteil: Aufgrund ihrer Quellfähigkeit vergrößern sie das Stuhlvolumen, was einer geregelten Darmtätigkeit zugute kommt. Ein lange Zeit vermuteter direkter positiver Effekt auf den Fettstoffwechsel konnte nicht bestätigt werden, jedoch ein indirekter: Je mehr Faserstoffe Sie zu sich nehmen, desto weniger Fette oder andere ungünstige Nährstoffe sind zwangsläufig in Ihrer Nahrung enthalten.

Eine andere Ballaststoffgruppe hingegen, nämlich die der → **löslichen Quellstoffe**, vermag das Cholesterin auf direktem Wege zu senken (wenn auch nur in geringem Maße), indem sie das Cholesterin im Darm binden und damit die Aufnahme in die Blutbahn verhindern. *Pektin* und *Guar*, eine indische Bohne, deren Mehl als Binde- und Geliermittel eingesetzt wird, sowie *Haferkleie* können bei einem Konsum von realistischen Mengen das Gesamt-Cholesterin um ca. 2 Prozent verringern! Mehr Ernährungsempfehlungen zum Thema Obst und Gemüse finden Sie ab Seite 121.

Mindestens **30 Gramm Ballaststoffe** sollte Ihre Nahrung enthalten – entsprechend viel Flüssigkeit müssen Sie aufnehmen, damit die günstigen Füll- und Quellstoffe auch wirken können.

Eiweiß – ohne Proteine geht es nicht

Unser Körper besteht in der Hauptsache aus Eiweiß (lat. *Protein*) und Wasser. Jede Zelle im menschlichen Körper enthält Eiweiß. Das Nahrungseiweiß dient dem Körper deshalb fast ausschließlich als »Baustoff«, beispielsweise für das Körperwachstum, die Zeller-

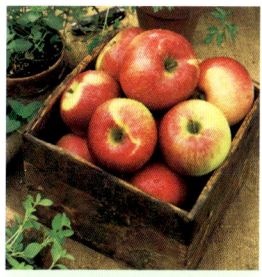

Faser- und Quellstoffe

Faserstoffhaltige, unlösliche Ballaststoffe sind enthalten in:
– Hülsenfrüchten,
– Vollkornprodukten,
– Gemüse,
– Obst.

Quellstoffhaltige, lösliche Ballaststoffe sind zusätzlich enthalten in:
– Äpfeln,
– Haferkleie,
– Bohnen.

Eiweiß liefert neben den lebensnotwendigen Aminosäuren auch Energie, nämlich rund 4 kcal pro Gramm.

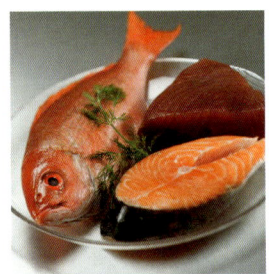

Energiegehalt
Eiweiß:
1 Gramm = 4 kcal

INFO

Eine Ausnahmeerscheinung unter den pflanzlichen Eiweißlieferanten:

Nur die Sojabohne enthält alle essenziellen Aminosäuren in ausreichender Menge. Das Soja-Protein ist somit ein vollwertiger Ersatz für tierisches Eiweiß!

neuerung, das Immunsystem, die Blutbildung. Nur in Notzeiten oder während des Fastens wird – in Ermangelung anderer Energielieferanten wie z. B. der Fette oder Kohlenhydrate – körpereigenes Eiweiß als Brennstoff »missbraucht«. Eine Nulldiät gilt deshalb – ohne entsprechenden Eiweißersatz – als gesundheitsschädigend, ja gefährlich, da die Skelett- und Herzmuskulatur in Mitleidenschaft gezogen werden würde.

Der Körper kann nur eine bestimmte Anzahl an *Aminosäuren* – das sind die Bausteine der Eiweiße – selbst herstellen. Acht Aminosäuren jedoch müssen auf jeden Fall mit der Nahrung zugeführt werden. Sie sind für den Menschen lebensnotwendig und werden deshalb *essenzielle Aminosäuren* genannt. Wir beziehen das Nahrungseiweiß aus tierischen und pflanzlichen Lebensmitteln, vor allem aus Fleisch, Fisch, Milch, Milchprodukten, Eiern, aber auch aus Brot, Kartoffeln, Nüssen und einigen Hülsenfrüchten. Tierisches Eiweiß, in erster Linie das aus Eiern, Milch und Milchprodukten – hat den Vorteil, dass es die meisten essenziellen Aminosäuren besitzt. Besonders empfehlenswert für den Menschen ist jedoch eine abwechslungsreiche Mischung aus tierischen und pflanzlichen Eiweißen, da vor allem pflanzliche Eiweißträger zusätzlich gesunde Faserstoffe und Vitamine mitliefern.

Für einen erwachsenen Mann empfiehlt die Deutsche Gesellschaft für Ernährung eine Zufuhr von rund 55 bis 60 Gramm Eiweiß, für die Frau ca. 45 bis 50 Gramm. Rechnen Sie Ihren Bedarf selbst aus: **Etwa 0,8 Gramm Eiweiß pro Kilogramm Körpergewicht am Tag reichen vollkommen aus.** Der Eiweißbedarf steigt aber entsprechend an (z. B. auf 1 Gramm pro Kilo Körpergewicht), wenn der Mensch körperlich und geistig sehr viel arbeitet oder sich in einer »eiweißhungrigen«, da mit körperlichem Wachstum verbundenen Lebensphase befindet (wie z. B. in der Schwangerschaft, Stillzeit,

Kindheit). Im Allgemeinen führen die Deutschen aber deutlich mehr Eiweiß zu sich, als eigentlich notwendig wäre. Nicht benötigtes Eiweiß scheidet der Mensch über die Nieren aus, was auf Dauer der Nierenfunktion schaden kann. Welchen »Eiweißträger« Sie bevorzugen sollten, erfahren Sie auf Seite 119.

Fette sind zwar fett, aber nicht ganz überflüssig

Fett bildet aufgrund seiner hohen Energiedichte den idealen Energiespeicher im Körper – das spürt jeder, der überschüssige Nahrungsenergie in Form von Fettdepots einlagert: Fett stellt einen **hoch konzentrierten Brennstoff** dar, es enthält mehr als doppelt so viele Kalorien wie Eiweiß oder Kohlenhydrate.

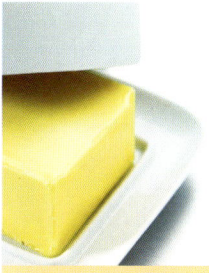

Energiegehalt
Fett
1 Gramm = 9 kcal

Bis noch vor rund 50 Jahren bot die individuell unterschiedlich ausgeprägte Fähigkeit, Fett im Körper zu speichern, einen überlebenswichtigen Vorteil. Wer sich in guten Zeiten erfolgreich Speck anfuttern konnte, hatte in Krisenzeiten oder bei Missernten bessere Überlebenschancen. Seit etwa 40 Jahren aber, seitdem wir mehr oder weniger im Überfluss leben, gereicht dieser Vorteil zum lebensverkürzenden Nachteil: Durch ein Überangebot an Nahrungsmitteln – und das heißt vor allem durch ein Zuviel an Fett – wächst der »Speckspeicher« immer mehr an – die zusätzliche Bewegungsarmut in einer durch und durch technisierten Gesellschaft verstärkt das Problem. Stoffwechselstörungen wie Diabetes, Gicht oder eben zu hohe Cholesterin- und Triglyzeridspiegel sind die Folge. Es sei noch einmal wiederholt: **Nur ein Drittel der Energie, d. h. der Gesamtkalorien am Tag, die wir zu uns nehmen, sollte aus Fett stammen.** Das sind rund 60 bis 80 Gramm Gesamtfett, die Sie bei der täglichen Nahrung zur Verfügung haben – eine Zahl, die Sie schneller als gewünscht erreichen, da Sie Streich-, Back-, Koch- und versteckte Fette mit einrechnen müssen.

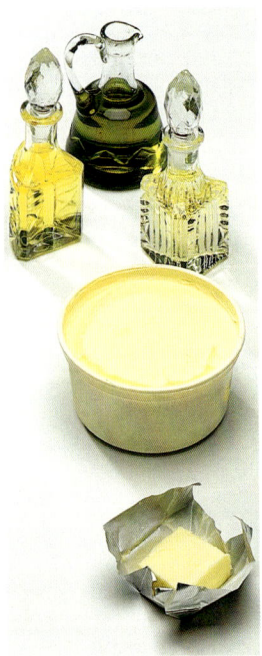

Neben ihren Brennstoff- und Speicheraufgaben erfüllen Fette im Körper auch eine wichtige Bausteinfunktion, vor allem für Zellwände und Membranen. Darüber hinaus sind sie als Nahrungsbestandteil unverzichtbar, da sie uns mit **lebensnotwendigen fettlöslichen Vitaminen** (A, D und E, s. dazu auch Seite 106) und mit **essenziellen Fettsäuren** (mehfach ungesättigte Fettsäuren, s. nächste Seite) versorgen.

Nahrungsfette bestehen zu mehr als **90 Prozent** aus **Triglyzeriden** und zu weniger als einem Prozent aus Cholesterin. Triglyzeride machen also den Hauptanteil der Nahrungsfette aus. Sie haben einen einfachen Bauplan – sie sehen aus wie ein großes E (s. Abb. unten). Die Unterschiedlichkeit der eingebauten Fettsäuren bestimmt die verschiedenen Eigenschaften bzw. Qualitäten der Fette und entscheidet darüber, was gut oder schlecht für unsere Gefäße ist.

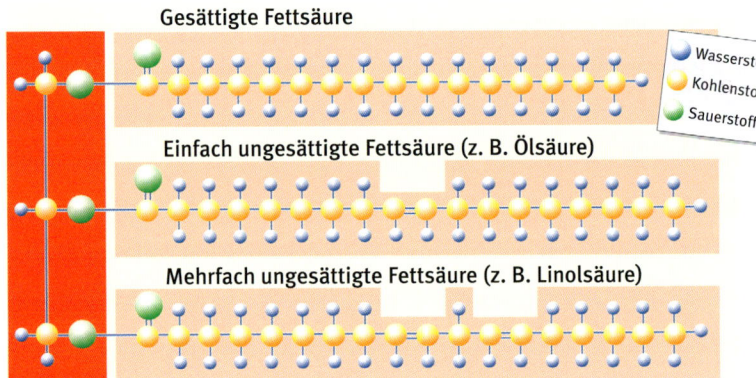

Bauplan Triglyzerid. Der senkrechte rote Strich stellt den Alkohol Glyzerin dar, der mit drei verschiedenen Fettsäuren in Form der waagrechten Querstriche verbunden ist. Deshalb auch der Name Tri(= drei)glyzerid!

Gesättigt oder ungesättigt – das ist hier die Frage!

Wir Deutschen essen nicht nur zu viel Fett, sondern auch noch das falsche! Doch was ist falsch, was richtig? Dass ein Zuviel an Nahrungscholesterin Auswirkungen auf den Cholesterinspiegel im Blut hat, ist bekannt. Nach wie vor unterschätzt wird aber die Tatsache, dass vor allem die **Art und Menge der Nahrungsfette insgesamt** das Blutcholesterin beeinflussen – das Nahrungscholesterin hat daran den geringsten Anteil! Hauptübeltäter sind bestimmte Fettsäuren (nämlich die gesättigten), die in erster Linie aus tierischen Lebensmitteln stammen.

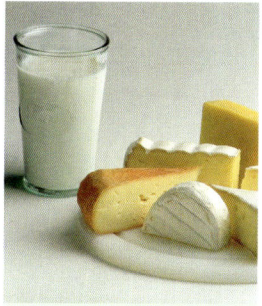

Ausflug in die Chemie

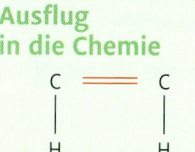

Ungesättigte Fettsäuren enthalten Doppelbindungen zwischen Kohlenstoffatomen; ihre Anzahl entscheidet darüber, ob man von einer einfach oder mehrfach ungesättigten Fettsäure spricht!

Fettsäuren können in drei Gruppen unterschieden werden: in **gesättigte, einfach ungesättigte** und **mehrfach ungesättigte**. Sie bestehen aus einer Kette aneinander gereihter Kohlenstoffatome, die an zwei Armen jeweils ein Wasserstoffatom festhalten können. Wenn sie das lückenlos tun, sprechen wir von einer **gesättigten Fettsäure** (vgl. Abbildung auf Seite 98). Wenn zwei Kohlenstoffatome aber jeweils nur ein Wasserstoffatom festhalten und mit dem freien Arm untereinander eine zusätzliche Verbindung herstellen, spricht man von einer **einfach ungesättigten Fettsäure**. Wenn vier oder sechs oder mehr Kohlenstoffatome jeweils nur ein Wasserstoffatom festhalten, spricht man von einer **mehrfach ungesättigten Fettsäure**. Je mehr gesättigte Fettsäuren ein Fett enthält, desto fester ist es. Je mehr Doppelbindungen eine Fettsäure aufweist, umso elastischer und damit umso flüssiger ist das entsprechende Fett, wie das z. B. bei pflanzlichen Speiseölen zu sehen ist, die ja in erster Linie ungesättigte Fettsäuren enthalten. Kettenlänge und Sättigungsgrad bestimmen also Konsistenz und Schmelzpunkt eines Fettes. Das ist vor allem für den Einbau in Zellwände von Bedeutung – ungesättigte Fettsäuren machen sie elastischer.

Welche Fette enthalten die meisten gesättigten FS?

Tierische Fette:
– Butter und Schmalz,
– Fleisch und Wurst-
  waren,
– Milch und Milch-
  produkte.

Achtung:
Diese pflanzlichen Fette enthalten ebenfalls ge-
sättigte FS:
– Kokosfett,
– Kakaobutter,
– Palmkernfett.

Gesättigte Fettsäuren – so wenig wie möglich!

→ **Gesättigte Fettsäuren (GFS)**, die fast ausschließlich in tierischen Lebensmitteln vorkommen (pflanzliche Ausnahmen: s. links), haben erwiesenermaßen einen LDL-Cholesterin erhöhenden Effekt. In Hinblick auf die Gefäßgesundheit sind sie mit Abstand das ungünstigste Nahrungsmittel, da sie die Aktivität der LDL-Rezeptoren (s. Seite 39) an den Leberzellen vermindern. Folge: Aus dem Blut kann zu wenig LDL-Cholesterin in die Leber aufgenommen werden – der LDL-Spiegel im Blut steigt! Darüber hinaus erhöhen sie die Gerinnungsneigung des Blutes. Deshalb gilt allgemein die Empfehlung, dass vom 30-Prozent-Fett-Anteil Ihrer täglichen Gesamtenergiemenge weniger als **10 Prozent auf diese Fettart entfallen** sollte (s. Tabelle auf Seite 120) Das wären umgerechnet durchschnittlich nur 20 Gramm Fett mit gesättigten Fettsäuren am Tag! Dass Ihre Ernährung trotzdem **nicht völlig fettfrei** werden soll, ist unter anderem das **Geheimnis der so genannten Mittelmeerkost**, der wir dieses Buch gewidmet haben.

Übrigens: Die meisten Nahrungsmittel, die **Cholesterin** enthalten, haben auch einen **hohen Anteil an gesättigten Fettsäuren**. Und das sind in der Regel **tierische Lebensmittel** (Butter, Sahne, Eier, Fleisch, Wurst etc.). Ausnahme bilden hier die Krusten- oder Schalentiere, die zwar nicht wenig Cholesterin, dafür aber keine gesättigten Fettsäuren enthalten. Auch Fische fallen aus dem Rahmen – das hat aber wiederum andere Gründe (mehr dazu ab Seite 104). Von Meerestieren also einmal abgesehen, gilt prinzipiell die Regel:

Je weniger tierische Fette Sie essen, desto weniger Cholesterin und gesättigte Fettsäuren nehmen Sie zu sich.

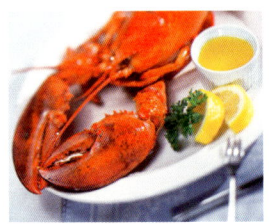

*Ausnahme:
Nur Meerestiere (also Krustentiere und Fisch) haben wenig bis keine gesättigten Fettsäuren.*

Einfach ungesättigte Fettsäuren – so viel wie nötig!

Lange Zeit als cholesterinneutral eingestuft und von der ernährungswissenschaftlichen Welt fast vernachlässigt, sind die → **einfach ungesättigten Fettsäuren (EuFS)** von allen Experten inzwischen als Arterioskleroseschutz neu entdeckt worden. Werden sie **statt der gesättigten Fettsäuren** verzehrt, senken sie das LDL-Cholesterin, ohne aber den schützenden HDL-Anteil gleich wesentlich mit zu senken. Dies ist ein entscheidender Vorteil gegenüber einer fettfreien bzw. -armen Diät, aber auch gegenüber bestimmten mehrfach ungesättigten Fettsäuren (den so genannten Omega-6-Fettsäuren, s. Seite 102), die zwar wirksam das Gesamtcholesterin senken, damit aber auch das gute HDL. Doch davon später mehr. Ein weiterer Vorteil der einfach ungesättigten Fettsäuren ist, dass sie **weniger empfindlich gegenüber Sauerstoffeinflüssen** sind als die mehrfach ungesättigten – sie neigen also weniger dazu, ranzig zu werden.

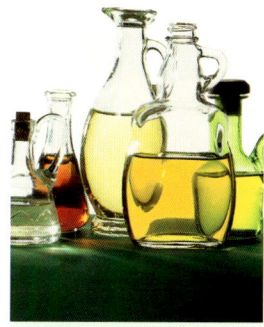

Hauptvorkommen der einfach ungesättigten FS:
– Olivenöl,
– Rapsöl,
– Erdnussöl.

Fette mit einfach ungesättigten Fettsäuren sind überwiegend pflanzlicher Herkunft. Bekanntester Vertreter ist die **Olein- oder Ölsäure**, die in großen Anteilen im **Oliven-** und im **Rapsöl**, aber auch im **Weizenkeim-** und **Erdnussöl** und in **Avocados** oder **Mandeln** enthalten ist. Gerade das Olivenöl, ohne das die Mittelmeerküche kaum auskommt, ist einer der wichtigen gesundheitserhaltenden Faktoren der mediterranen Kost (s. Seite 115 bis 117). Ungefähr 10 bis 15 Prozent der täglichen Gesamtkalorienmenge sollten deshalb auf diese Fettsäuren-Art entfallen.

Mehrfach ungesättigte Fettsäuren – lebensnotwendig!

Die **mehrfach ungesättigten Fettsäuren** werden auch **essenzielle Fettsäuren** genannt, da sie lebensnotwendig sind, d. h. der Mensch muss sie durch die Nahrung zuführen. Immer vorausgesetzt, sie werden **statt der gesättigten Fettsäuren gegessen**, können sie

Hauptvorkommen der -6-Fettsäuren

Als Linolsäure kommen sie haupt-sächlich vor in:
- Sonnenblumenöl,
- Maiskeimöl,
- Sojaöl,
- Distelöl,
- Pflanzenmargarine.

noch stärker als die einfach ungesättigten den LDL-Cholesterin-Spiegel senken. Leider wird dabei (wenn auch nur in einem geringem Maße) das HDL erniedrigt. Diese Eigenschaften gelten allerdings nur für eine bestimmte Untergruppe der mehrfach ungesättigten Fettsäuren.

Denn damit es nicht zu einfach wird, müssen wir hier eine weitere chemische Unterscheidung machen: Die mehrfach ungesättigten Fettsäuren können nämlich weiter aufgeteilt werden in **Omega-3-** und in → **Omega-6-Fettsäuren (= Ω-3 und Ω-6)**. Diese Differenzierung gibt an, ob die erste Doppelbindung am 3. oder am 6. Kohlenstoffatom beginnt. Daraus resultieren entscheidende Unterschiede für die Eigenschaften von Gewebshormonen, die unter anderem aus diesen **Ω-3- und Ω-6**-Fettsäuren aufgebaut sind.

Die Doppelbindung macht's: Die Stellung der ersten Doppelbindung zwischen zwei Kohlenstoff(C)-atomen bestimmt darüber, ob die ungesättigte Fettsäure eine Ω-3- (z.B. in Lachs- oder Rapsöl) oder eine Ω-6-Fettsäure (z. B. in Sonnenblumenöl) ist. Ist das Molekül aber ganz ohne Doppelbindung, ist es eine gesättigte Fettsäure!

Ω-6-Fettsäuren (z. B. die *Linolsäure*) sowie Ω-3-Fettsäuren (z. B. die *α-Linolensäure* aus Rapsöl oder die *Eicosapentaensäure* aus Fischöl) dienen Pflanzen als Energiespeicher. Als Nahrungsmittel sind sie beide lebensnotwendig, zeichnen sich jedoch durch unterschiedliche Qualitäten aus: Omega-6-Fettsäuren senken den Blutcholesterinspiegel, während die Ω-3-Fettsäuren die Triglyzeride verringern und darüber hinaus äußerst günstige Auswirkungen auf die Blutgefäße haben. Die Wissenschaftler gehen davon aus, dass sich das Verhältnis dieser beiden Fettsäuren in unserer Nahrung seit der Steinzeit dramatisch verändert hat. Auch noch vor 200 Jahren nahmen die Menschen Ω-6 und Ω-3 im Verhältnis von 2:1 zu sich. Dieses Verhältnis hat sich heute auf 25:1 verschoben. Lediglich die Muttermilch hat noch eine Konzentration von 10:1. Erstrebenswert wäre zumindest ein Verhältnis von 5:1. Das bedeutet konkret, dass wir zu wenig Omega-3-Fettsäuren aufnehmen – sie kommen in unserer üblichen Nahrung immer noch zu selten vor. Lesen Sie im nächsten Abschnitt, warum sie so wichtig sind.

Omega-3-Fettsäuren – eine Steilkarriere in der Ernährungsbranche

Der »Superstar« unter den mehrfach ungesättigten Fettsäuren ist zweifelsohne die Ω-3-Fettsäure. Aufgrund neuerer Erkenntnisse werden diesen Fettsäuren ausgeprägte **entzündungshemmende und gefäßschützende Eigenschaften** zugeschrieben, und zwar unabhängig von den Cholesterinwerten. Sie hemmen die Thrombusbildung (s. Seite 49), da sie die Klebrigkeit der Blutplättchen vermindern; sie erweitern die Blutgefäße, senken gering den Blutdruck und haben eine den Herzrhythmus stabilisierende Wirkung.

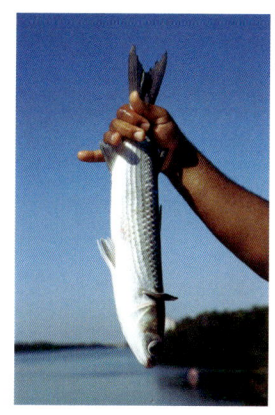

Aufgrund eines beobachteten paradoxen Zusammenhangs zwischen hohem Fettverzehr und geringer Koronarsterblichkeit (d. h.

Gefäßfreundlich ernähren: Die mediterrane Kost

Wo kommen -3-Fettsäuren vor?

Die Omega-3-Fettsäuren *Eicosapentaensäure (EPA)* und *Docosahexaensäure (DHA)* kommen vorwiegend vor im:
- Atlantik- und Pazifikfisch (vor allem Wildlachs, Hering, Thunfisch, Heilbutt, Makrele);

in geringeren Mengen auch in:
- Schnecken,
- Wild,
- Gemüse (z. B. Portulak).
- Lein-, Raps- und Sojaöl

Die pflanzlichen *alpha-Linolensäuren* (Vorkommen in: Walnüssen, Leinsamen, Walnuss-, Raps-, Soja- und Leinöl) müssen im Körper erst in die längerkettigen Eicosapentaensäuren umgewandelt werden.

In welchem Umfang der menschliche Körper zu dieser Umwandlung fähig ist, wird im Augenblick in der Wissenschaft kontrovers diskutiert.

Herzinfarktsterblichkeit) bei Eskimos war die Wissenschaft auf die besondere **Bedeutung der Fettsäuren in Meeresfischen** aufmerksam geworden. Salzwasserfische sind besonders reich an → Ω-3-**Fettsäuren**. Der Zusammenhang bestätigte sich in zahlreichen weiteren Studien an japanischen und europäischen Bevölkerungsgruppen. Bei Koronarpatienten, die optimal mit Medikamenten eingestellt waren (Cholesterinsenker, Aspirin, Betablocker, Angiotensinhemmer) konnte die zusätzliche Gabe von **Omega-3-Fischölkapseln** in einer 2009 veröffentlichten, großen deutschen Studie mit mehr als 3.000 Teilnehmern allerdings keinen Überlebensvorteil erbringen. Für den präventiven Nutzen der Fischölkapseln ohne gleichzeitige Medikamenteneinnahme gibt es bisher ebenfalls keine gesicherten Daten. Zahlreiche Untersuchungsergebnisse sprechen aber dafür, dass der Verzehr einer Omega-3-reichen Fischmahlzeit, am besten 2–4 x pro Woche, vorteilhaft ist. Möglicherweise profitieren einzelne Personengruppen in besonderer Weise von vermehrter Omega-3-Zufuhr. Ein gesicherter Vorteil des Verzehrs von Omega-3-reichen Fischen ist, dass Sie während der Zeit keine »Schweishaxen« essen können.

Empfehlung: Zwei- bis viermal in der Woche Ω-3-fettsäurereichen Fisch!

Das Cholesterin im Frühstücksei und andere »Problemfälle«

Gegen Ende unseres kleinen Ernährungs-Einmaleins noch einige interessante Bemerkungen zum **Reizthema Cholesterin** in der Nahrung. Wie Sie ja nun bereits wissen, ist es für den Blutcholesterinspiegel, speziell für den LDL-Spiegel, eher ausschlaggebend, wie viel Fett Ihre Nahrung insgesamt enthält und vor allem wie viele gesättigte Fettsäuren sich darunter befinden. Die eigentliche

Menge an Nahrungscholesterin spielt hier eine nebengeordnete Rolle.

Zweifelsohne erhöht das → **Nahrungscholesterin** die Blutcholesterinwerte – allerdings ist der Anstieg von **Mensch zu Mensch verschieden**. Es gibt erblich bedingte *Hypo-, Normo-* und *Hyper-Responder*, d. h. Menschen, die mit geringem, normalem oder sehr starkem Anstieg reagieren. Bei großen Cholesterinmengen in der Nahrung wird jedoch die Resorptionsrate, also jene Cholesterinmenge, die aufgenommen wird, gedrosselt. Deshalb können Menschen mit normalen Cholesterinwerten ohne Reue ihr Frühstücksei genießen. **Menschen allerdings mit erhöhten Cholesterinwerten, insbesondere mit Gefäßerkrankungen, profitieren in der Regel von jedem nicht gegessenen Ei.**

Außerdem ist das Nahrungscholesterin bis auf wenige Ausnahmen immer mit tierischen, d. h. gesättigten Fettsäuren gekoppelt – ein weiterer Grund also, bei diesen Lebensmitteln aufzupassen. Maximal **300 mg Cholesterin** täglich empfiehlt die *American Heart Association* (AHA) als Höchstgrenze! Wir können also keine Entwarnung geben, was das tägliche Frühstücksei betrifft. Die Alternativen dazu sind im Übrigen so vielfältig, dass Sie es sowieso nicht vermissen werden.

Alles cholesterinfrei?
Da alle pflanzlichen Nahrungsmittel (Obst, Gemüse, Salat, Brot, Reis, Kartoffeln, Getreideerzeugnisse) praktisch cholesterinfrei sind, sollten Sie genau diesen Lebensmitteln den Vorzug geben. Cholesterin kann sich übrigens auch in einigen Speisen »verstecken«: Achten Sie deshalb darauf, möglichst **eifreie Teigwaren** zu verzehren. Auch Innereien sollten aufgrund ihres hohen Cholesteringehaltes für Sie »out« sein. Schalen- oder Krustentiere sollten

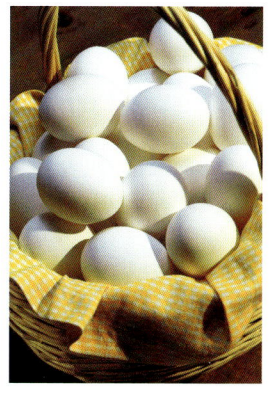

Cholesterinreiche Nahrungsmittel

100 g Hirn	2000 mg
100 g Niere	385 mg
100 g Leber	350 mg
1 Ei	300 mg
100 g Kaviar	300 mg
100 g Austern	260 mg
100 g Butter	240 mg
100 g Garnelen	138 mg
100 g Nusskuchen	122 mg
100 g Bratwurst	100 mg

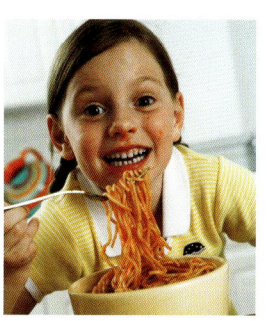

Sie nur in Maßen genießen – sie enthalten zwar wertvolle Ω-3-Fettsäuren, sind dafür aber cholesterinreich.

Vitamine – den Mikronährstoffen auf der Spur

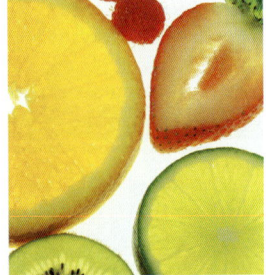

Vitamine gehören zu den Mikronährstoffen, die der Mensch mit der Nahrung zuführen muss. Sie sind unverzichtbar für den reibungslosen Ablauf zahlreicher Funktionen und Stoffwechselvorgänge des Organismus. Grundsätzlich werden sie in **wasserlösliche** (z. B. Vitamin C, B2, B6, B12) und **fettlösliche** (Vitamin A, D, E, K) **Vitamine** eingeteilt. Als **Schutzsubstanzen gegen freie Radikale** bzw. als **Antioxidanzien** wurden in jüngster Zeit vor allem die Vitamine A (bzw. seine Vorstufe, das Betacarotin), C und E diskutiert.

Vitamin E – das Wundermittel gegen Herzkrankheiten?

Nach vielen älteren Untersuchungen zu den möglichen Schutzwirkungen von Vitaminen sowohl hinsichtlich des Herzinfarkts als auch der Krebserkrankungen löste eine amerikanische Studie der Harvard Universität, die 1993 veröffentlicht wurde, eine wahre Vitamineuphorie in den USA und später auch bei uns in Europa aus, sodass Sie heute keinen Drogeriemarkt mehr ohne meterlange Vitaminregale finden. Bei über 87 000 Krankenschwestern und über 40 000 männlichen medizinischen Mitarbeitern wurde mit Hilfe eines Fragebogens deren Vitaminkonsum erfasst. Über einen Zeitraum von sechs Jahren wurde parallel dazu beobachtet, wie viele der zu Beginn Herz-Kreislauf-gesunden Teilnehmer im Laufe der Untersuchung an einem Herzinfarkt erkrankten oder verstarben. Mit Spannung erwartete man das Ergebnis, dem aufgrund der großen Teilnehmerzahl (über 120 000 Personen!) eine hohe Aussagekraft zugeschrieben wurde. Vitamin A (genauer seine Vorstufe, das Betacarotin) und Vitamin C zeigten leider keinen statistisch eindeutigen Einfluss. Bei 20 Prozent der Teilnehmer jedoch, die die **höchste Menge an Vitamin E einnahmen** (im Durchschnitt 200 bis 400 mg), traten über 30 Prozent weniger Herzereignisse auf als in der Gruppe der Vitaminmuffel.

Dieses Ergebnis war so beeindruckend, dass den Herzpatienten seither generell die Einnahme von Vitamin E empfohlen wurde. Darüber hinaus wurden in Amerika bislang die meisten Nahrungsmittel mit Vitamin E angereichert. Nachdem jedoch diese Beobachtungsstudie keinen strengen wissenschaftlichen Kriterien genügte, musste das Ergebnis durch *doppelblinde Interventionsstudien* noch einmal abgesichert werden. Zunächst wurde die so genannte Chaos-Studie in England durchgeführt, bei der zwar weniger Infarkte auftraten, aber die Gesamtsterblichkeit unter Vitamin-E-Zugaben höher war. Nachdem diese Studie den Mythos vom Vitamin E ins Wanken brachte, wurde er durch die Veröffentlichung der italienischen *Gissi-Studie* im August 1999 und der HPS-Studie 2001 in England endgültig gestürzt.

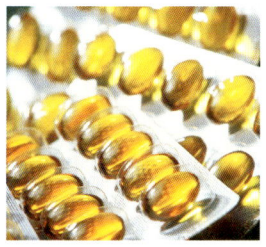

Weitere Studien in England (HPS und HATS) von 2001 bestätigten die Wirkungslosigkeit von Vitaminzusätzen bei Herz-Kreislauf- sowie bösartigen Erkrankungen.

Vitaminpräparate – eine Legende?

Eine weitere Studie hat die Einnahme von Vitaminen in Tablettenform generell als sehr zweifelhaft erscheinen lassen. Mitte der 90er Jahre wurde in Finnland einer Hochrisikogruppe von 2 000 Rauchern ein so genanntes »Radikalenfänger-Präparat« aus Vitamin A, C, E und Selen über sechs Jahre gegeben. Am Ende war es zum Entsetzen der gesamten Vitaminbefürworter in der Vitamingruppe ohne Senkung der Herzinfarktrate zu deutlich mehr Krebserkrankungen (Lungenkrebs) gekommen als in der Kontrollgruppe. Nachdem es keine anderen Studien gibt, die diese Ergebnisse widerlegen, gelten heute Multivitaminpräparate in wissen schaftlichen Kreisen als »out«. Auch für Präparate mit einem einzelnen Vitamin gibt es nur in wenigen Ausnahmefällen einen Grund für eine ärztliche Verordnung: z. B. bei schweren Erkrankungen oder bei Mangelernährung infolge eingeschränkter Nahrungszufuhr, aber auch eingeschränkter -aufnahme im Körper selbst. In all diesen Fällen werden Vitamine in entsprechender Dosierung zum Medikament.

Trotz dieser Erkenntnisse versuchen unseriöse Geschäftemacher, den Vitaminmythos weiterleben zu lassen, um teure hoch dosierte Vitaminpräparate (über den Versandhandel) zu verkaufen. Aufgrund der Faszination, die Vitamine für viele Laien ausüben, haben diese »Vitaminapostel« durch abenteuerliche Versprechungen Erfolg und machen vor allem Gewinn. Das muss deshalb so deutlich gesagt werden, weil viele Menschen, die aus heiterem Himmel von einem Herzinfarkt ereilt werden, sich in ihrer Verzweiflung gerne an den angeblichen Schutzeffekt solcher Wunderpillen klammern. Mit welchen »Wunderstoffen« jedoch bestimmte Nahrungsmittel tatsächlich aufwarten können, lesen Sie auf den folgenden Seiten.

Ab Januar 2011 will ein großer Lebensmittelkonzern systematisch »Functional Food« entwickeln, das häufigen Erkrankungen entgegenwirken soll. Der Kommentar des künftigen Chefs: »Die Chancen sind groß, die Risiken sind groß und die Belohnung ist groß«. Aufgrund von EU-Bestimmungen dürfen entsprechende Joghurts und Margarinen zum Glück nur noch zurückhaltend beworben werden. Die Bewertung von Ernährungswissenschaftlern: »Bestenfalls wirkungslos, schlimmstenfalls mit gefährlichen Nebenwirkungen«.

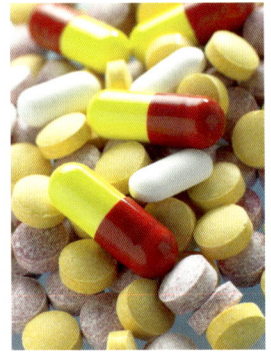

ACHTUNG

Einen gesicherten Nutzen von Vitaminpräparaten bei **Herzkrankheiten** haben nur ihre Hersteller!

Ernährungsempfehlungen im Wandel

Die meisten Empfehlungen zur Ernährung sind ausgegangen von der bereits am Beginn des Buches (s. auch Seite 18) erwähnten **7-Länder-Studie** (s. Seite 110) und von der Entdeckung, dass sich durch den verminderten Verzehr von gesättigten Fettsäuren und den Konsum **mehrfach ungesättigter Fettsäuren der Cholesterinspiegel senken lässt**. Die wesentliche Erkenntnis daraus war, dass sich die erhöhte Sterblichkeit in den nordeuropäischen und -amerikanischen Ländern proporzional verhält zum vermehrten Verzehr von gesättigten Fettsäuren in tierischen Fetten. In weiteren Untersuchungen ließ sich ebenfalls zeigen, dass sich durch eine **erhöhte Zufuhr mehrfach ungesättigter Fettsäuren** das »böse« LDL-Cholesterin deutlich senken ließ.

Daraus entwickelten die führenden nationalen und internationalen medizinischen Gesellschaften wie auch die **AHA** (American Heart Association) in den **70er Jahren Ernährungsempfehlungen, die einen zentralen Schwerpunkt** aufwiesen: Cholesterin- und Gesamtfettzufuhr senken und die gesättigten, vorwiegend tierischen Fettsäuren durch mehrfach ungesättigte pflanzliche Fettsäuren ersetzen.

Damit wurde in den letzten 30 Jahren intensiv versucht, die Herz-Kreislauf-Erkrankungen von ihrem Spitzenplatz in Nord- und Mitteleuropa und Nordamerika zu verdrängen, **leider mit wenig Erfolg**. In mehreren darauf aufbauenden Studien konnte zwar eine leichte Senkung der Cholesterinwerte erzielt werden, die Senkung der Herztodzahlen blieb aber unbefriedigend. Die genannten Ernährungsempfehlungen haben offensichtlich wegen unzureichender Akzeptanz die Zahl der Todesfälle durch Herzinfarkt oder Schlaganfall nicht ausreichend zurückgehen lassen.

Die ersten Empfehlungen nach der 7-Länder-Studie konzentrierten sich vor allem auf die mehrfach ungesättigten Fettsäuren wie z. B. im Sonnenblumenöl!

Eine Senkung der Cholesterinwerte im Blut konnte durch die mehrfach ungesättigten Fettsäuren erreicht werden, jedoch nicht die der Gesamtsterblichkeitsquote.

Es traten sogar vermehrt Herzinfarkte und andere Gefäßerkrankungen **im mittleren und jüngeren Lebensalter auf**.

Von den alten Griechen lernen: Das kretische Mirakel

Im Gegensatz zu Nord- und Mitteleuropa sterben in den Mittelmeerländern nach wie vor 30 Prozent weniger Menschen am Infarkt, obwohl sie sich **relativ fettreich ernähren** (37 Prozent Fettanteil in der Nahrung) und **keine deutlich niedrigeren Cholesterinwerte im Blut** aufweisen. Wie ist das möglich? Um diesem Geheimnis auf die Spur zu kommen, war es notwendig, die beiden bereits zu Beginn des Buches zitierten Studien noch einmal genauer unter die Lupe zu nehmen. Die Ergebnisse sowohl der → 7-Länder-Studie (s. Seite 111) als auch der → **Lyon-Heart-Study** (s. Seite 113) bilden die Grundlage für die heutigen **korrigierten Erkenntnisse** auf dem Gebiet einer gefäßfreundlichen Ernährung.

Die 7-Länder-Studie
Beginnend in den frühen 50er Jahren wurden in der 7-Länder-Studie in Italien, Griechenland, dem ehemaligen Jugoslawien, Holland, Finnland, den USA und Japan die unterschiedlichen Ernährungsweisen und deren Einfluss auf den Gesundheitszustand der Einwohner untersucht. Dabei konnten an 13 000 gesunden Männern im Alter von 40 bis 59 Jahren zu Beginn, nach 5, 10, 15 und 25 Jahren Blutfettwerte und andere Risikofaktoren bestimmt und Daten zur Sterblichkeit und zu den Todesursachen gesammelt werden.

Obwohl die Kreter nicht die niedrigsten Cholesterinwerte besaßen, hatten sie die niedrigste Herzinfarktrate (s. Abb. auf Seite 19)!

Das Ergebnis war, dass insbesondere die **Ernährung auf Kreta und in Süditalien** zur damaligen Zeit der Koronaren Herzerkrankung vorbeugte und die Lebenserwartung erhöhte. Von allen Bevölkerungsgruppen aus Südeuropa **zeigte Kreta die geringste Herzinfarktsterblichkeit**. Das war deshalb erstaunlich, weil die Kreter

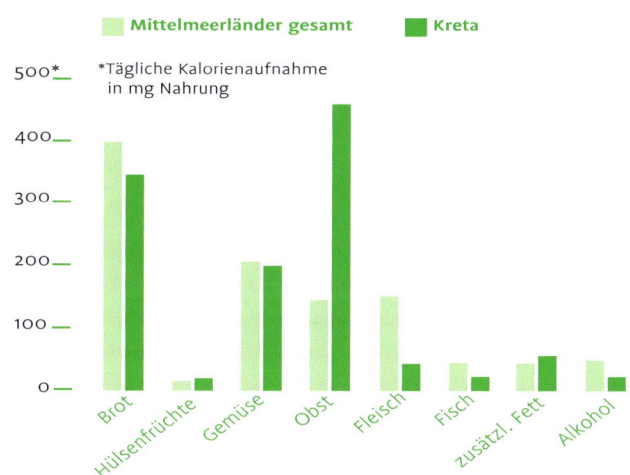

Essgewohnheiten der Mittelmeerländer. Kreter essen auffallend mehr Obst als Menschen anderer Mittelmeerländer!

im Blut ähnlich hohe Cholesterinwerte aufwiesen und tendenziell eher mehr Öl zu sich nahmen als die Menschen der Vergleichsgruppen aus den anderen Mittelmeerländern. Ihre Ernährung bestand jedoch aus deutlich mehr Früchten und Gemüse, dafür aus weniger Fleisch und aus mäßigen Mengen an Fisch und Alkohol. In den 70er Jahren wurde aus dieser Studie in **erster Linie die Empfehlung abgeleitet**, gesättigte tierische Fettsäuren zu meiden und mehrfach ungesättigte, pflanzliche Fettsäuren zu **bevorzugen**. Die **zweite und entscheidende Erkenntnis**, dass die Zunahme der Koronaren Herzerkrankung in einer umgekehrten Beziehung zum vermehrten Verzehr von einfach ungesättigten Fettsäuren, beispielsweise im Oliven- oder auch Rapsöl, steht, tritt erst jetzt wieder in den Vordergrund. Die bis dahin geltende Ernährungsempfehlung, den Verzehr von mehrfach ungesättigten Fettsäuren zu erhöhen und gleichzeitig jenen der gesättigten Fettsäuren zu reduzieren, hatte ja enttäuschende Ergebnisse gebracht.

Heutige Erkenntnisse aus der 7-Länder-Studie

Als gefäßschützende Ernährung gilt:
1. Einfach ungesättigte Fettsäuren aus Oliven- oder Rapsöl sollten ca. die Hälfte der zugeführten Fette ausmachen;
2. gesättigte und mehrfach ungesättigte Fettsäuren je ein Viertel der zugeführten Fette.
3. Möglichst viel Obst und Gemüse!

Lyon Diet Heart Study

Den französischen Arzt und Forscher Serge Renauld beschäftigte in den 80er Jahren das Phänomen, dass die Kreter trotz gleich hoher Cholesterinwerte eine deutlich niedrigere Koronarsterblichkeit (weniger Herzinfarkttodesfälle) zeigten. Die Kreter mussten seiner Meinung nach etwas Besonderes tun oder zu sich nehmen. Irgendetwas musste ihre Gefäße schützen, was aber keinerlei Auswirkung auf ihren Cholesterinspiegel hatte.

Er vermutete die Ursache in der **Alpha(α)-Linolensäure**, von der deutlich höhere Blutspiegel im Blut der Kreter gefunden worden waren. Diese α-Linolensäure ist – wie wir bereits wissen – eine **Omega-3-Fettsäure**, ihre bekanntere Verwandte ist die **Eicosapentaensäure in Fischölen** (s. auch Seite 104). Gemeinsam mit M. de Longeril und einem Team startete Renauld daraufhin 1985 die berühmte *Lyon Diet Heart Study* (Lyoner Herz-Diät-Studie).

In der französischen Stadt Lyon wurden 600 Männer und Frauen untersucht, die erstmals einen Herzinfarkt erlitten hatten. Die Hälfte dieser Patienten blieb bei der bisher üblichen, von den kardiologischen Gesellschaften empfohlenen Ernährung. Die andere Hälfte erhielt eine Kost, die – in Anlehnung an die bereits erwähnte 7-Länder-Studie – der früher auf Kreta üblichen Ernährungsweise entsprach, d.h:

→ kaum Butter, Sahne, Wurst,

→ deutlich weniger Fleisch,

→ dafür viel Obst und Gemüse (insbesondere viele Hülsenfrüchte),

→ viel Brot und Getreide und

→ nur in Maßen Wein.

Die Käsemenge wurde nur wenig verändert, da auch die Kreter relativ viel Käse essen. Die Ölmenge wurde nicht erhöht, dabei aber Oliven- bzw. Rapsöl bevorzugt. Als Butterersatz wurde für die Studie eine spezielle Margarine entwickelt, die der Zusammensetzung von Olivenöl entsprach, aber durch etwa 10 Prozent α-**Linolensäure** angereichert war, um die α-linolensäurereichen Nahrungsmittel (Walnüsse, Schnecken, grünes Blattgemüse wie Portulak) der Kreter zu ersetzen.

Diese Untersuchung wurde nach 27 Monaten aus ethischen Gründen abgebrochen, weil in der Kontrollgruppe viel mehr Patienten verstarben oder einen schweren Herzinfarkt erlitten als in der Studiengruppe, also der Kreta-Diät-Gruppe. Es schien nicht mehr vertretbar, der Kontrollgruppe diese günstigen Ergebnisse vorzuenthalten, nämlich eine Verminderung des Risikos um mehr als 70 Prozent durch die mediterrane Kost mit einem Beginn des Schutzes bereits innerhalb von zwei Monaten. Diese Untersuchung wurde zunächst in einer führenden kardiologischen Zeitschrift nicht angenommen, weil der wissenschaftliche Beirat der Zeitschrift der Überzeugung war, dass die Untersuchung nicht stimmen könne, da hinsichtlich der Cholesterinwerte keine großen Unterschiede zwischen den beiden Gruppen bestanden, jedoch enorme hinsichtlich der Sterblichkeit. Bei einer Nachuntersuchung nach fünf Jahren konnten die ersten Ergebnisse bestätigt werden, sodass sie Einzug hielten in die gesamte kardiologische und medizinische Welt.

Das ist der Grund, warum seit 1999 die mediterrane Ernährung bzw. Kretadiät in fast jeder Fachzeitschrift als eine geradezu ideale Ernährung für Herz und Gefäße proklamiert wird. Diese Ernährungsweise greift allerdings – wie schon gesagt – sehr viel komplexer in die Entstehung von Gefäßablagerungen ein als »nur« über die Senkung der Cholesterinwerte.

Gefäßfreundlich ernähren: Die mediterrane Kost

Welche Nahrungsmittel für die schützende Wirkung der Kretakost nun genau verantwortlich waren, lässt sich mit der Studie nicht eindeutig belegen. Ein deutlich höherer alpha-Linolen-Fettsäurespiegel in der Diätgruppe macht einen schützenden Effekt durch die Ω-3-Fettsäure wahrscheinlich. Der günstige Effekt der Diät erwies sich auf jeden Fall unabhängig von den gängigen Risikoparametern wie Cholesterin, Blutdruck und Geschlecht.

ACHTUNG

Suchen Sie keine Pille, die die Kretadiät ersetzt, sie wird es nicht geben!

Alle Hinweise sprechen dafür, dass der günstige Einfluss der Kretadiät nicht auf einzelne Faktoren zurückzuführen ist, sondern vielmehr auf die Kombination einer ganzen Reihe von Nahrungsbestandteilen. Renauld, einer der Väter der Studie, warnte vor falschen Hoffnungen in Hinblick auf mögliche Wundermittel oder Zusatzstoffe.

Der lange Weg von der Theorie zur Praxis

Auch wenn diese Untersuchung solch eindrucksvolle Ergebnisse zeigte, wird es trotzdem noch lange dauern, bis sie auch im Alltag der Kardiologie und der Ernährungsberatung in die Praxis umgesetzt werden. Aufgrund der unguten Erfahrung mit beeindruckenden Untersuchungsergebnissen auf anderen medizinischen Gebieten, die sich dann aber in weiteren Untersuchungen nicht bestätigen ließen, stehen viele Mediziner und Wissenschaftler verständlicherweise solch überraschend positiven Resultaten zunächst skeptisch gegenüber, insbesondere weil Diätstudien sehr schwierig durchzuführen sind.

Medikamentenstudien genügen viel leichter den strengen wissenschaftlichen Ansprüchen, da sie z. B. *doppelblind* durchgeführt werden können, das heißt weder Arzt noch Patient »sehen«, ob der Patient eine Tablette mit Wirkstoff oder ein Placebo (= Scheinpräparat) erhält. Bei Diätstudien wissen aber meistens sowohl Arzt als auch Patient, ob sie der tatsächlich behandelten Gruppe oder »nur« der Kontrollgruppe angehören. Deshalb gibt es auch keinen anderen Fachbereich der Medizin, in dem so viele mysteriöse Dinge behauptet werden können, wie auf dem Ernährungssektor.

Mit weiteren größeren Studien ist nicht so schnell zu rechnen, weil sie extrem teuer und aufwändig sind und Diätgruppen kaum geschult werden können, ohne dass die Kontrollgruppe etwas von der Diät erfährt und sie mit übernimmt. Allerdings verfügen wir mit der über 4000-jährigen Erfahrung der **traditionellen mediterranen Küche** bereits über eines der größten »natürlichen Experimente«. Sie werden sich nun vielleicht fragen, warum diese Hintergründe hier so ausführlich geschildert werden. Diese Informationen sollen Ihnen in Zukunft bei Ihrer Ernährungsumstellung sozusagen als Schützenhilfe dienen, wenn kritische Einwände Sie von Ihrem Ziel abbringen wollen.

Das Geheimnis der traditionellen Mittelmeerküche

Der Ausdruck »Kretadiät«, mediterrane Kost oder »Mittelmeerküche« beschreibt jene Ernährungsgewohnheiten, die Anfang der 60er Jahre in einigen Mittelmeerregionen, **vor allem auf Kreta**, in Teilen des übrigen Griechenland und in Süditalien typisch waren. Der generelle Begriff **Mittelmeerkost**, dem Sie nun auf den folgenden Seiten immer wieder begegnen, bezieht sich also auf eine **Ernährungsweise, die vor 40 bis 60 Jahren in den genannten Regionen zur traditionellen Küche** gehörte. Um sogleich Missverständnissen vorzubeugen: Die mediterrane Küche, von der wir sprechen, hat viel mehr zu bieten als nur Pizza, Pasta oder Kebab, die wir in unseren Breitengraden als südländische Gerichte gebo-

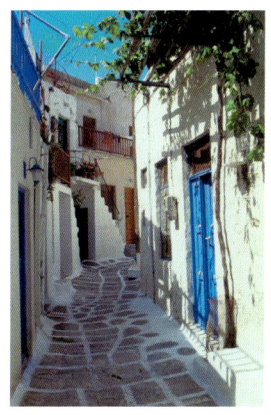

Gefäßfreundlich ernähren: Die mediterrane Kost

ten bekommen. Leider hat inzwischen auch in den Mittelmeerländern, ja selbst auf Kreta, der kulinarische »Fortschritt« Einzug gehalten. Mit dem Tourismus und seinen zahlreichen internationalen Hotels ging eine Art Enttraditionalisierung einher: Die landesüblichen Gerichte mussten vor allem in den größeren Städten einer internationalen Küche mit ihrem unausweichlichen Einerlei und ihren obligatorischen Fast-Food-Ketten Platz machen. Trotzdem: Es gibt sie noch, die einfache, landestypische Küche, nach der es sich zu suchen lohnt.

Auch die Arbeit auf dem Feld oder in der Küche war mit deutlich mehr körperlicher Arbeit verbunden, sodass entsprechend weniger Übergewicht vorkam.

Die traditionelle kretische Küche ist so einfach, dass ihre Vorzüge und entscheidenden Schutzfaktoren schnell auf einen Nenner gebracht sind: Soweit das beurteilt werden kann, enthielt sie **wenig gesättigte Fettsäuren** (nur 7 bis 8 Prozent der Energie oder sogar weniger), dafür **mehr einfach ungesättigte Fettsäuren** mit einem Gesamtfettanteil von 25 bis 35 Prozent, je nach Region. Das **wenige tierische Eiweiß** stammte aus Fisch, Geflügel und Schnecken. Die Basis aber bildeten die **pflanzlichen Lebensmittel wie Gemüse, Hülsenfrüchte, Obst, Nüsse, Salat, Reis und Getreideprodukte**. Hier noch einmal auf einen Blick, was die kretische Küche auszeichnete.

Die Pluspunkte der traditionellen Kretaküche

→ Eine Fülle an pflanzlichen Lebensmitteln (Gemüse, Hülsenfrüchte, Obst, Nüsse, Salat, Reis und Getreideprodukte).
→ Nur wenig verarbeitete, mehr regionale und saisonal frische Lebensmittel.
→ Frische Früchte als typische Nachspeise, nur gelegentlich ein süßer Nachtisch, der auch Zucker und Honig enthält.
→ Olivenöl als Hauptfettquelle.

116

→ Täglicher Verzehr geringer bis mäßiger Mengen an Milch-
   produkten (in erster Linie Käse und Joghurt).
→ Mäßige Mengen an Fisch, Geflügel und Schnecken.
→ Nur geringe Mengen rotes Fleisch (Eine Mahlzeit pro
   Woche).
→ Nur mäßige Mengen an Wein, der normalerweise beim
   Essen getrunken wird.

Die mediterrane Ernährung besitzt eine jahrhundertealte Traditi-
on, die geradezu vorbildlich die Gesundheit förderte. Doch darüber hinaus gehören Freude am Genuss, mediterrane Gelassenheit
und viel Zeit zum Essen zu jener sinnenfrohen Lebensweise dazu,
die wir alle so schätzen und deren positive Elemente wir versuchen
sollten, in unseren mitteleuropäischen Alltag mit einfließen zu
lassen. Auf den besonderen familiären Rückhalt in den mediterranen Ländern wird in Säule 5 »Ihre persönliche 'Hausmacht': Familie und Freunde« näher eingegangen.

So stellen Sie Ihre Ernährung um

Nach so viel Theorie nun die praktischen Empfehlungen für die
wichtige Ernährungssäule unseres Programms. Wie können Sie die
gewonnenen Erkenntnisse am besten im Alltag umsetzen?

Essen Sie viel Obst und Gemüse!
Damit können Sie schon am Morgen beginnen. Auch leckere Desserts können in erster Linie aus Früchten bestehen – z. B. mit Joghurt verfeinert. Die günstigen Inhaltsstoffe von Obst und Gemüse
sind zahlreich und vielfältig. Es handelt sich dabei nicht nur um
Vitamine und Kohlenhydrate, sondern auch um jene zusätzlichen
(sekundären) Stoffe, die erst im Zusammenspiel ihre Schutzwir-
kung entfalten (mehr ab Seite 121).

INFO

Welche Bedeutung für
die Gesundheit diese tra-
ditionelle Küche Kretas
noch heute besitzt, wur-
de ganz aktuell in einer
2003 veröffentlichten
Studie (EPIC) bestätigt.
Unter den über 20 000
erwachsenen Bewohnern
Griechenlands zwischen
20 und 86 Jahren hatten
diejenigen eine um bis zu
40 % geringere Sterblich-
keit, die sich nach den
genannten Empfehlungen
ernährten.

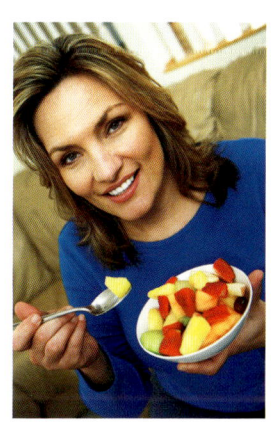

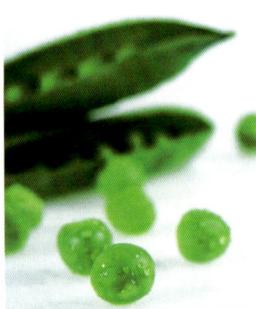

Hülsenfrüchte

Hülsenfrüchte sind die reifen, getrockneten Samen von

– Bohnen,
– Erbsen,
– Linsen,
– Kichererbsen,
– Sojabohnen.

Laut Ernährungsbericht der Deutschen Gesellschaft für Ernährung (DGE) vom Jahr 2000 essen die Deutschen mehr als 110 Gramm Fett am Tag – rund 50 Gramm zu viel!

Bevorzugen Sie komplexe Kohlenhydrate!

Und das heißt konkret: Mehr Brot – weniger drauf! Auch Kartoffel- oder Nudelgerichte mit Kräuter- und Tomatensoßen schmecken gut und nützen zusätzlich Ihren Gefäßen. Nehmen Sie sich vor, öfters → **Hülsenfrüchte** auf den Tisch zu bringen! Linsen- oder auch Bohnengerichte sind gesund und sättigen lang anhaltend. Damit steigern Sie im Übrigen auch Ihren Ballaststoffverzehr, der eine wichtige Rolle bei einer herz- und gefäßfreundlichen Ernährung spielt! Hülsenfrüchte enthalten auch viele wertvolle pflanzliche Eiweiße. Sie sind möglicherweise ein wesentlicher Teil des schützenden Faktors der Kretadiät. Die Kreter essen deutlich mehr Hülsenfrüchte als die anderen mediterranen Völker. Wenn Sie bisher wenig Hülsenfrüchte gegessen haben, müssen Sie Ihrem Darm zunächst etwas Zeit lassen, um sich daran zu gewöhnen, und den Gürtel vorübergehend etwas weiter schnallen.

Reduzieren Sie den Gesamtfettanteil Ihrer Nahrung!

Olivenöl, frischer Seefisch oder Keimöle nützen nichts, wenn Sie zu viel davon genießen oder sie gar zusätzlich zu gesättigten Fetten zu sich nehmen. Konkret heißt das: Der mit reichlich Olivenöl angemachte Salat kann den mittags mit Genuss verzehrten Schweinebraten nicht »neutralisieren«. Denken Sie daran: Getreide, Obst und Gemüse sind die Basis auch der kretischen Küche – und die dürfen Sie fast unbegrenzt genießen.

Weniger gesättigte Fettsäuren (und damit weniger Cholesterin)!

Kochen und backen Sie mit einfach und mehrfach ungesättigten Fettsäuren (Pflanzenöle!). Reduzieren Sie Ihren Fleisch- und Wurstkonsum – verwenden Sie dabei eher fettarme Sorten (z. B. Geflügelfleisch und -wurst!). **Achtung:** Für Menschen, bei denen Gefäßveränderungen wahrscheinlich oder bereits nachgewiesen sind, sollten Eier eher tabu sein! Achten Sie auch auf die versteckten Eier (in Kuchen, Teigwaren, Mayonnaise, Fertigdesserts) sowie auf versteckte gesättigte Fette (in Schokolade, Chips, Käse, Milcheis, Kuchen). Übrigens: Frittierte Speisen sind deshalb problematisch, da in der Regel Kokos- bzw. Palmkernfett dafür benutzt wird. Wenn Sie also vor der Wahl stehen, sollten Sie immer den gegrillten (Tinten-) Fisch dem paniert-frittierten vorziehen.

Welche Eiweiße sind die besten?

In einer 2010 veröffentlichten Untersuchung an 84 000 amerikanischen Frauen wurde geprüft, welche Eiweißquellen am ehesten vor Herzinfarkt schützen. In der folgenden Tabelle sehen Sie, um wie viel Prozent das Risiko für einen Herzinfarkt reduziert wird, wenn eine tägliche Fleischmahlzeit (rotes Fleisch) durch eine Mahlzeit mit einem der folgenden Eiweiße ersetzt wird.

Eiweißquelle	Risikoreduktion
fettreiche Milchprodukte	−13 %
fettarme Milchprodukte	−16 %
Geflügel	−19 %
Fisch	−24 %
Nüsse	−30 %
Bohnen	−34 %

Grünes Licht für Alkohol?

In den Medien wird immer wieder davon berichtet, dass Alkohol, speziell Rotwein, einen geradezu herzinfarktschützenden Effekt habe. Was ist dran an diesem Gerücht? Alkohol besitzt tatsächlich einige wenige positive Auswirkungen auf den Fettstoffwechsel. Er erhöht das HDL-Cholesterin und hemmt die Verklumpung der Blutplättchen. Rotwein (wie im Übrigen viele andere Pflanzen) enthält darüber hinaus die sekundären Pflanzenstoffe *Polyphenole*, speziell *Flavonoide* (mehr dazu ab Seite 124), die zu einer vermin-

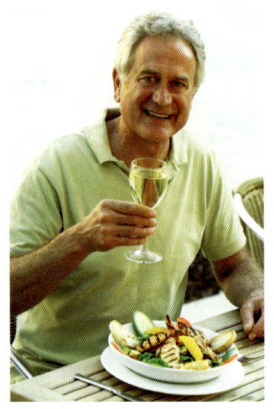

INFO

Die häufig gegebenen Empfehlungen für die Zusammensetzung der verschiedenen Nahrungsbestandteile sind eher theoretischer Art und haben wenig praktischen Nutzen für den Alltag. Insbesondere hat die unterschiedliche Aufteilung von Fett, Eiweiß und Kohlenhydraten (d.h. viel Fett und wenig Kohlenhydrate oder wenig Kohlenhydrate und viel Fett) bei Gewichtsreduktions-Diäten keinen langfristigen Einfluss auf den Erfolg.

derten Oxidation des LDL-Cholesterins führen können. Und trotzdem: Die Empfehlung, nun Alkohol quasi als Schutzsubstanz zu trinken, kann nicht gegeben werden. Dafür stehen zu viele schädigende Wirkungen den wenigen günstigen gegenüber. Bei hohem Konsum führt Alkohol, abgesehen von seinem hohen Suchtpotenzial, zu Leberschäden und Bluthochdruck, er erhöht die Gefahr für Schlaganfall und vor allem für Krebserkrankungen. Er lässt den Triglyzeridspiegel, zumindest bei bestimmten Personen, ansteigen. Deshalb gilt: Wenn Alkohol, dann nur in Maßen! Das bedeutet konkret für den Mann: ein halber Liter Bier oder ein Viertel Wein (das sind umgerechnet rund 30 g Alkohol) maximal am Tag. Für die Frauen liegt die Grenze um ca. ein Drittel niedriger.

Im Anschluss wollen wir auf einige ausgesuchte Nahrungsmittel und ihre positiven Inhaltsstoffe noch einmal gesondert eingehen, da insbesondere sie für den Nutzen einer mediterranen Kost verantwortlich gemacht werden.

Generelle Empfehlungen für eine Zusammensetzung der verschiedenen Nahrungsbestandteile (in Prozent bzw. Milligramm)

Kohlenhydrate	55 – 60 % der Tageskalorien
Eiweiß	10 – 15 % der Tageskalorien
Fett	ca. 30 – 35 % der Tageskalorien
→ davon gesättigte Fettsäuren:	7 – 10 %
→ davon einfach ungesättigte Fettsäuren:	10 – 15 %
→ davon mehrfach ungesättigte Fettsäuren:	7 – 10 %
Ballaststoffe	mind. 30 mg/Tag
Cholesterin	max. 300 mg/Tag

»Take 5« a day oder: Was macht Obst und Gemüse so gesund?

Welche Inhaltsstoffe und Faktoren von Obst und Gemüse den Menschen im Einzelnen schützen, ist nur zum Teil bekannt. Bisher hatte man den Schutz vor allem auf den hohen Gehalt an den Vitaminen A, C und E zurückgeführt. Neben den etwa 50 Nährstoffen, Ballaststoffen, Mineralstoffen und Vitaminen (also den *primären Pflanzenstoffen*) enthalten Obst und Gemüse jedoch darüber hinaus eine ungeahnte Zahl von *sekundären Pflanzenstoffen*, die eine entscheidende Rolle für viele Stoffwechselvorgänge (z. B. Cholesterin- oder Blutzuckerregulation) und für unser Immunsystem spielen.

Obst und Gemüse gegen den oxidativen Stress

Der Nutzen, den Sie aus Obst und Gemüse ziehen können, ist nicht auf die Wirkung einer einzelnen Substanz zurückzuführen, sondern in erster Linie auf das **komplexe Zusammenspiel aller Inhaltsstoffe**. In einem Apfel sind hunderte von vorteilhaften Inhaltsstoffen verborgen, von denen aber bislang nur ein Bruchteil erforscht ist. Damit wären wir beim spannenden Gebiet der **sekundären Pflanzenstoffe**, die wir nicht in Form einer Tablette, sondern auf die sehr viel natürlichere und vor allem geschmackvollere Weise zu uns nehmen können.

Diese chemisch sehr unterschiedlichen Stoffe dienen den Pflanzen zur Abwehr von Schädlingen und helfen ihr bei der Regulation ihres Wachstums. Außerdem schützen sie die Pflanze vor den UV-Anteilen der Sonnenstrahlung. Die Wissenschaft geht von mehr als 30 000 aus – davon ca. 10 000 in essbaren Pflanzen. Sekundäre Pflanzenstoffe stehen derzeit im Zentrum des wissen-

INFO

Alles, was bei Pflanzen riecht, schmeckt und ins Auge fällt, also Duft-, Geschmacks- und Farbstoffe, sind **sekundäre Inhaltsstoffe**.

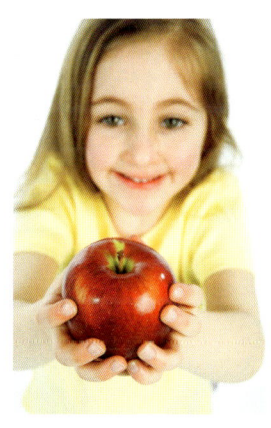

»An apple a day keeps the doctor away!« Das alte englische Sprichwort ist so aktuell wie nie. Die sekundären Pflanzenstoffe heißen im Englischen auch *phytoprotectants* oder *phytochemicals*.

schaftlichen Interesses. Unter anderem dienen sie unserem eigenen antioxidativen Schutzsystem, wenn wir sie in Form von Obst und Gemüse zu uns nehmen, als **»biologische Abfangjäger«** beim *oxidativen Stress* – ein Schlagwort, das wir hier kurz erläutern müssen.

Bei der Energiegewinnung in der Körperzelle entstehen als gefährliche Abfallprodukte **freie Radikale**. Das sind Sauerstoffverbindungen, die andere Moleküle chemisch verändern können, die also z. B. das LDL-Cholesterin oxidieren, d. h. ranzig werden lassen. Außerdem bildet unser Immunsystem ständig selbst Radikale, die angreifende Viren oder Bakterien zerstören sollen. Dabei kann es vorkommen, dass das Freund-Feind-Erkennungssystem nicht funktioniert, sodass die Abwehrradikale auch körpereigene Zellen und Strukturen angreifen.

Damit es aber nicht zu einer ständigen Zerstörung im Körper kommt, steht diesen freien Radikalen ein **antioxidatives Schutzsystem** in Form von *Radikalenfängern* gegenüber. Dazu gehören Vitamine, Enzyme und die besagten *sekundären Pflanzenstoffe*. Das beste Beispiel ist das Vitamin E, das mit mindestens einem Molekül an jedem LDL-Cholesterin-Transporter hängt und es vor Oxidation schützt, sofern nicht die oxidativen Kräfte überhand nehmen. Daneben spielen Vitamin C und eben auch Flavonoide (s. Seite 124) eine wesentliche Rolle.

Wenn sich Oxidanzien und Antioxidanzien die Waage halten, herrscht Gleichgewicht in diesem System. Wenn aber vermehrt freie Radikale gebildet werden, das ist der Fall bei erhöhter UV-Strahlung, Röntgenstrahlung, extremer sportlicher Belastung, Smog, Zigarettenrauch oder Alkoholmissbrauch, dann kommt es zum so genannten oxidativen Stress und damit zu Gesundheits-

Als Maßnahme gegen die Oxidation des LDL-Cholesterins hatte jedoch eine vermehrte Zufuhr von Vitamin-E-Zusätzen (zur Verhinderung von arteriosklerotischen Veränderungen) leider keine Erfolge gezeigt, sodass Zweifel an der Oxidation als Hauptursache der Arteriosklerose entstanden sind.

störungen. Mit einer ausreichenden Gemüse- und Obstzufuhr können Sie aber eine hohe *antioxidative Kapazität* aufbauen, also eine Art von Schutzwall.

Rund 1,5 Gramm täglich nehmen wir durchschnittlich an sekundären Pflanzenstoffen mit einer gemischten Kost auf.

Sekundäre Pflanzenstoffe – die natürliche Apotheke in Obst und Gemüse

Die folgenden Substanzen bzw. Gruppen, die wir Ihnen kurz vorstellen wollen, bilden nur eine kleine Auswahl der wichtigsten und bekanntesten sekundären Pflanzenstoffe.

Carotinoide

Bei ihnen handelt es sich um die **roten und gelben Farbstoffe** unserer pflanzlichen Nahrungsmittel. Bekannteste Carotinoide sind das **Betacarotin**, eine Vorstufe des Vitamin A, das in fast allen gelben und orangefarbenen Obst- und Gemüsesorten vorkommt, und das **Lycopin**, das für die rote Farbe z. B. von Tomaten verantwortlich ist. Von den über 600 Arten kann der Mensch rund 14 Carotinoide aufnehmen und verstoffwechseln. Untersuchungen ergaben, dass ein hoher Verzehr von carotinoidreichem Gemüse und Obst mit einem verringerten Risiko für Herz-Kreislauf-Krankheiten sowie für Krebs einhergeht. Der Karottenfarbstoff kann darüber hinaus einen körpereigenen Sonnenschutz bilden.

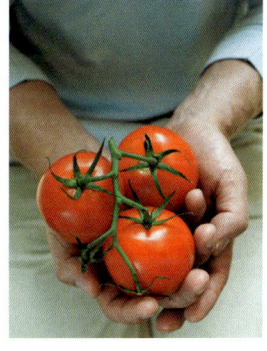

Das Lycopin aus Tomaten hingegen bewirkt einen höheren Antioxidanzienschutz als das Carotin aus Karottensaft. Der menschliche Organismus verwertet Lycopin am besten, wenn es erhitzt und mit etwas Öl verzehrt wird (also z. B. in Form von Tomatenmark, -saft oder -sauce), da aus den zerstörten Pflanzenzellen das Lycopin besser freigesetzt wird. Auch aus den mit etwas Fett gedünsteten Möhren kann der Körper mehr Carotin aufnehmen als aus rohen.

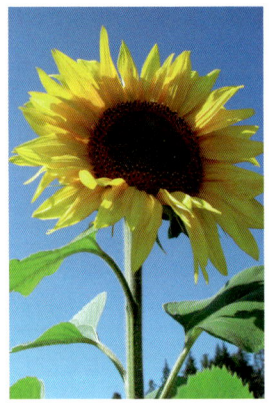

Phytosterine

Phytosterine kommen in Nüssen und Pflanzensamen (wie z. B. in Sesam- und Sonnenblumenkernen und deren Öle) vor und unterscheiden sich vom Cholesterin durch eine zusätzliche Seitenkette. Eine tägliche Aufnahme von 1,5 bis 3 g als Brotaufstrich (das wäre 10-mal so viel, wie im Durchschnitt unsere Nahrung enthält) kann deshalb den Cholesterinwert im Blut um 10 Prozent senken. Phytosterine in größeren Mengen fördern möglicherweise selbst die Arteriosklerose, sodass keine **gesicherten** Empfehlungen zu einem Mehrverzehr an phytosterinreicher Margarine gegeben werden können!

Saponine

Saponine bilden in wässrigen Lösungen Schaum (daher ihr Name, *sapon = Seife*). Sie sind für einen stark bitteren Geschmack einer Pflanze verantwortlich und finden sich vor allem in Hülsenfrüchten (Erbsen, Linsen, Bohnen, Kichererbsen, Sojabohnen). Ihnen wird eine entzündungshemmende und ebenfalls cholesterinsenkende Wirkung zugeschrieben.

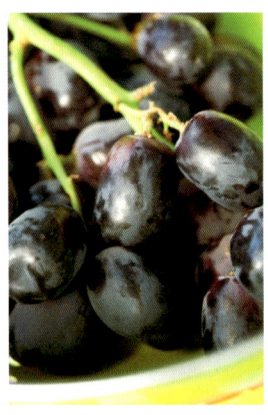

Polyphenole (z. B. Flavonoide)

Rund 5 000 phenolische Verbindungen sind bekannt, sie kommen in den meisten Nahrungspflanzen vor, vor allem in den Randschichten von Obst, Gemüse, Kartoffeln, Getreide, Hülsenfrüchten und Nüssen. **Flavonoide**, eine Hauptgruppe der Polyphenole, besitzen im Vergleich zu anderen sekundären Pflanzenstoffen ein besonders breites Wirkspektrum. Ihre antioxidativen Qualitäten hemmen vermutlich die Arteriosklerose sowie die Krebsentstehung. Der Einfluss der Flavonoide erfolgt vermutlich auch über die Regulation des Zellwachstums. Beeren, Zitrusfrüchte, Zwiebeln, Knoblauch, roter Traubensaft, Rotwein, grüner und schwarzer Tee enthalten reichlich Flavonoide.

Sulfide

Der bekannteste Vertreter und die Hauptwirksubstanz ist das **Allicin** in Knoblauch und anderen Zwiebelgewächsen, jener Stoff also, der für den starken Geruch der Pflanzen verantwortlich ist. Sulfide gelten als Mehrzweckwaffe. Sie wirken antimikrobiell, antikanzerogen, antioxidativ und entzündungshemmend. Zusätzlich gibt es Hinweise, dass sie den Blutdruck und das Immunsystem günstig verändern und die Blutplättchenverklumpung hemmen, aber natürlich nur in geringem Außmaß. Trotz des großen gesundheitlichen Nutzens hat das Allicin jedoch eine problematische »Nebenwirkung«: Der regelmäßige Genuss führt in unseren Breiten zur »sozialen Isolierung« und damit zu einem schwerwiegenden Nachteil für die fünfte Säule unseres Antiherzinfarkt-Programms. Machen Sie also besser öfter einen gesunden Mittelmeerurlaub.

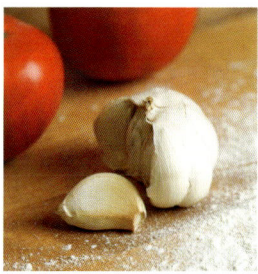

*Die **antimikrobielle** (gegen Mikroben), die **antikanzerogene** (krebsvorbeugende) und **antioxidative** (gegen Oxidation) Wirksamkeit des Allicins kann jedoch nur durch den regelmäßigen Verzehr der Zwiebelgewächse erzielt werden.*

Lektine, Solanin und Co.
– zum Schutz der Pflanze – zu unserem Schaden
Einige der sekundären Pflanzenstoffe sollen die Pflanze selbst vor dem Gefressenwerden schützen. Das sollten auch wir dringend beachten, denn sie sind für den Menschen schädlich bis giftig. Das in rohen Bohnen enthaltene **Lektin** kann zum Zusammenklumpen der roten Blutkörperchen führen, Entzündungen der Darmschleimhaut und Wasseransammlungen (Ödeme) im Körper verursachen. Lektin wird erst nach 15 Minuten Kochen zerstört. Vor wenigen Jahren kam es zu einer Massenvergiftung, als auf einer Veranstaltung grüne Bohnen in eine Brotaufstrichpaste gemischt wurden. Ebenfalls trat während der Berlin-Blockade 1948 eine Erkrankungswelle auf, als wegen Brennstoffmangels amerikanische Trockenbohnen halb gar oder roh gegessen wurden.

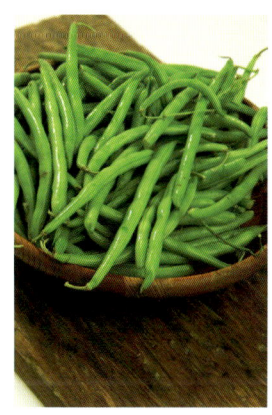

Unreife oder grün gewordene, keimende Kartoffeln oder grüne Tomaten enthalten **Solanin**, einen giftigen Stoff, der durch Erhitzen nicht zerstört werden kann. Er kann zu Halsbeschwerden, Kopfschmerzen, Mattigkeit, Erbrechen und Durchfällen führen. Sie sollten auch größere Mengen von Bittermandeln (Amygdalin), Muskatnuss (Mescalinverwandte) und Waldmeister (Cumarine) meiden.

Fünf am Tag – das Nonplusultra!

Die Erkenntnisse über den Gesundheitsgewinn durch mehr Obst und Gemüse sind so beeindruckend, dass die amerikanische wie auch die deutsche Krebsgesellschaft seit Längerem einen Gemüse- und Obstverzehr von 400 bis 800 g/Tag empfehlen, je nach Grundumsatz. In Deutschland werden zurzeit etwa 350 g am Tag pro Person verbraucht. Laut einer Umfrage aus dem Jahr 2000 isst ein Viertel der befragten männlichen Bevölkerung sogar nur selten oder nie Gemüse. Damit das besser wird, wurde vor einiger Zeit auch in Deutschland die bundesweite Aktion gestartet:

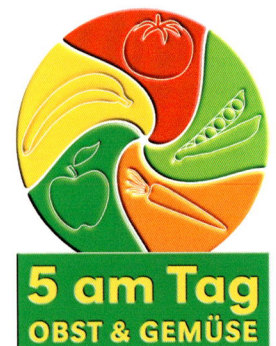

Nimm 5 am Tag! Gemeinsam mit **der Deutschen Gesellschaft für Ernährung**, der Deutschen Krebsgesellschaft, Krankenkassen und anderen Organisationen sollen Ernährungsmuffel wachgerüttelt und motiviert werden, fünfmal am Tag Gemüse oder Obst zu essen. Das könnte so aussehen:

→ 2 Portionen Obst.
→ 1 Portion rohes Gemüse,
→ 1 Portion gegartes Gemüse,
→ 1 Portion Salat und

Man kann auch 4–5 unterschiedliche Obstportionen essen. Eine Mahlzeit kann durch ein Glas Saft ersetzt werden. Die Idee ist so gut, dass es sich lohnt mitzumachen. Sie brauchen jeden Tag lediglich bis fünf zu zählen und können damit nur gewinnen.

Tɪᴘᴘ

Wie groß ist eine Portion?
Große Portion = eine große Handvoll,
kleine Portion = eine kleine Handvoll.

Das grüne Gold – treffen Sie beim Fett die richtige Wahl

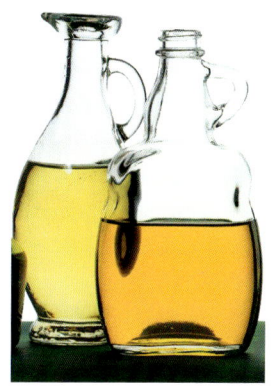

Fett macht fett und bleibt Fett! Spätestens jetzt kommt meist die Frage: Aber das Sonnenblumenöl und vor allem das Olivenöl sind doch viel besser als die anderen Fette. Warum sollen jetzt alle Fette wieder gleich sein? Die Antwort ist einfach: Die Unterschiede beim Fett beziehen sich vor allem auf seine Funktion als Baustein im Körper, weniger auf seine Funktion als Fettspeicher. Für die Fettreserve ist es von nachgeordneter Bedeutung, ob es ein gutes oder weniger gutes Fett ist – jedes Gramm enthält 9 kcal! Und jedes Gramm mehr bedeutet weitere 9 kcal, die ein- bzw. angelagert werden können. Um fünf Esslöffel Sonnenblumenöl wieder zu verbrennen, müssten Sie rund 20 Minuten schnell joggen. Deshalb: Je weniger Fett, umso besser! **Für das Fett allerdings, das Sie als Baumaterial beispielsweise für Zellwände benötigen, ist die Auswahl von größter Bedeutung.**

Welches ist für Sie das beste Fett?

Die deutsche Gesellschaft für Ernährung empfiehlt, nicht ein einzelnes Fett oder Öl zu bevorzugen, sondern eine ausgewogene Mischung zu wählen (s. Empfehlungen zur Zusammenstellung auf Seite 120). Aufgrund ihrer Zusammensetzung zeichnen sich aber vor allem die **Oliven- und Rapsöle** aus. Wenn Sie sich an die eingangs erwähnte 7-Länder-Studie erinnern, dürfte gerade das Olivenöl dabei der Favorit sein. Bei keinem anderen Öl sind die Hinweise seiner Bedeutung für die Herzgesundheit so vielfältig. Da das Olivenöl im Vergleich zu den Fetten mit mehrfach ungesättigten Fettsäuren nur **eine** Doppelbindung aufweist (s. dazu Seite 98), ist es weniger oxidationsgefährdet (wird nicht so schnell ranzig) und damit haltbarer. Allerdings könnte in Zukunft das Rapsöl zunehmend an Popularität gewinnen.

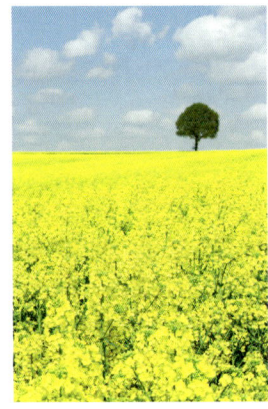

Rapsöl

Rapsöl hatte früher wegen einer den Geschmack ungünstig beein-flussenden Fettsäure, der *Erucasäure*, keinen besonders guten Ruf als Speiseöl. Durch erfolgreiche Züchtungen ist diese Fettsäure heute so gut wie nicht mehr vorhanden. Das Rapsöl ist damit zu einem außergewöhnlichen Öl geworden, weil es eine äußerst gün-stige Zusammensetzung an Fettsäuren aufweist: Mit 6 bis 8 Pro-zent besitzt es den niedrigsten Gehalt an gesättigten Fettsäuren. Wie das Olivenöl enthält es ebenfalls einen sehr hohen Anteil an der einfach ungesättigten Ölsäure und darüber hinaus, mit 10 Prozent, einen sehr hohen Anteil an der mehrfach ungesät-tigten Ω-3-Fettsäure, der Alpha-Linolensäure. Aufgrund dieser Zu-sammensetzung müsste es theoretisch für die Gefäße noch gün-stiger als das Olivenöl sein. Da es durch die vormals bestehenden Geschmacksprobleme aber eher ein Mauerblümchendasein fristen musste, fehlen für diesen Beweis noch größere Studien. Doch es nimmt innerhalb der Gruppe der »herzgesunden« Speiseöle einen zunehmend höheren Stellenwert ein (s. »Fett ist nicht gleich Fett« in der vorderen Umschlagklappe).

Olivenöl – der ganz besondere Saft

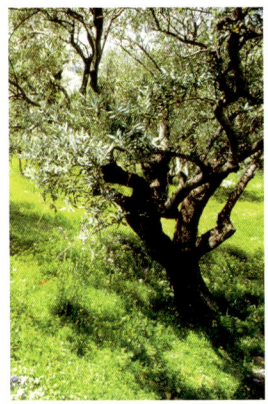

Neben zahlreichen wissenschaftlichen Erkenntnissen ranken sich auch viele Mythen um die 4 000 Jahre alte Frucht – um die Olive. Die Bezeichnungen »flüssiges« oder »grünes Gold« geben eine Ah-nung davon, welchen Stellenwert das Olivenöl im Leben der Mittelmeeranrainer einnahm und immer noch einnimmt. Es dient den Menschen dort nicht nur als Nahrung, sondern auch zur Pfle-ge des Körpers und zur Heilung von Krankheiten. Lassen Sie sich etwas von der Faszination anstecken – das wird Ihren Genuss bei allen Gerichten erhöhen, die mit diesem wertvollen Fett zubereitet sind.

Olivenöl ist nicht gleich Olivenöl
Wie bei allen Früchten oder beim Wein gibt es auch beim Olivenöl je nach Anbaugebiet und Verarbeitung große Qualitätsunterschiede – vor allem was Geruch und Geschmack betrifft. Bei sensorischen Prüfungen nach genau festgelegten Regeln und Gesetzen können die Öle Qualitätsbeschreibungen erhalten, die teilweise an jene des Weines erinnern: z. B. fruchtig oder erdig, würzig oder mild, rassig oder fein, manchmal auch zartbitter.

Diese Unterschiede entstehen vor allem – je nach Klima, Boden, Lage, Art der Frucht und Reifegrad – durch die sekundären Pflanzenstoffe, die neben der Fettsäurenzusammensetzung und dem Gehalt an Vitaminen, insbesondere dem Vitamin E, den günstigen Effekt verursachen. Auch der Gehalt an einer einzelnen Fettsäureart kann je nach Herkunft sehr unterschiedlich ausfallen, so kann z. B. der Ölsäuregehalt zwischen 55 und 83 Prozent variieren – der Linolsäuregehalt zwischen 3,5 und 21 Prozent. Um den Handel mit Olivenöl transparenter zu machen, sind von der Europäischen Union genaue Qualitätskriterien festgelegt worden.

Kalt und jungfräulich – Qualitätskategorien für das Olivenöl
Natives Olivenöl extra (»extra vergine« oder »Extra Virgin Olive Oil«)
Öl der obersten Güteklasse: Die Begriffe »*nativ extra*« bzw. »*extra vergine*« besagen, dass das Öl aus der **ersten Pressung** stammt und dass es »kalt gepresst« wurde. Kaltpressung bedeutet: Das Öl wird ohne Erhitzung oder Heißwasser und rein mechanisch gewonnen und keinem Raffinationsverfahren unterzogen – es ist nativ oder »vergine«, also jungfräulich. Das *native Olivenöl extra* ist von einwandfreiem Geschmack und hat einen Anteil von höchstens einem Gramm freien Fettsäuren pro 100 g Öl, besser noch weniger als 0,3–0,5 %. Freie Fettsäuren gehören im Olivenöl zu den uner-

ACHTUNG

Da der Olivenölmarkt von großem wirtschaftlichem Interesse ist und in Deutschland in der Regel nur »extra Virgin«-Öle verkäuflich sind, ist die Versuchung für Fälschung und Panscherei groß. So hat das italienische Landwirtschaftsministerium im April 2007 verkündet, dass von 787 kontrollierten Ölproduzenten 205 der Panscherei, Falschetikettierung und anderer Vergehen beschuldigt wurden. Es lohnt sich also, durch Verbrauchermagazine getestete Öle zu kaufen.

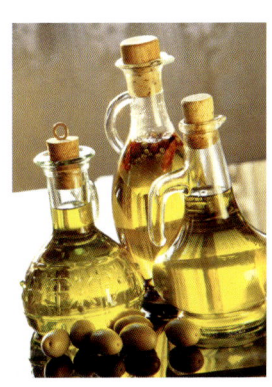

wünschten Begleitstoffen und verursachen einen sauren Geschmack. Sie entstehen durch nicht sorgfältige Behandlung bei Ernte, Lagerung oder Verarbeitung.

→ **Natives Olivenöl (»vergine« oder »Virgin Olive Oil«)**
Ebenfalls kaltgepresstes, natives Olivenöl aus der zweiten Pressung mit einwandfreiem Geschmack und einem Anteil von höchstens 2 g freien Fettsäuren pro 100 g Öl.

→ **Olivenöl (»Olive Oil«)**
Wenn das gepresste Olivenöl den oben geschilderten Anforderungen nicht entspricht, ist es weiterverarbeitet worden – es wurde raffiniert. *Olivenöl* mit der Bezeichnung Olivenöl ist eine Mischung aus raffiniertem und unbearbeitetem (also nativem) Olivenöl mit einem Anteil von höchstens 1,5 g freien Fettsäuren pro 100 g Öl.

ACHTUNG

Kalt gepresstes, natives Olivenöl sollten Sie nicht über 180°C erhitzen (**Öl darf nie rauchen!**), da sonst ungünstige Stoffe entstehen. Raffiniertes Olivenöl können Sie hingegen bis 220°C erhitzen (s. a. Tabelle).

Auf den Siedepunkt gebracht

Butter	bei 110°C	Natives Olivenöl extra	bei 180°C
Sonnenblumenöl	bei 170°C	Natives Olivenöl	bei 180°C
Erdnussöl	bei 210°C	Olivenöl	bei 220°C

Übergewicht – unser Zukunftsproblem?

Zum Abschluss unserer Ernährungssäule noch ein paar wichtige Informationen zu einem »gewichtigen« Thema, zum **Übergewicht**. Das Problem nimmt im wahrsten Sinn des Wortes jährlich zu: Inzwischen sind davon zwei Drittel der Männer und rund die Hälfte der Frauen in Deutschland betroffen.

»Low Fat« oder »Low Carb« – die Lösung des Problems?

In den vergangenen Jahrzehnten waren sich die Ernährungsexperten einig: Fett ist und bleibt der Hauptübeltäter bei der Entstehung von Übergewicht. Die zentrale Botschaft zum Zwecke der Gewichtsreduktion lautete entsprechend: Fett sparen (so genannte »Low-Fat-Diäten«). In den letzten 3 Jahren kommen jedoch Zweifel auf an der Fett-Theorie: Die Zahl der Übergewichtigen in den USA wächst stetig, trotz Rückgang des Fettverzehrs. Neuere Untersuchungsergebnisse haben inzwischen heftige wissenschaftliche Diskussionen ausgelöst.

Möglicherweise spielen Kohlenhydrate und ihr Einfluss auf den Blutzuckerspiegel (Glykämischer Index, s. Seite 94) eine wesentlich größere Rolle bei der Entstehung von Übergewicht und Diabetes als angenommen. Forscher der Harvard Universität haben gezeigt, dass Mahlzeiten mit einer hohen Glykämischen Last (s. Seite 94) den Appetit mehr steigern als Mahlzeiten mit einem höheren Fettanteil bei gleicher Kalorienmenge. Abnehmwillige zeigten mit der Atkins-Diät (= fett- und eiweißreiche Kost aus den 60er-Jahren) eine schnellere Gewichtsreduktion als bei einer kalorien- und fettarmen Diät. Folgerichtig ließ die neue Diätwelle aus den USA nicht lange auf sich warten: »Low-Carb-Diäten« (also eine Kost mit wenig Kohlenhydraten) zeigen bereits Auswirkungen auf die Ernährungsindustrie. Auf Kosten von Brot, Nudeln, Reis, Kartoffeln dürfen Eiweiße und Fette uneingeschränkt verzehrt werden. Da noch keine Langzeitergebnisse zu diesen Diäten vorliegen, hat auch die Deutsche Gesellschaft für Ernährung (DGE) ihre bisherigen Empfehlungen zur Gewichtsreduzierung nicht geändert. Und die lauten weiterhin: Fett sparen! Es sind in der Tat noch zahlreiche Untersuchungen notwendig, um die bisherigen Ernährungsempfehlungen praktikabel und stimmig zu ändern, da die glykämische Antwort auf die verschiedenen Kohlenhydrate von Mensch zu Mensch sehr unterschiedlich ausfällt. Mit Sicherheit aber sind Kohlenhydrate mit einer niedrigen glykämischen Last immer zu bevorzugen.

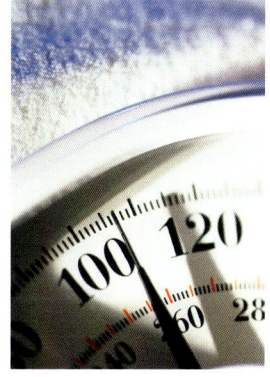

ACHTUNG

Von nichts kommt nichts

Auch neueste Erkenntnisse ändern nichts an der Tatsache, dass **Übergewicht vor allem durch ein Missverhältnis zwischen Energiezufuhr und -verbrauch entstehen kann**, egal, welche Auslöser sich dahinter verbergen. Nur durch **mehr (!)** körperliche Aktivität und **weniger (!)** Kalorien lässt sich das Gewicht optimieren. Dabei ist gleichgültig, ob die Kalorien aus Fett oder Kohlenhydraten stammen.

Gefäßfreundlich ernähren: Die mediterrane Kost

Rechenbeispiel Energieverbrauch

Beispiel Mann:
Der Energieverbrauch eines Mannes zwischen 25 und 50 Jahren (bei einem Gewicht von rund 74 kg) beträgt durchschnittlich:
1740 kcal (= Grundumsatz) x **Aktivitätsfaktor PAL** (s. rechts)

Beispiel Frau:
Der Energieverbrauch einer Frau zwischen 25 und 50 Jahren (bei einem Gewicht von 59 kg) beträgt durchschnittlich:
1340 kcal (= Grundumsatz) x **Aktivitätsfaktor PAL** (s. rechts).

Ein anderer unumstößlicher Grundsatz gilt aber leider auch: Wer mehr Energie zu sich nimmt, als er verbraucht, nimmt zu! Doch wie hoch ist der Energiebedarf am Tag, wie hoch der Grundumsatz des Menschen?

→ **Energiebedarf = Grundumsatz x PAL**
Der Grundumsatz ist die niedrigste Energiemenge, die ein Mensch braucht, um seinen **Grundstoffwechsel** und seine Körpertemperatur aufrechtzuerhalten. Er liegt ca. zwischen 1200 und 1800 kcal, je nach Alter und Geschlecht. Auch andere Faktoren wie Klima, Krankheiten etc. können ihn beeinflussen. Der Gesamtenergiebedarf des Menschen setzt sich allerdings aus **Grundumsatz** plus **Leistungsumsatz** zusammen. **PAL** ist die Abkürzung für engl. *physical activity level* – ein Faktor also, der die körperliche Aktivität wiedergibt.

→ **Aktivitätsfaktor PAL**
x 1,2   sitzende oder liegende Lebensweise
x 1,4   überwiegend sitzende Tätigkeiten mit wenig Freizeitaktivität
x 1,8   überwiegend gehende und stehende Tätigkeiten

→ **Body-Mass-Index BMI**
Ob Sie als normalgewichtig oder übergewichtig gelten, können Sie mithilfe des Body-Mass-Indexes bestimmen. Je nach errechnetem Quotienten, befinden Sie sich im normal- oder übergewichtigen Bereich (s. Bereichseinteilung in der Abb. auf Seite 133). Die Grafik ist zur schnellen Orientierung gedacht. Wenn Sie es aber ganz genau wissen wollen, benutzen Sie die nebenstehende Formel.

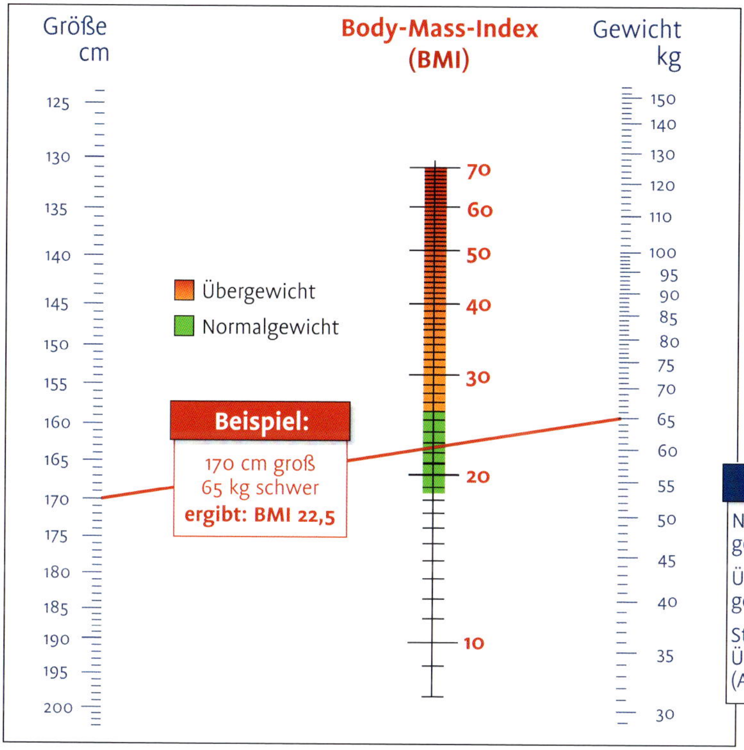

Größe cm	Body-Mass-Index (BMI)	Gewicht kg

BMI-Grafik: Suchen Sie Ihre Größe auf der linken Skala und Ihr Gewicht auf der rechten. Verbinden Sie die beiden Punkte mit einem Lineal. Wo die Verbindungslinie die mittlere Skala schneidet, können Sie Ihren ungefähren BMI ablesen. Neuere Untersuchungen sprechen dafür, dass Menschen über 60 Jahren mit einem BMI um 26–27 die höchste Lebenserwartung haben.

Der Body-Mass-Index

Der Body-Mass-Index errechnet sich aus folgender Formel:

Körpergewicht in Kilogramm **geteilt** durch die **Körpergröße** in Metern **im Quadrat**!

Beispiel:

$$\frac{70kg}{1,70m \times 1,70m} = 24$$

*BMI-Einteilung

Normalgewicht	18,5 – 24,9
Übergewicht	25,0 – 29,9
Starkes Übergewicht (Adipositas)	ab 30,0

Im Diagramm: Übergewicht, Normalgewicht

Beispiel: 170 cm groß, 65 kg schwer ergibt: BMI 22,5

Übergewicht – vor allem eine Folge der Bewegungsarmut

Veröffentlichungen der Universität Kiel 2001 über eine Untersuchung an Kindern zeigen, dass der Anteil des Körperfettes am Gewicht bei den Fünf- bis Siebenjährigen zwischen 1978 und 1998 um dramatische 66 Prozent (!) zugenommen hat. Welche Ursachen gibt es für diese »Moppelgeneration«? Neben der vermehrten

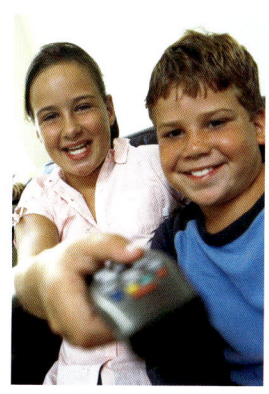

Gefäßfreundlich ernähren: Die mediterrane Kost

Fettzufuhr spielt die zunehmende Bewegungsarmut eine große Rolle. Grundschüler sitzen heute im Schnitt neun Stunden pro Tag und bewegen sich höchstens eine Stunde aktiv. Diese Entwicklung ist quasi das Spiegelbild unserer Erwachsenenwelt, nur dass sie bei Kindern viel deutlicher zum Ausdruck kommt.

Mehr Bewegung gehört auch aus diesem Grund zu unserem 5-Säu-len-Programm für gesunde Gefäße – die Zusammenhänge zwi-schen Übergewicht sowie Fettstoffwechselstörungen und man-gelnder Bewegung sind wissenschaftlich belegt. Wir werden uns deshalb im nächsten Kapitel ausführlich damit beschäftigen.

Ernährungsempfehlungen auf einen Blick

→ Viel Obst
→ Viel Gemüse (insbesondere mehr Hülsenfrüchte)
→ Mehr Omega-3-Fettsäuren
→ Mehr Ölsäure (d. h. mehr Olivenöl bzw. Rapsöl –
   insgesamt aber weniger Fett)
→ Wenig Fleisch, wenig Wurst, wenig Eier, dabei weniger als
   300 g rotes Fleisch und Wurst pro Woche, wenig Gebratenes
→ Wenig Alkohol (weniger als 30 g/Tag [~ $\frac{1}{4}$ l Wein])
→ Wenig Salz

INFO

Die drei Os und das G

– Mehr **O**mega-3-FS!
– Mehr **Ö**lsäure!
– Mehr **O**bst!
– Mehr **G**emüse!

Das »LOOGO« der Mediterranen Küche

L **L**ieber weniger, dafür aber biologisch hochwertiges Fleisch, mehr Fisch

O **O**mega-3-Fettsäuren

O viel **O**bst, enthält schützende sekundäre Pflanzenstoffe

G viel **G**emüse, dabei mehr Hülsenfrüchte (sek. Pflanzenstoffe)

O Fette, die überwiegend Ölsäure enthalten (= einfach ungesättigte Fett-säuren vorwiegend in **O**liven-, Rapsöl und Nüssen, aber auch Schweine-schmalz)

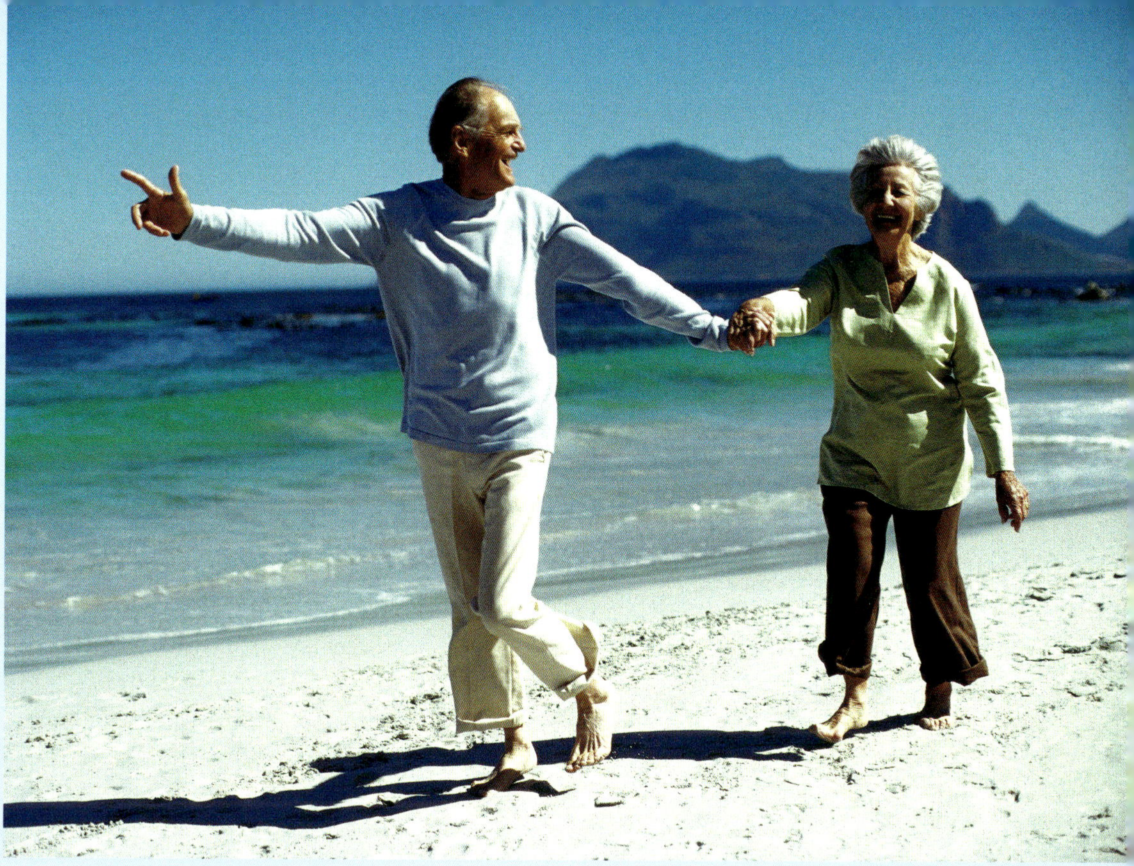

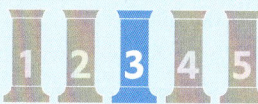

Alle Bemühungen zur Gefäßgesundheit, die Sie sozusagen sitzend am Esstisch aufbringen, nützen nur bedingt, wenn Sie etwas Wichtiges dabei vergessen: Die körperliche Bewegung. Sie ist die dritte Säule des Programms, und nur in Verbindung mit ihr führen alle Wege auch langfristig zum Erfolg.

Bewegung ist Leben

Das »Faulheits-Gen« unserer Urahnen

»Alles Leben ist Bewegung«, stellte bereits das Universalgenie Leonardo da Vinci vor einem halben Jahrtausend fest. Leider hindern uns unsere viel gerühmten technischen Errungenschaften im Alltagsleben, in den Genuss dieser Erkenntnis zu kommen. Woran liegt das? Unsere genetische Programmierung unterscheidet uns in vielen Dingen nicht wesentlich von der eines Urmenschen auf freier Wildbahn. Da Nahrungsenergie knapp bemessen war, musste der Kalorienverbrauch durch Bewegung möglichst eingeschränkt werden – körperlich aktiv wurde der Mensch dementsprechend nur bei der Nahrungssuche und der Jagd. Die Bewegung, die er dafür aufbringen musste, hielt ihn ausreichend fit. Daneben war es aber von Vorteil, wenn der Mensch faul war und seine Kraft und Energien für die existenziellen Bedürfnisse aufsparte.

Diese genetisch bedingte, ursprünglich sinnvolle, inzwischen eher ungünstige Bequemlichkeit – in Verbindung mit dem seit rund 40 Jahren anhaltenden Nahrungsüberfluss und einer fortschreitenden Immobilisierung aufgrund der allgemein bestehenden Technisierung – musste zwangsläufig zur »Verfettung« unserer Gesellschaft führen. Nicht umsonst haben Menschen mit Schreibtischberufen eine im Schnitt um ein bis zwei Jahre geringere Lebenserwartung.

Durch große Aufklärungskampagnen wurde in den USA in den letzten Jahren der enorme Fettverzehr von 41 Prozent auf 36 Prozent deutlich reduziert. Im gleichen Zeitraum ist jedoch die *Adipositas* (also das krankhafte Übergewicht oder die Fettsucht) von einem Viertel auf ein Drittel der Bevölkerung angestiegen. Die Erklärung liegt wahrscheinlich im allseits zunehmenden Bewegungsmangel.

Unsere Urahnen wurden nur bei der Jagd körperlich aktiv.

INFO

Bewegungsmangel
zählt neben einer falschen Ernährung zu den beiden Hauptgründen für »die Epidemie des 3. Jahrtausends«, wie die WHO das Übergewicht bezeichnet. Denn erst das Missverhältnis zwischen zugeführter und tatsächlich verbrauchter Energie kann es entstehen lassen!

Gute Gründe, sich mehr zu bewegen

Im Gegensatz zu den allgemein ausreichend untersuchten Choles-terin-, Blutzucker- und Blutdruckwerten lagen in der Vergangen-heit nur wenige Daten von größeren Bevölkerungsgruppen zum Thema **Bewegung und körperliche Aktivität** vor. Der Hauptgrund dürfte darin liegen, dass es extrem aufwändig ist, verlässliche Stu-dienergebnisse zur Bewegungsaktivität einzelner Menschen zu er-halten. In den letzten Jahren sind jedoch einige sehr eindrucks-volle Untersuchungen veröffentlicht worden, die auch den letzten Anhänger des Churchill-Mottos »No sports!« vom Gegenteil über-zeugen müssten. Das Wichtigste davon in Kürze, damit Sie sich bei Bedarf motivieren können, wenn ein »Rückfall« in die alte Bequem-lichkeit droht.

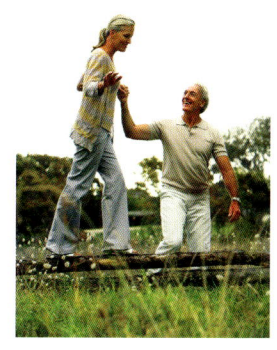

Wie eindeutig **regelmäßige körperliche Aktivität** mit einem ge-ringeren Risiko für Herzinfarkt und Sterblichkeit verbunden ist, zeigte eine amerikanische Studie aus den 70er und 80er Jahren. Zwischen 1970 und 1989 wurden 25 000 Männer im Rahmen einer Vorsorgeuntersuchung an der Cooper-Klinik in Dallas/Texas in drei Fitness-Stufen eingeteilt. Die schlechteste Gruppe (20 Pro-zent der Teilnehmer, s. a. Abbildung auf der nächsten Seite) galt als wenig fit (das waren die Bewegungsmuffel). 40 Prozent der Teil-nehmer wurden als mäßig fit eingestuft und die beste Gruppe (40 Prozent) als fit. Letztere absolvierten im Durchschnitt ein Aus-dauertraining von 4 Stunden pro Woche.

In den nachfolgenden Jahren wurde beobachtet, ob die auf-tretenden Todesfälle mehr mit den klassischen Risikofaktoren oder mehr mit der fehlenden körperlichen Fitness in Zusammenhang zu bringen waren.

TIPP

Mehr körperliche Akti-vität ist nicht nur eine Maßnahme gegen das Übergewicht. Körperliche Bewegung hat unab-hängig davon günstige Auswirkungen auf Dia-betes, Bluthochdruck und Fettstoffwechsel-störungen, vermindert dadurch das Risiko von Herz-Kreislauf-Krankhei-ten und erhöht neben-bei die Lebensfreude!

Bewegung ist Leben

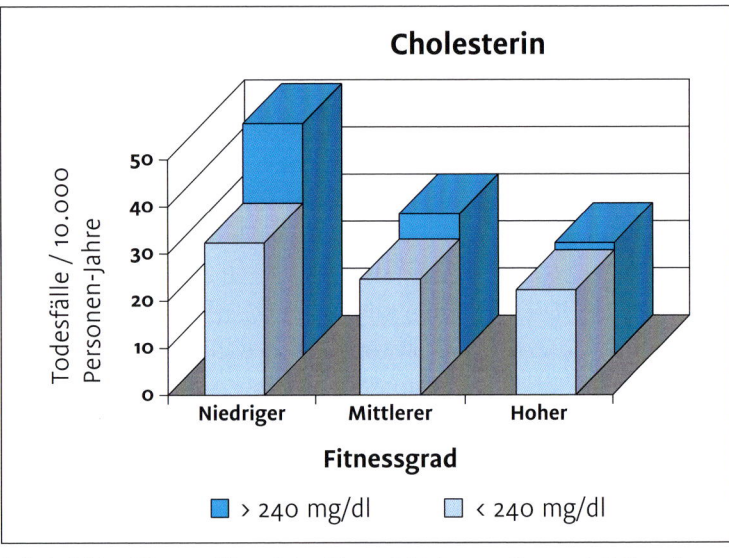

Cholesterin

Todesfälle / 10.000 Personen-Jahre

50 40 30 20 10 0

Niedriger   Mittlerer   Hoher

Fitnessgrad

■ > 240 mg/dl   ■ < 240 mg/dl

Schutzfaktor Fitness: Körperliche Fitness ist lebensverlängernd. Selbst ein höherer Cholesterinwert (Gesamtcholesterin über 240 mg/dl) kann durch einen hohen Fitnessgrad ausgeglichen werden *(modifiziert nach Blair).*

Wie Sie in der Abbildung oben sehen können, haben Bewegungsmuffel trotz eines niedrigeren Cholesterinwertes ein höheres Sterberisiko als körperlich fitte Menschen mit einem höheren Cholesterinwert! Auch im Vergleich zu Bluthochdruck und Rauchen ist eine geringe körperliche Fitness ein ähnlich hoher, wenn nicht sogar höherer Risikofaktor. Ein hoher körperlicher Fitnessgrad stellt eine mindestens so gute Lebensversicherung dar wie ein niedriger Cholesterinwert!

Optimal: Bewegung plus Ernährungsumstellung

Wie Sie ja inzwischen erfahren haben, können durch eine entsprechende Ernährungsumstellung sowohl die Blutfette als auch das

Gewicht günstig beeinflusst werden. Doch langfristig (d.h. über einen längeren Zeitraum als ein halbes Jahr) kann dieser Effekt nur erzielt werden, wenn Sie die richtige Kost auch mit einer regelmäßigen körperlichen Ausdaueraktivität verbinden. Diese Kombination hat dann nicht nur einen *additiven* (also einen zusätzlich günstigen), sondern sogar einen *synergistischen* bzw. *potenzierenden*, d.h. sich gegenseitig verstärkenden Effekt.

Wenn Sie durch vermehrte körperliche Aktivität nicht nur fit werden, sondern auch Ihren »mittleren Ring« und Ihren Cholesterinspiegel senken wollen, müssen Sie eine ganz einfache Regel befolgen: Die Energieaufnahme über Nahrungsmittel muss geringer sein als die Menge an Energie, die Sie verbrauchen. Dies lässt sich u.a. dadurch leichter erreichen, dass Sie nach körperlicher Aktivität Ihren Durst mit Mineralwasser anstelle kohlenhydratreicher Getränke löschen. Bedenken Sie, dass auch Säfte einen hohen Gehalt an Zucker aufweisen.

Der Trainingseffekt – eine Impfung für Ihre Fitness!

Wie kann man sich einen Trainingseffekt vorstellen? Verschleißt der Körper dabei nicht zusätzlich? Im Gegensatz zu einer Maschine kann der menschliche Körper auf Reize reagieren und sich vor entsprechenden Reizgefährdungen schützen. Wenn Sie den Körper beispielsweise der Sonne aussetzen, versucht er sich für die Zukunft durch vermehrte Bildung von Farbpigmenten in der Haut zu schützen. Wichtig ist dabei die richtige Dosis: Zu viel ist schädlich – zu wenig bringt keinen Nutzen. Etwas Ähnliches kennen Sie von Impfungen. Sie setzen den Organismus entsprechenden Viren, Bakterien oder Bestandteilen derselben aus, damit er Gegenmaßnahmen ergreift – in diesem Fall bildet er Antikörper. Zu viel Impfstoff macht Sie krank, zu wenig baut keinen Schutz auf.

Wie viel Bewegung braucht der Mensch?

Mindestens 2100 Kilokalorien sollte jeder zusätzlich pro Woche in körperliche Ausdaueraktivität umsetzen – d.h. jede Bewegungsmöglichkeit im Alltag nutzen und zusätzlich täglich eine halbe Stunde zügig gehen, Rad fahren, joggen oder Ähnliches (mehr zur »Dosis« ab Seite 151).

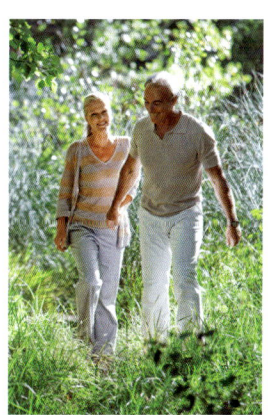

Schon ein täglicher Spaziergang nützt Ihren Gefäßen, doch einen größeren Gewinn erzielen Sie bei intensiveren Aktivitäten.

Dasselbe gilt nun auch für körperliche Aktivität. Die richtige Dosis – und das heißt regelmäßig bewegen und nicht nur einmal heftig – impft Ihren Körper anhand eines sehr komplexen Eingriffs in Ihr Steuerungssystem, sodass Sie in Zukunft viel widerstandsfähiger sind. Um jedoch wirklich leistungsfähig zu sein, bedarf Ihr Immunsystem eines ständigen Reizes, der dann eine wahre Lawine positiver Reaktionen in Gang setzt.

Hormone (also vielfältige Signalstoffe, darunter auch solche, die das Immmunsystem »ankurbeln« wie z. B. *Endorphine, Adrenalin* und *Cortison*) werden vermehrt ausgeschüttet. Noch bis zu zwölf Stunden nach der sportlichen Betätigung sind diese Effekte in Form aktivierter Immunzellen messbar.

Fahrradtraining gegen verengte Gefäße?

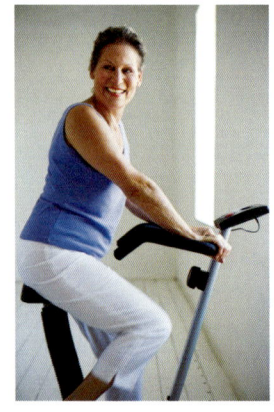

Dass Sie körperliches Training geradezu wie ein Medikament einsetzen können, wurde sehr eindrucksvoll bei einer Gruppe von Patienten nachgewiesen, bei denen es wegen verengter Herzkranzgefäße im Schnitt nach 6,7 Minuten Fahrradfahren zu einer Angina pectoris kam. Durch eine vorherige Einnahme von Medikamenten (z. B. Betablocker oder Nitroglyzerinpräparate) konnte die Zeit bis zum Auftreten des Anfalls auf rund neun Minuten verlängert werden. Mit **einem täglichen Ausdauertraining auf dem Fahrradheimtrainer** konnte erstaunlicherweise derselbe Effekt erzielt werden!

Diese Verlängerung um rund zwei Minuten sieht auf den ersten Blick nicht sehr eindrucksvoll aus, bedeutet aber für Menschen, die durch die Angina pectoris in ihrer Lebensqualität erheblich eingeschränkt sind, einen Gewinn von beinahe 40 Prozent mehr Leistungsfähigkeit, und das ohne Medikamente! Der Trainingseffekt macht sich auch hier bemerkbar.

Auf den letzten Kongressen der Amerikanischen Gesellschaft für Kardiologie sorgte eine Studie des Leipziger Herzzentrums für Aufsehen: Von 101 Patienten mit über 75%igen Verengungen der Herzkranzgefäße wurde die Hälfte mit einer Ballonaufdehnung (Ballondilatation) behandelt. Die andere Hälfte führte täglich ein 20–30-minütiges Ausdauertraining durch in Kombination mit einer optimalen medikamentösen Therapie. Das erstaunliche Ergebnis nach einem Jahr: In der »Ballongruppe« erlitten 30 % der Teilnehmer einen Herzinfarkt, Schlaganfall oder andere, koronare Probleme, während es in der »Bewegungsgruppe« nur bei 12 % zu derartigen Ereignissen kam. Dieser beeindruckende Unterschied war auch nach 4 Jahren Verlauf nachweisbar.

Durch Sport und Bewegung sogar Schutz vor Krebs?

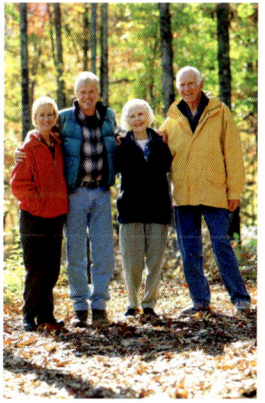

Der Vorsatz, auch wirklich über einen längeren Zeitraum bei der körperlichen Aktivität zu bleiben, wird besser eingehalten, wenn es gelingt, zusätzlich den Lebenspartner oder auch Freunde zum Mitmachen zu bewegen. Als zusätzliche Motivationshilfe kann Ihnen dabei vielleicht die wissenschaftliche Erkenntnis helfen, dass durch **regelmäßige Ausdauerbelastung einige Krebsarten deutlich weniger auftreten**.

Mehr noch: Vielleicht können Sie als Leserin dieses Buches sich selbst oder Ihre Freundinnen mithilfe eines interessanten Untersuchungsergebnisses aus Norwegen zum Joggen oder Berggehen motivieren. An 25 000 Frauen konnte dort gezeigt werden, dass durch ein vierstündiges Ausdauertraining pro Woche 30 Prozent weniger Brustkrebs auftritt. Im Gegensatz dazu brachte eine nur einstündige Ausdaueraktivität keinen nennenswerten Vorteil (mehr zur Dauer von sportlichen Aktivitäten ab Seite 153).

Weiterer Motivationsschub gefällig? Morphium gratis beim Joggen!

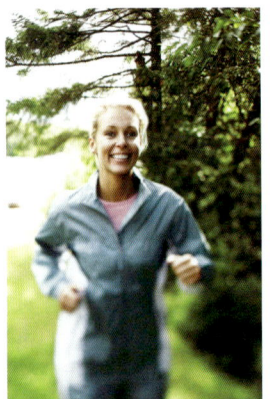

Erst regelmäßiges Laufen lässt die »Glückshormone« strömen.

Bei all diesen überzeugenden Argumenten und Gründen dürfte es eigentlich keine Bewegungsmuffel mehr geben. Wenn da nicht diese mehr oder minder ausgeprägte genetische »Faulheit« wäre, die wohl unsere Energiereserven für schlechtere Zeiten schonen soll. Sie ist es wahrscheinlich auch, die nach fünf Minuten Joggen die Frage auftauchen lässt: Warum tue ich mir das an?

Bei dieser Frage kann nur das Wissen helfen, dass diese Unlustgefühle bei einem Neueinstieg lediglich die ersten Wochen anhalten, dann aber allmählich in Lustgefühle übergehen. Bei manchen Joggern verursacht der Lustgewinn schon fast ein Suchtverhalten. Dafür sind wahrscheinlich körpereigene **Morphine**, die so genannten **Endorphine** verantwortlich, die bei größeren körperlichen Belastungen ausgeschüttet werden. Diese Endorphine sind möglicherweise auch dafür verantwortlich, dass manche großen Blasen am Fuß nicht beim Laufen bemerkt werden, sondern erst zu Hause auf der Couch.

Das Laufen ist im Übrigen nur eine von vielen Bewegungsarten und nicht für jeden geeignet, insbesondere nicht für Übergewichtige und nicht bei erheblichen Gelenkproblemen.

Welche Sportart soll's denn sein?

Das Wichtigste ist, dass Sie sich eine Bewegungs- oder Sportart suchen, die Ihnen Spaß macht. Wenn sie »nur« gesund ist, Ihnen aber keine Freude bereitet, wird Ihr Bewegungsdrang erfahrungsgemäß nur von kurzer Dauer sein. Das Beste wäre, wenn Sie sich ein abwechslungsreiches Programm zusammenstellten, das nicht langweilig wird und das sie auch in Gesellschaft durchführen können. Bewegung und Sport sollten Ihnen so viel Spaß machen, dass Sie sich jeden Tag darauf freuen.

Sportmedizinisch gesehen gibt es allerdings doch eine kleine Einschränkung bei der großen Auswahl der verschiedenen Bewegungsarten: Für Ihre Ausdauer und für Ihr Gefäßsystem ist es am günstigsten, wenn bei Ihrer Sportart möglichst **große Muskelgruppen ohne viel Kraft möglichst viel bewegt werden** – und zwar nach dem Flaschenzugprinzip: Kraft durch Wegstrecke vermindern!

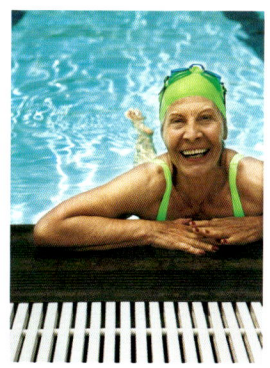

Das Beste ist, wenn alle Muskeln beteiligt sind

Die Beteiligung möglichst großer Muskelgruppen hat für Sie folgenden Vorteil: Alle Muskeln, die körperlich aktiv sind, stellen ihre Blutgefäße möglichst weit, um möglichst viel Blut und damit viel Sauerstoff und andere Nährstoffe zu erhalten. Diese weiten Gefäße bedeuten eine Widerstandsverringerung. Das heißt, dass das Herz trotz einer größeren Pumpmenge gar nicht so viel mehr arbeiten muss. Aufgrund dieses Phänomens sinkt paradoxerweise auch bei manchen Patienten, die einen Anspannungshochdruck zu Beginn der Belastung aufweisen, allmählich der Blutdruck während der Belastung, wie in der Abbildung auf der nächsten Seite gut zu erkennen.

Bewegungsarten, die viele Muskeln beschäftigen:
- Skilanglauf
- Schwimmen
- Joggen
- Bergwandern mit Stöcken
- Nordic Walking
- Inlineskaten
- Gymnastik
- Tanzen

Ausgehend vom Blutdruckverhalten beim Fahrradfahren als Vergleichswert (das entspricht der Null-Linie in der Abbildung) sind hier die Auswirkungen der verschiedenen Sportarten auf Ihren Blutdruck dargestellt. Ähnlich hohe Blutdruckwerte (in der Darstellung ganz rechts) können auch bei Ihnen auftreten, wenn Sie sich beispielsweise bei sehr ungünstigen Wetterverhältnissen ei nen eisigen steilen Hang »hinunterquälen«. Das Abfahrtsskilaufen ist deshalb aus kardiologischer Sicht gar nicht günstig, obwohl für Lebensgenuss und Geselligkeit durchaus empfehlenswert.

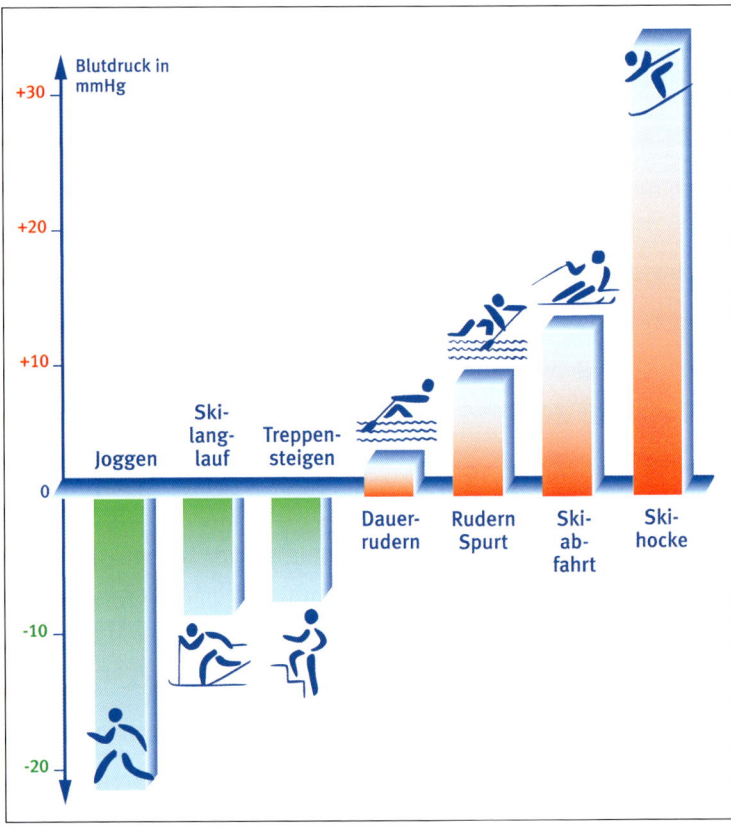

Sport kann Druck erzeugen: Beim Fahrradfahren ist der Blutdruck am einfachsten zu messen (= in der Abbildung die Null-Linie). Im Vergleich dazu ergeben sich geringere oder höhere Blutdruckanstiege bei anderen Sportarten. Die Sportarten mit den grünen Balken sind aufgrund des Blutdruck-Verhaltens besonders günstig für Herz und Kreislauf).

Kraftsportarten sind deshalb für Sie weniger empfehlenswert und sollten von Ihnen nur durchgeführt werden, wenn Sie es lernen, Pressatmung zu vermeiden und (wie beim nachfolgend beschriebenen Krafttraining) immer kurze, vollständige Entspannungsphasen einzubauen. Ansonsten ist das Risiko zu groß, dass sich der Blutdruck zu sehr »aufschaukelt«. Beispiele hierfür sind Ski alpin, Klettern, Gewichtheben etc. Warum ein Muskelaufbau aber trotzdem wichtig und vor allem auf welch schonende Weise er (auch im Fitness-Center unter einer guten Betreuung) erreichbar ist, lesen Sie im nächsten Abschnitt.

Krafttraining für Herz- und Gefäßpatienten – nicht ganz tabu!

Vor einem Muskel- und Krafttraining wurden noch bis vor nicht allzu langer Zeit Patienten mit Herz- und Gefäßerkrankungen gewarnt. Grund war die Angst vor zu starken Blutdruckanstiegen und dadurch provozierten Herzinfarkten. Eine ausreichende Muskelkraft ist aber eine entscheidende Voraussetzung für viele Tätigkeiten des alltäglichen Lebens. Fehlt es beispielsweise an der notwendigen Beinkraft, dann kann eine höhere Treppenstufe oder der Einstieg in einen Zug schon zu einem unüberwindlichen Hindernis werden. Außerdem steigt die Gefahr von Stürzen, was nicht selten in einen Oberschenkelhalsbruch mündet.

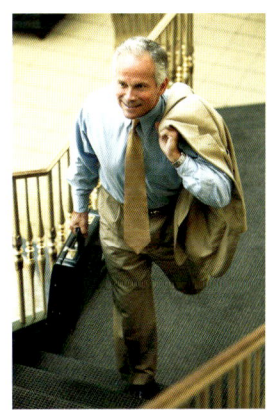

Treppengehen trainiert Kraft und Ausdauer.

Selbst aus kardiologischer Sicht hat ein richtig durchgeführtes Krafttraining einen vorbeugenden (präventiven) Nutzen: Bei alltäglichen Belastungen, wie z. B. dem Treppensteigen, ist der dabei auftretende Blutdruckanstieg abhängig vom Verhältnis zwischen aktuell eingesetzter Muskelkraft und maximal erreichbarer Kraft. Steigert man demnach durch ein entsprechendes Training die Kraft, fallen die Blutdruckanstiege im Alltag geringer aus.

Wie aber können Sie es schaffen, die Kraft zu erhöhen, ohne beim Training den Blutdruck kritisch zu steigern? Eine neue Trainingsform, die in der Sporthochschule Köln von Professor Klaus Baum mitentwickelt wurde, versuchte aus diesem Dilemma herauszuhelfen. Zwei Dinge müssen bei den Übungen streng beachtet werden:

→ Die Übungen sollten ohne Pressatmung vorgenommen werden.
→ Nach jeder dynamischen Muskelanspannung von ca. zwei Sekunden Dauer folgt eine gleich lange, vollständige Entspannungsphase der Muskulatur.

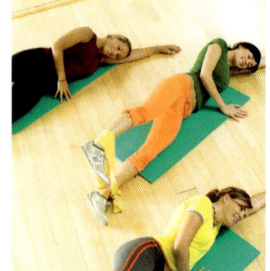

Dieses äußerst schonende Muskelaufbau-Training kann sowohl mit Kraftmaschinen als auch mit der »Kraftmaschine im Hosentaschenformat« praktiziert werden: mit einem elastischen Gymnastikband, das es in vielen verschiedenen Stärken zu kaufen gibt. Ohne Anleitung ist für Herzpatienten ein solches Training jedoch nur bedingt empfehlenswert. Die wichtigsten Übungen und den richtigen Umgang mit dem Band können Sie mittlerweile an einigen Rehabilitationskliniken erlernen.

Worüber freuen sich Ihre Gefäße am meisten?

Die günstigsten Aktivitäten zur Stärkung Ihres Herz-Kreislauf-Systems sind daher:

→ Schwimmen,
→ Berggehen oder -wandern,
→ Skilanglaufen,
→ Walking/Nordic Walking,
→ Joggen,
→ Fahrradfahren, Crosstrainer,

→ Tanzen,
→ Golf spielen (vor allem den Ball suchen).

Doch Vorsicht: Auch das Schwimmen ist nicht uneingeschränkt empfehlenswert. Patienten nach einem Herzinfarkt oder einer Bypass-Operation dürfen die ersten Wochen nicht ins Wasser. Warum? Beim Fahrradfahren können sich die meisten Menschen nicht überlasten, weil sie vorher Probleme mit ihrer Beinmuskulatur oder ihren Gelenken bekommen. Beim Schwimmen werden dagegen in der Regel so viele Muskeln bewegt, dass diese Belastung voll auf das Herz »durchschlägt«, ohne dass vorher Gelenke oder Muskeln Alarm geben. Hinzu kommt die Druckbelastung durch den erhöhten Wasserdruck. Das Risiko besteht also bei einer noch instabilen Herzsituation in der Überlastung – infolgedessen kann es bei dem einen oder anderen zu Herzrhythmusstörungen (aufgrund der besonderen Druckverhältnisse) kommen. Ansonsten ist Schwimmen jedoch eine optimale körperliche Aktivität.

Laufen, joggen, walken oder vielleicht gleich auf den Berg?

Joggen ist eine der schönsten Bewegungsarten, jedoch nur unter folgenden Voraussetzungen: Sie haben keine Gelenkprobleme, und Sie sind nicht übergewichtig. Wählen Sie dabei eine schöne Umgebung (also nicht unbedingt an einer befahrenen Straße entlanglaufen) und gute Laufschuhe. Dann werden Sie es schaffen, nach einiger Zeit in einen fast meditativen Gleichklang zu kommen. Abwechslungsreicher und wahrscheinlich auch effektiver ist das Joggen, wenn Sie die Geschwindigkeit häufiger wechseln.

Walking – das zügige Gehen mit kurzen Schritten – ist die etwas weniger elegante Variante, aber deutlich gelenkschonender und

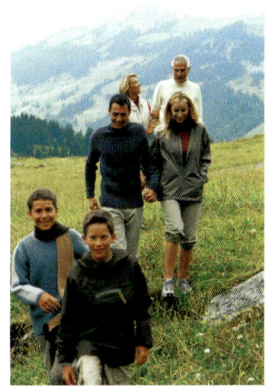

Vielleicht finden auch Sie Gefallen am Bergwandern.

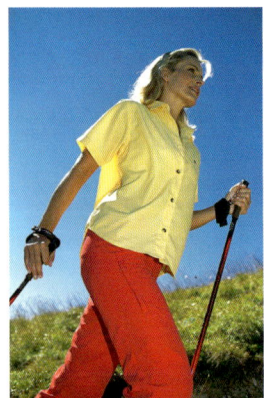

Der Einsatz von zusätzlicher Muskulatur ist auch der Vorteil von Walking und Nordic Walking gegenüber Spazierengehen.

weniger anstrengend! Das Kreislauftraining können Sie unter Umständen durch die Mitnahme von kleinen Handgewichten oder das Nutzen von Stöcken (Nordic Walking) optimieren.

Doch die Krönung stellt für alle, die in entsprechender Gegend wohnen, natürlich das **Berggehen oder -wandern dar**: Sie können alleine oder in netter Gesellschaft starten, Sie können die Steigung nach Geschmack wählen, die Schönheit der Landschaft löst bei den meisten Glücksgefühle aus, und eine Almhütte als Ziel kann zum Durchhalten motivieren.

Nur eingefleischte Bewegungsmuffel finden auch daran keine Freude. Leider hat nicht jeder die passenden Hügel oder Berge vor der Haustür, aber vielleicht einen See oder das Meer, an dem sich ebenfalls mit Glücksgefühlen entlangmarschieren lässt.

Beim Bergwandern ist jedoch das Folgende zu beachten: Sie sollten immer mit zwei Stöcken – idealerweise mit Dämpfungsfedern gegen Gelenkbeschwerden – gehen. Sie setzen damit zusätzlich die große Gruppe der Schulterarmmuskulatur ein, außerdem können Sie – insbesondere beim Bergabgehen – Ihre Gelenke entlasten.

Bei allen Ausdauersportarten ist es sinnvoll, mithilfe einer Pulsmessuhr die Bewegungsintensität über die Herzfrequenz zu kontrollieren. Dies schützt Sie vor zu hohen Belastungen. Dabei wird von einem bequemen, elastischen Gurt, der um den Brustkorb getragen wird (bei Frauen liegt er unterhalb der Brust) der Herzschlag gemessen und an eine spezielle Armbanduhr gesendet. Dazu eignen sich auch preisgünstige Angebote von großen Einkaufsketten. Die besseren, neueren Uhren haben allerdings den Vorteil, dass Sie eine Ober- und Untergrenze für die Pulszahl einstellen können, bei deren Über- bzw. Unterschreiten die Uhr zu piepsen beginnt.

Fahrradfahren – versuchen Sie es auch einmal mit dem Mountain-Bike!

Das **Fahrradfahren** hat den Vorteil, dass Sie es fast überall tun können. Von Nachteil sind jedoch das ausschließliche Training der Beinmuskulatur und die ungünstige Belastung der Wirbelsäule. Außerdem ist die Belastungshöhe stark abhängig von den Windverhältnissen und dem Geländeprofil. Bei Gegenwind und an manchen Steigungen kann es vorkommen, dass Sie selbst im kleinsten Gang und bei niedrigster Geschwindigkeit zu hoch belastet sind. Aber auch hier hilft Ihnen die Pulsmessuhr weiter: Wenn die Herzfrequenz als Zeichen einer starken Belastung zu hoch ansteigt, schieben Sie einfach das Mountain-Bike so lange, bis es wieder flacher wird. Auch so können Sie attraktive Ziele wie eine Almhütte erreichen. Danach können Sie gelenkschonend wieder ins Tal zurückkehren. Übrigens: Bei all diesen Sportarten gilt: Nehmen Sie sich immer frische trockene Kleidung und einen Windschutz mit. Weitere gute Anregungen finden Sie im Internet unter: www.adfc.de.

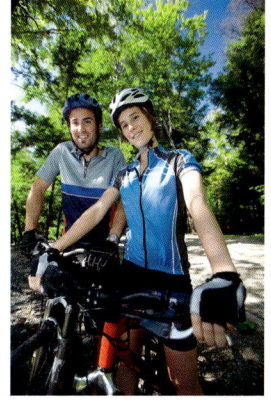

Mit Skiern über die Loipe gleiten

Die Möglichkeiten zum **Skilanglauf** sind leider mangels Schnee oft sehr eingeschränkt. Wenn sich Ihnen aber Loipen bieten sollten, nutzen Sie diese, selbst wenn Sie bisher noch nicht auf Langlaufskiern standen. Bei dieser sehr dynamischen Belastung werden so viele Muskeln beteiligt wie bei kaum einer anderen Sportart. Wie viele es sind, merken Sie meist zwei Tage später, wenn der Muskelkater sich meldet. Auch beim Skilanglauf ist zu Beginn eine Pulsmessuhr zur Überwachung der Belastungsintensität sehr sinnvoll, um eine Überlastung zu meiden. Probieren Sie auch einmal das Skaten, es macht noch mehr Spaß und trainiert besser.

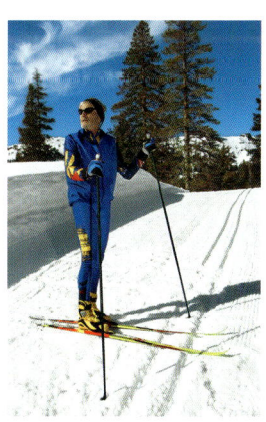

Bewegung ist Leben

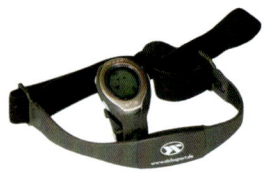

Das morgendliche Ergometer beim Frühstücksfernsehen

Auch wenn das Fahren auf dem Fahrradergometer oder Heimtrainer im Vergleich zu den Aktivitäten an der frischen Luft auf den ersten Blick wenig attraktiv erscheint, bietet es doch einige Vorteile. Sie können über eingebaute Pulsmessgeräte optimal die Belastungsintensität steuern. Es bedarf keiner großen Vorbereitung. Sie sind völlig wetterunabhängig. Auf neueren Ergometern kann mithilfe einer Chipkarte ein sehr abwechslungsreiches Programm gefahren werden. An Tagen mit weiteren sportlichen Aktivitäten, die Sie sich für den Nachmittag oder Abend reserviert haben, können Sie die morgendliche Aktivität natürlich etwas verkürzen.

Morgens ist die Welt noch in Ordnung

Da Sie keine Rekorde aufstellen wollen, müssen Sie Ihre gewählte Aktivität nicht auf die Tageszeit Ihres Leistungshochs legen. Körperliche Bewegung kann Ihnen ja auch helfen, erst einmal richtig frisch und wach zu werden. Deshalb: **Starten Sie am besten gleich morgens nach dem Aufstehen**, auch wenn Sie den Wecker deshalb eine halbe Stunde früher stellen müssen. Der Vorteil: Es fallen Ihnen so schnell keine Ausreden ein, warum es an diesem Tag nun gerade nicht geht.

Im Frühtau zu Berge – auch für Herzpatienten?

Die meisten körperlichen Ausdaueraktivitäten sind auch mit *Handicaps des Herzens*, d.h. auch nach einem Herzinfarkt oder nach einer Bypass-Operation, empfehlenswert. Selbst wenn die Pumpleistung des Herzens erheblich zu wünschen übrig lässt, so ist in vielen Fällen noch leichtes Bergwandern möglich. Da dosiertes Bergwandern als eine der besten körperlichen Aktivitäten gilt und meist sogar Bewegungsmuffel begeistert, haben Herzpatienten und Gesunde seit 2009 die Möglichkeit, beim Kardio-Trekking mit ärztlicher Begleitung bei mehrtägigen Wanderungen in den Chiemgauer Bergen ihre richtige Dosis für Fitness und Genießen zu finden. Informationen hierzu erhalten Sie beim Herzforum Bayern (Adresse siehe Anhang).

Die Kunst liegt wie immer in der Dosis

Zu viel schadet – zu wenig bringt nichts. Um durch körperliche Aktivität tatsächlich den optimalen Gewinn und Zuwachs an Lebensqualität zu erzielen, gibt es einige einfache Dosierungsempfehlungen: Wenn Sie keine Pulsmessuhr zur Verfügung haben und eher etwas »eingerostet« sind, beginnen Sie bei Ihrem Training von 5–10 Minuten am ersten Tag mit einer der auf Seite 146/147 angegebenen Bewegungsarten so, dass Sie gerade leicht ins Schwitzen kommen, ohne sich aber anschließend erschöpft zu fühlen. Die Dauer steigern Sie dann täglich um 1 Minute, bis Sie 20–60 Minuten bequem durchhalten. Patienten mit einer Herzinsuffizienz (Pumpschwäche) benötigen in der Regel eine individuelle Belastungsempfehlung. Gerade zu Beginn eines Trainings können Sie die Intensität Ihrer Belastung gut mithilfe einer Pulsmessuhr mit Brustgurt steuern (für wenig Geld in jedem Sportgeschäft erhältlich). Dabei orientieren Sie sich nach der altbekannten Formel:

Ihr Trainings- bzw. Aktivitätspuls = 180 minus Lebensalter

Ihr Puls sollte sich dann im Bereich von +/– 10 Schlägen bewegen. Bei Menschen, die einen Betablocker einnehmen, ist der Trainingspuls 10 bis 30 Schläge/Minute niedriger. Bei ihnen muss der Arzt den optimalen Pulsbereich festlegen. Wenn Sie älter als 35 Jahre sind oder eine Herzerkrankung hinter sich haben, sollte die für Sie optimale Trainings- bzw. Aktivitätsfrequenz zunächst grundsätzlich **durch einen Arzt nach einem Belastungs-EKG** festgelegt werden.

INFO

Wer es genauer wissen will:

Trainingspuls = Ruhepuls + (220 *minus* Alter *minus* Ruhepuls) × F

F = bei Untrainierten 0,6 bei mäßig Trainierten 0,7 bei gut Trainierten 0,8

ACHTUNG

Bevor Sie mit dem Sport beginnen, sollten Sie auf alle Fälle Ihren Arzt aufsuchen und ein Belastungs-EKG machen lassen. Er gibt Ihnen die notwendigen Anweisungen für Ihr persönliches, nur auf Sie zugeschnittenes Bewegungsprogramm!

Bewegung ist Leben

Abnehmen durch Sport und Bewegung:
Die sparsamen Fettverbrenner

Erwarten Sie von den »Kalorienverbrennern« Sport und Bewegung jedoch keine Wunder. Wenn Sie mit mehr körperlicher Aktivität abnehmen wollen, bekommen Sie nichts geschenkt. Dazu eine kleine Orientierungshilfe: Beim Joggen verbrennen Sie im Schnitt

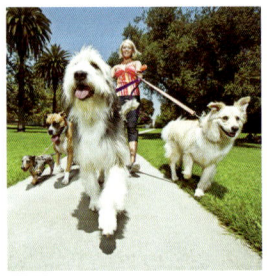

Selbst regelmäßiges Gehen (z. B. beim Hundausführen) kann schon die erforderliche Ausdauerbelastung bringen.

INFO

Das Optimum für Ihr Herz

Verbrauch von 300 Kilokalorien am Tag durch Ausdauerbelastung oder 2000 bis 2500 kcal pro Woche!

Sportart	Verbrauch in Kilokalorien pro Minute*	Belastungsdauer, um 300 Kilokalorien zu verbrennen*
		* bei einem Körpergewicht von ca. 70 kg
Gehen (6 km/h)	5,5	54 min
Laufen (9 km/h)	10	30 min
Laufen (15 km/h)	13	23 min
Bergsteigen	8	38 min
Radfahren (10 km/h)	2,8	107 min
Radfahren (20 km/h)	7,9	38 min
Skilanglauf	23	13 min
Schwimmen (Kraul)	14	22 min
Schwimmen (Rücken)	6,9	45 min
Paddeln (125 m/min)	6,9	45 min
Rudern (50 m/min)	2,5	120 min
Golf	4,5	67 min
Fußball	24	13 min
Handball	14	22 min
Volleyball	7,4	41 min
Tennis	8	38 min
Tischtennis	5,3	57 min
Tanzen	6,5	56 min

1 kcal pro 1 kg Körpergewicht und zurückgelegtem Kilometer.
Wiegen Sie z. B. 80 kg und laufen 5 Kilometer, dann haben Sie
400 kcal verbraucht. Eine halbe Stunde Radfahren (ohne Steigungen) verbraucht ca. 150 kcal.

Deshalb: Nur einmal in der Woche einen Gewaltmarsch oder ein
dreistündiges Tennismatch zu praktizieren ist weder für den Trainingseffekt noch für das Abnehmen sinnvoll: In der Regelmäßigkeit liegt das Geheimnis! Versuchen Sie, sich jeden Tag zu bewegen
– das bringt auf Dauer den Erfolg, den Sie sich wünschen.

Regelmäßigkeit statt Hochleistung – ein Wochenprogramm für mehr Fitness

In mehreren großen Studien hat sich gezeigt, dass der größte Gesundheitsgewinn bei ca. **300 zusätzlich verbrannten Kalorien am Tag** liegt, also 2 100 kcal in der Woche. Optimal wäre es demnach, wenn Sie

1-mal täglich	**30 bis 60 Minuten**
oder	
1- bis 3-mal täglich	**20 Minuten**

körperlich aktiv werden. Das hängt ganz von Ihrem persönlichen
Tagesablauf ab. Übrigens: Die frühere Regel, nur längere, d. h. über
20-minütige Belastungen am Stück führten zur Fettverbrennung,
hat sich nicht bewahrheitet. Je trainierter Sie sind, desto mehr Fettkalorien verbrennen Sie.

Auch wenn es am Anfang schwer fällt, Sie werden »Ihre regelmäßigen aktiven Minuten« zunehmend genießen. Stellen Sie sich ein
buntes Wochenprogramm zusammen, z. B.:

Bewegung ist Leben

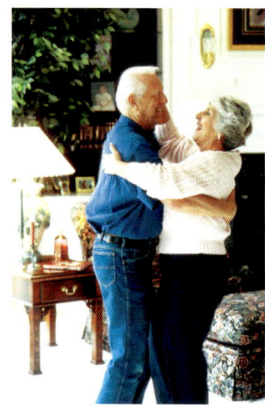

1 Tag Fahrradfahren
1 Tag Schwimmen
1 Tag Joggen
1 Tag Gymnastik
1 Tag Tanzen
1 Tag Walking
1 Tag Bergwandern

… und immer wieder zwischendurch Treppensteigen, Laufen, Hund ausführen, Rasen mähen oder bei der nächsten U-Bahnfahrt eine Station früher aussteigen oder das Auto einige Hundert Meter früher parken und den Rest gehen.

Und nicht vergessen:
Durch ein regelmäßiges Ausdauertraining ist mit einem Anstieg des HDL-Cholesterin-Wertes von 10 Prozent zu rechnen. Das klingt vielleicht nicht sehr beeindruckend, aber eine solche Anhebung des »guten« Cholesterins bedeutet eine Senkung des Herzinfarktrisikos um rund ein Viertel!

Mit dem Wochenprogramm haben Sie die Chance, dass Ihnen die sportlichen Aktivitäten langfristig Spaß machen. Denn Spaß ist eine der wichtigsten Voraussetzungen fürs Durchhalten. Und jetzt lesen Sie erst mal nicht weiter, sondern starten für 15 Minuten eine körperliche Aktivität. Danach stellen Sie Ihren Plan für die nächsten acht Tage auf! Am besten schriftlich, das hat größere Aussicht auf Erfolg.

Bewegung ist Leben –
Leben ist Bewegung
Leonardo da Vinci

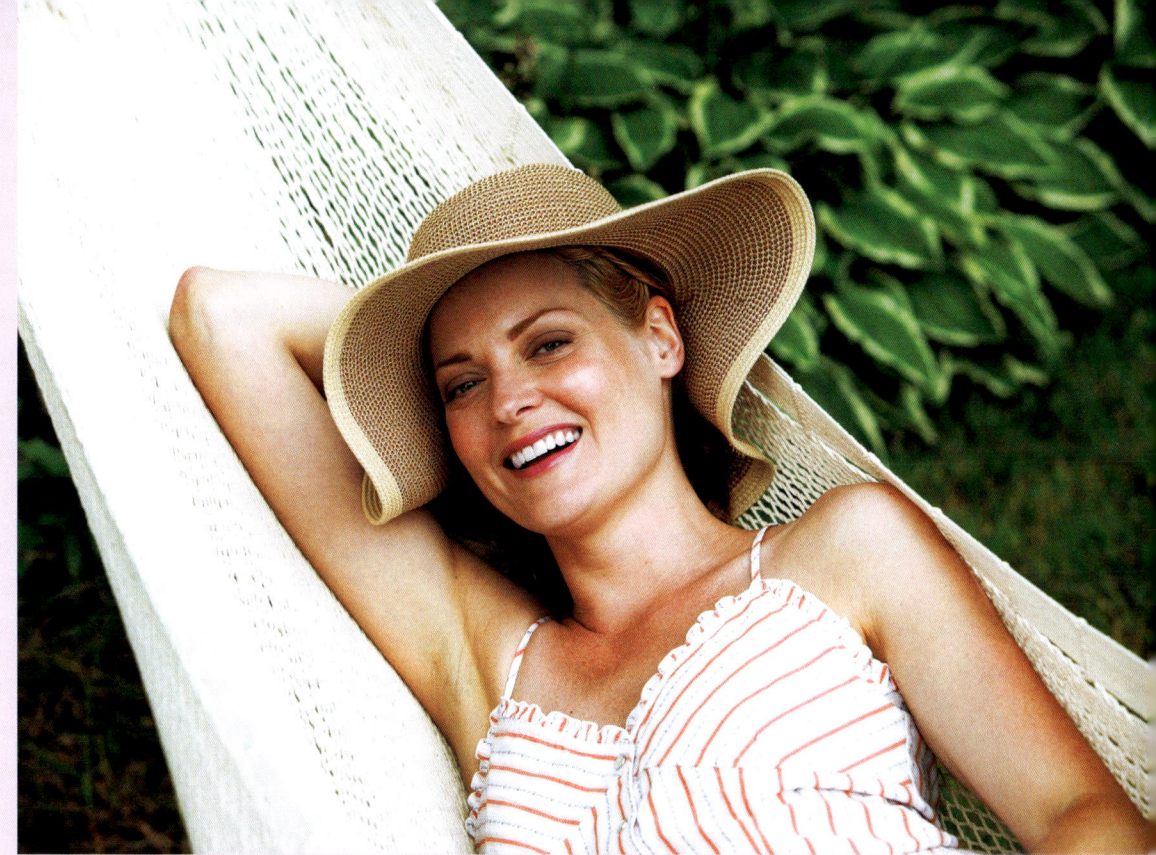

1 2 3 4 5

Bis noch vor 50 Jahren war das Wort »Stress« nur einigen wenigen Physikern geläufig, denn der Begriff stammt ursprünglich aus der Technik, speziell aus der Materialprüfung, und meint die mechanische Anspannung und Verzerrung von Metallen oder Glas. Inzwischen bezeichnet Stress den medizinischen Vorgang der Anpassungsreaktion unseres Körpers auf alles, was Körperfunktionen wie z. B. Blutdruck oder Temperatur aus dem Gleichgewicht bringt. Stress gehört zum Leben, aber zu viel davon macht krank. Lesen Sie im folgenden Kapitel von den zwei Gesichtern dieses Phänomens und welche Strategien aus der Stress-Spirale heraushelfen, kurz: über die Möglichkeiten eines Stressmanagements.

Stress-management

Stressmanagement

INFO

Chronischer Stress =
Missverhältnis von
Belastung und
Kompetenz (Fähigkeit).

Wenn Patienten gefragt werden, worin sie die Ursache ihres Infarktes sehen, geben viele den »Stress« am Arbeitsplatz oder zu Hause in der Familie an. Doch was ist überhaupt Stress? Was für den einen den höchsten Lebensgenuss darstellt, quasi das Salz in der Lebenssuppe, wirkt auf den andern vielleicht eher bedrohlich und beängstigend! Jene Situationen und Ereignisse, die die Reaktion **Stress** überhaupt auslösen, sind individuell sehr verschieden. Die als **Stressoren** bezeichneten körperlichen wie psychischen Belastungen oder Herausforderungen des Lebens können eine Vielzahl von Körperreaktionen (u. a. Herzklopfen, feuchte Hände, Schwitzen, aber auch höchste Konzentrations- und Leistungsfähigkeit etc.) in Gang setzen. Diese **Stressantwort** ist auch notwendig, um uns gegen bestimmte Situationen zu wappnen oder um sie zu bewältigen.

Der Urstress als Überlebensprogramm

Um zu demonstrieren, was sich in unserem Körper als Stressantwort abspielt und warum, müssen wir bis zu unseren Urahnen zurückgehen. Stress ist in der Tat ein uraltes genetisches Programm – unser physiologisches Verhalten hat sich seither kaum verändert. Sinn der Stressreaktion war ursprünglich die Lebenserhaltung durch einen blitzschnellen Angriffs- oder Fluchtmechanismus. In einer bedrohlichen oder zumindest bedrohlich erscheinenden Situation wird der Körper durch eine sofort einsetzende, komplexe Hormonausschüttung auf die **Überlebensstrategie** *Kampf oder Flucht* (engl. *fight or flight*) vorbereitet. Der Körper, insbesondere sein Herz-Kreislauf-System und sein Bewegungsapparat, werden dadurch in Alarmbereitschaft und in Hochleistungsform versetzt. Durch die Ausschüttung von Stresshormonen wie *Adrenalin* und **Noradrenalin** aus dem Nebennierenmark, von **Kortisol**, dem Hormon aus der Nebennierenrinde, sowie körpereigener **Morphine**

(z. B. *Endorphine*) wird geradezu eine Lawine komplizierter Körpervorgänge in Gang gesetzt: Blutdruck und Pulsschlag erhöhen sich. Damit kann die vom Herzen beförderte Blutmenge um das Drei- bis Fünffache (auf bis zu 25 Liter in der Minute!) gesteigert werden, um allen Muskeln den für die bevorstehende körperliche Belastung erforderlichen »Kraftstoff« zu liefern. Daneben werden weitere Energiereserven in Form von Fetten mobilisiert. Außerdem wird das Blut leichter gerinnbar, damit man bei drohenden Verletzungen weniger Blut verliert. Blutdruck und Blutzucker steigen an, die Gehirndurchblutung nimmt zu, jene des Magen-Darm-Trakts nimmt ab. In der Steinzeit waren diese physiologischen Reaktionen zum Überleben äußerst wichtig und sinnvoll: Freigestellte Energien kamen auf der Jagd und beim Kampf tatsächlich auch sofort »zum Einsatz«.

»Fight or flight!« Und was tun wir heute?

Dieses genetisch verankerte Programm der »Mobilmachung« von Energie läuft heute noch genauso ab wie bei unseren Vorfahren vor tausenden von Jahren, auch wenn sich die Auslöser, also die Stressoren, »leicht« gewandelt haben. Doch unter den derzeitigen Lebensbedingungen ist der Alarmzustand des Körpers eher hinderlich, da er nicht entsprechend genutzt werden kann: Für das Verständnis von → **Stressreaktionen** ist es wichtig zu wissen, dass der Mensch auf seelische wie nervliche Reize immer so reagiert, als ob er »laufen oder raufen« müsste. Der heutige Mensch kann aber meist weder kämpfen noch fliehen. Die bereitgestellte, aber unverbrauchte Energie versetzt den Organismus auf ein höheres Erregungsniveau. Ob die provozierten Stressreaktionen auf Dauer zu gesundheitlichen Schäden führen, hängt von Häufigkeit, Dauer, Intensität der stressauslösenden Momente ab, aber auch davon, ob der Betreffende einen Ausgleich schaffen kann.

Stressreaktionen

Ausgehend vom Grundmuster »Kampf oder Flucht« als Ziel der körperlichen Aufrüstung, laufen die Stressreaktionen unseres Körpers auf verschiedenen Ebenen ab.
Zu unterscheiden sind:

1. geistig-gedankliche (z. B. Einengung der Wahrnehmung, negative Gedanken, Gedankenkreisel),

2. gefühlsbezogene (z.B: Aggression, Angst, Unsicherheit etc.),

3. nervlich-hormonelle (z. B. Herz-Kreislauf-Reaktionen, Erröten, Erblassen etc.) und

4. muskuläre Reaktionen (z. B. Zittern, erstarrte Mimik, Zähneknirschen, Tränen etc.).

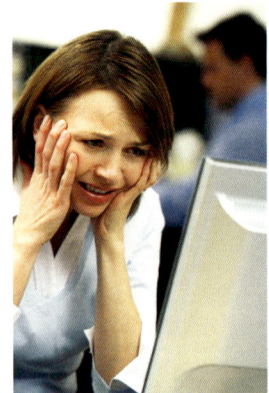

Denn geht die fordernde oder bedrohliche Situation schnell vorüber und folgt auf die **Anspannung** die erforderliche **Entspannung** (beispielsweise in Form eines Erfolgserlebnisses, durch entsprechendes sportliches Abreagieren oder auch über Entspannungsstrategien), kann der Körper mit den Folgen des Alarmzustandes ohne Weiteres fertig werden. In Wettbewerbssituationen beispielsweise kommen dem Menschen diese Energien des *akuten Stresses* eher zugute. Anstrengungen und Kraft sind herausgefordert – sie werden direkt ge- und verbraucht. Hier spricht man auch vom »guten« Stress, vom *Eustress*. Er spornt uns an und bewirkt größere Leistungsfähigkeit. Voraussetzung dafür aber ist, dass nach jeder Anstrengung und Anspannung auch wieder Phasen des »Verschnaufens«, der Regeneration folgen.

Herrscht hingegen **Daueralarm** – insbesondere durch unlösbar erscheinende Probleme, Dauerkonflikte oder auch durch unterschwellige Belastungen wie ständige Reizüberflutung, lang anhaltenden Lärm, ununterbrochenen Zeitdruck und vieles mehr (s. Stressoren, nächster Abschnitt) –, dann nimmt der Körper aufgrund der immer während Hormonausschüttung und der anderen Stressreaktionen Schaden. Das ist der Fall, wenn sich diese Stress-Situationen häufen, ohne dass ein Ausgleich über Erholungsphasen, Entspannungsübungen oder bloßes Abreagieren geschaffen wird. *Dauerstress* führt, insbesondere bei einem bereits angeschlagenen Herzen, zu Verschleiß- bzw. zunehmenden Gefäßveränderungen.

Die Stressoren im Alltag

Unter Stressoren werden im Allgemeinen alle inneren und äußeren Reize und Anforderungen an den Menschen verstanden. Alles, was dem Wohlergehen nützt, was angenehm und befriedigend ist, wird als positiv gewertet, alles Bedrohliche, **Überfordernde, aber auch Unterfordernde** als negativ. Damit wird auch verständlich, dass es so etwas wie eine → **Stressdosis** gibt und dass Stressoren individuell verschieden empfunden werden können – dass jeder sozusagen »seine eigenen« Stressauslöser besitzt, die wiederum subjektiv wirken.

Sie sind abhängig von den persönlichen Erfahrungen des Betroffenen, aber auch davon, ob und wie er Bewältigungsstrategien beherrscht. Schüler erleben die nächste Schularbeit als Stress, der Manager die häufigen Dienstreisen, das junge Paar die bevorstehende Hochzeit, die Eltern den zu organisierenden Kindergeburtstag.

Da Stress eine sehr individuelle Reaktion ist, kann ein und dieselbe Situation für den einen eine leistungsfördernde Stimulation bedeuten, für den anderen hingegen eine krank machende Überforderung. Stress ist im allgemeinen Sprachgebrauch negativ besetzt, ursprünglich aber eine **neutrale Bezeichnung** für Belastung (s. Seite 155). Höchstleistungen sind nur durch einen dosierten Stress zu erreichen. Wichtige Voraussetzung ist aber, dass der Einzelne seinen Stress unter Kontrolle behält.

Welcher Stress macht bei wem krank?

Im Gegensatz zu den einfach nachweisbaren Blutdruck- und Cholesterinwerten ist das individuelle Stresserleben nur sehr schwer messbar. Der Zusammenhang zwischen Stress und Herz-Kreislauf-Erkrankungen lässt sich dementsprechend kaum nachweisen, doch mit Hilfe verschiedener Modelle gut erklären.

Als klassischer krankheitsfördernder Faktor galt lange Zeit das → **Typ-A-Verhaltensmuster.** In weiteren Untersuchungen ließen

Stressdosis

Die Stressdosis wird von der Häufigkeit, Dauer und Intensität der Stressoren bestimmt. Doch was ist die richtige, was die falsche Dosis? Wissenschaftler haben eindeutig festgestellt, dass ein Zuwenig an Stress denselben Leistungsverlust, in diesem Fall ein so genanntes Leistungsleck, produziert wie ein Zuviel an Stress. Bei einem **mittleren Stressausmaß** ist die Leistungsfähigkeit optimal und das Verhalten am effektivsten.

Stressmanagement

Typ-A- und Typ-B-Verhalten

Die Wissenschaft unterscheidet in Hinblick auf das Stresserleben zwei Verhaltensmuster:

Typ-A-Menschen
zeichnen sich durch hohe Leistungsbereitschaft, Perfektionismus, Aggressivität, Ungeduld und starkes berufliches Engagement aus – oft verbunden mit einem niedrigen Selbstwertgefühl und innerer Ruhelosigkeit.

Der Typ-B-Mensch
ist dagegen ruhig, ausgeglichen, gelassen und lebt weit weniger leistungsorientiert.

sich die Menschen aber nicht eindeutig einem → **Typ-A-** bzw. **Typ-B-Verhalten** zuordnen. Darüber hinaus zeigten weitere Studien, dass Typ-A-Menschen nach einem Infarkt sogar bessere Überlebenschancen hatten, möglicherweise weil sie sich danach »aggressiver« und konsequenter um ihre Gesundheit bemühten. Eindeutiger lässt sich eine Beziehung zwischen Stress und Herzinfarkt jedoch bei einem Verhalten herstellen, das als »unterdrückte Ärgerneigung« umschrieben werden kann. Ein Merkmalbündel aus Feindseligkeit und der Neigung, aggressive Impulse, ausgelöst durch Ärger, zu unterdrücken, sowie konformes Verhalten kennzeichnet diesen Charakter.

Im beruflichen Umfeld und am Arbeitsplatz spielen andere Faktoren für das Auftreten von Stress eine Rolle. Jene Arbeitsplätze, die sich durch die Kombination »hohe Anforderung« und »wenig Entscheidungs- bzw. Kontrollspielraum **(low job control)**« auszeichnen, sind besonders belastet und bergen ein zwei- bis dreifach höheres Infarktrisiko.

Massiv stressverstärkend wirkt in der Arbeitssituation der Faktor Zeitdruck. Die Mischung aus Zeitdruck und geringer Entscheidungsfreiheit, wie es z. B. der Fließbandarbeiter erlebt (s. Abb. auf der gegenüberliegenden Seite), führen laut einer schwedischen Untersuchung sogar zu einer achtfach höheren Sterblichkeit. Diese Faktoren sind im privaten und familiären Bereich bislang nicht ausreichend untersucht worden, dürften dort aber in ähnlicher Weise zum Tragen kommen.

Im Rahmen einer Untersuchung der Universität Düsseldorf wurde das Modell der *beruflichen Gratifikationskrisen* entwickelt. Als wesentlicher sozialer Stressfaktor wird dabei weniger die Qualität der Arbeitsaufgaben betrachtet als das Ungleichgewicht zwischen ho-

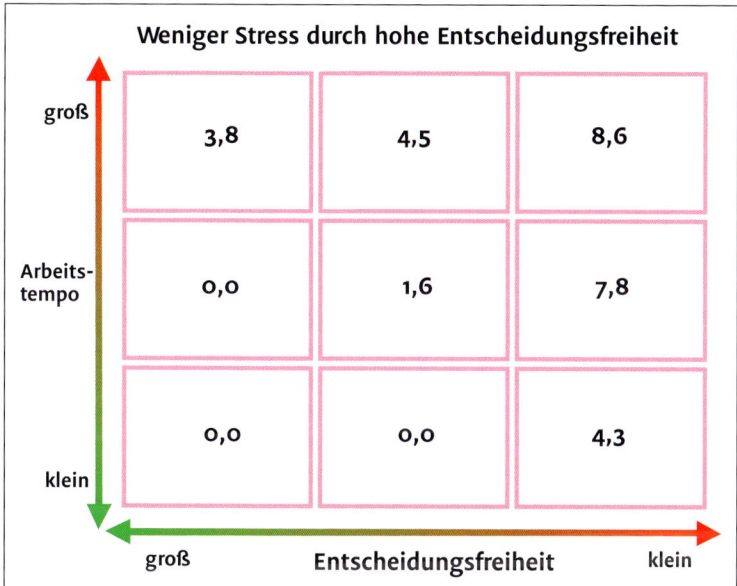

Stressfaktoren am Arbeitsplatz: Je kleiner die Entscheidungsfreiheit und je größer der Zeitdruck, desto mehr Stress macht sich bemerkbar. Für jede Kombination von Arbeitstempo und Entscheidungsfreiheit ist der Prozentsatz an Männern abgebildet, die innerhalb von sechs Jahren an mindestens zwei schweren Herz-Kreislauf-Symptomen litten.

her Verausgabung am Arbeitsplatz und niedriger Belohnung. Als Belohnung wird hierbei nicht nur die finanzielle Anerkennung gewertet, sondern auch berufliche Aufstiegschancen und Arbeitsplatzsicherheit.

Auch wenn die wenigsten Menschen ihr berufliches und privates Umfeld frei wählen können, so kann die Kenntnis über diese Zusammenhänge bei zukünftigen Entscheidungen und bei der Auswahl eines geeigneten Ausgleichs helfen.

Praktische Konsequenz:

Versuchen Sie, sich in beruflicher und privater Hinsicht von zu starken Zwängen zu lösen und sich einen größeren Entscheidungs-freiraum zu schaffen, auch wenn damit materielle bzw. finanzielle Nachteile verbunden sein sollten. Als Ausgleich dafür stehen Ihnen wahrscheinlich ein paar Lebensjahre mehr zur Verfügung.

Stressanalyse: Voraussetzung der Stressbewältigung

Tipp

Erst wenn Sie Ihr Stress-verhalten analysiert haben, können Sie Ihre Bewältigungsstrategien entwickeln und Ihr Verhalten entsprechend ändern.

Damit Sie gezielt und aktiv Belastungssituationen begegnen können, ist es erforderlich, dass Sie zunächst überlegen, welches Ihre persönlichen Stressauslöser sind, wie Sie darauf reagieren und welche Möglichkeiten der Bewältigung bei Ihnen bestehen. Denn jede Stress-Situation erfordert eine individuelle Lösungsmethode, um nach persönlichen Zielvorstellungen wirksam reagieren zu können. So kann das Vermeiden eines Stressors für den einen die optimale Bewältigungsstrategie bedeuten, für den andern ist es jedoch die aktive, direkte Auseinandersetzung mit dem Problem selbst.

Grundsätzlich sollten Sie wissen, dass es zwei Wege der Stressbe-wältigung gibt: eine **langfristige** und eine **kurzfristige Lösung**. Wie schon gesagt – jede Stress-Situation ist individuell geprägt – deshalb kann es auch keine Patentrezepte geben. In vielen Fällen ist nur eine kurzfristige Stressabwehr möglich, manchmal können Sie das Übel aber auch an seiner Wurzel (am Ursprung) anpacken. Betrachten wir zunächst diesen Weg.

Der langfristige Stressabbau

Wenn Sie versuchen wollen, »Ihren« Stress langfristig zu beeinflus-sen, müssen Sie die Ursache Ihrer Belastung erkennen und sie verändern. Dazu sollten Sie sich in einer stillen Minute Ihre Stressoren und Ihre Reaktionen und bisherigen Lösungsmuster notieren. Das schriftliche Festhalten hat den Vorteil, dass Sie damit weitere Teile Ihres Gehirns (z. B. andere Areale der Großhirnrinde) aktivieren, die Ihnen unter Umständen zusätzlich bei der Lösung von Problemen zur Verfügung stehen. Gerade bei Konflikten im zwischenmenschlichen Bereich kann das Schreiben eines Briefes (den Sie nie abschicken) Ihnen manches bewusster machen. Auch ein Tagebuch, das Sie regelmäßig führen, ist oft eine zusätzliche Hilfe, Stressauslösendes sowie Ihre eigenen Verhaltensmuster zu erkennen.

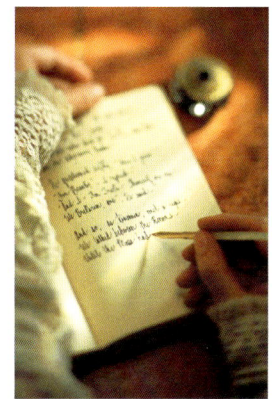

Bei der *problemorientierten Stressbewältigung* verändern Sie entweder die Stressoren oder aber sich selbst und Ihre Einstellung. Im ersten Fall besteht die Möglichkeit, die Stressauslöser auszuschalten, zu reduzieren oder sie ganz zu meiden. Ist beispielsweise der tägliche Stau auf dem Weg zur Arbeit der Grund Ihres Stresses, können Sie vielleicht über einen anderen Fahrweg, eine andere Fahrzeit oder aber über die Benutzung öffentlicher Verkehrsmittel diesen Stressor vermeiden. Konflikten hingegen sollten Sie nicht aus dem Weg gehen, sondern sie eher direkt angehen. Suchen Sie das Gespräch und damit eine Lösungsmöglichkeit. Das stete Verschieben einer notwendigen Auseinandersetzung – beispielsweise mit dem Lebenspartner – kann Ihnen zwar zu einer kurzfristigen äußeren Ruhe verhelfen, gelöst haben Sie damit aber Ihren Konflikt nicht. Eine langfristige Stressbewältigung wäre in diesem Fall das »Aus-der-Welt-Schaffen« der stressauslösenden Situation.

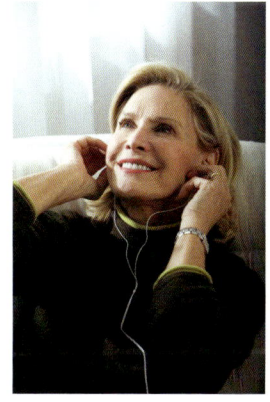

Ein anderer Ansatz besteht darin, sich selbst zu ändern, sich widerstandsfähiger gegenüber Stressmomenten zu machen. Das betrifft die Persönlichkeit des Einzelnen, genauer gesagt seine Belastbarkeit, sein Selbstbewusstsein und schließlich seine subjektive Bewertung der Stress-Situation. Nicht selten ist der Stress hausgemacht. In diesem Fall wäre es nützlich zu überprüfen, ob es nicht innere Antreiber und Glaubenssätze sind wie »Sei stark – sei perfekt – mach keine Fehler – beeile dich« etc., die den eigentlichen Stress erst produzieren. Eine Neubewertung der eigenen Fähigkeiten, aber auch das Eingeständnis der eigenen Grenzen könnten hier sicherlich weiterhelfen.

Die kurzfristige Stressabwehr

Wenn weder der Stressor noch die Persönlichkeit selbst veränderbar oder beeinflussbar sind, gibt es Techniken, die zumindest das Ausmaß der Stressreaktion entschärfen und die Sie vor schädlichen Auswirkungen schützen können. So können beispielsweise **Entspannungsübungen** schnell Hilfe bringen, und zwar vor, während oder auch nach einer akuten Stress-Situation.

Auch die regelmäßige **körperliche Bewegung** ist ein solches Hilfsmittel: Sie schafft jenen erforderlichen körperlichen Ausgleich, den wir aufgrund beruflicher und gesellschaftlicher Gegebenheiten immer mehr vernachlässigen.

Drei Wege wollen wir Ihnen kurz vorstellen, die Sie auch mit Ihrem Arzt besprechen sollten und die Sie bei Bedarf miteinander kombinieren können:

→ Entspannungstechniken
→ Körperliches Ausdauertraining
→ Medikamentöse Hilfe durch Betablocker

Entspannungstechniken: Vom autogenen Training bis zur Visualisierung

Im Gegensatz zur **passiven Art** der Entspannung (wie z. B. Musik hören, Spazieren gehen, lesen oder vielleicht gar nichts tun) gibt es auch **aktive Entspannungsübungen**, die gezielt und systematisch am Organismus ansetzen. Die Möglichkeiten sind zahlreich – die Wirksamkeit teilweise wissenschaftlich gesichert. Um Ihre persönliche Entspannungsform zu finden, sollten Sie verschiedene Techniken **am besten mithilfe von Kursen oder fachkundigen, praktischen Anleitungen** ausprobieren und erlernen. Einzelne Entspannungsformen können zum Teil durch ihre Herkunft oder ihren theoretischen Überbau zunächst etwas befremdend wirken. Gerade Menschen, die glauben, überwiegend vom Verstand her gesteuert zu sein, tun sich damit zunächst oft schwer oder meinen, damit nichts anfangen zu können. Die Kunst der Entspannung müssen und können die meisten Menschen aber genauso systematisch erlernen wie das Schwimmen oder Skifahren. Gerade die Personen, die sich z. B. während eines Klinikaufenthaltes von den Entspannungsseminaren befreien lassen möchten, weil sie sich von anderen Teilnehmern oder sonstigen Störfaktoren irritiert fühlen, profitieren nach Überwindung der Anfangsschwierigkeiten am meisten von diesen Programmen.

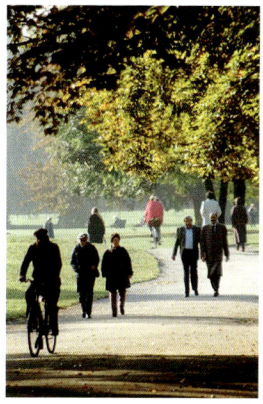

Ein Spaziergang im Park oder Wald gehört zu den natürlichsten und auch unaufwändigsten »Entpannungsübungen«.

Autogenes Training: Die gedankliche Entspannung

Autogenes Training (AT) ist eine Technik, bei der die Entspannung durch Konzentration und vorgegebene Formeln von der Übungsperson selbst (also autogen) erzeugt wird. Die formelhaften Vorsätze, die der Übende sich im Geiste vorspricht (Beispiel: »Mein rechter Arm wird ganz schwer«) und auf die er sich ausschließlich konzentriert, bewirken organische Reaktionen wie

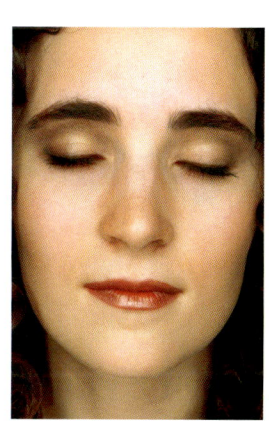

Wärme- und Schwereempfindungen in Armen und Beinen sowie eine Beruhigung der Atem- und Herzfrequenz. Dem AT liegt das Prinzip zugrunde, dass innerlich vorgestellte körperliche Reaktionen sich auch tatsächlich einstellen können nach dem Prinzip der *Autosuggestion*, der Selbstbeeinflussung. Wird das AT beherrscht, ist damit eine tiefe körperliche und seelische Entspannung zu erreichen; es setzt allerdings regelmäßiges und langes Training voraus.

Progressive Muskelentspannung

Die Wirksamkeit der progressiven Muskelentspannung (PM) ist – neben dem autogenen Training – wissenschaftlich am meisten gesichert. Die PM bedient sich dabei eines Tricks. Die wenigsten Menschen können sich »auf Befehl« entspannen oder schlafen, wenn sie unter Druck stehen. Indem Sie sich aber den Befehl geben, für einige Sekunden **einzelne Körperpartien intensiv anzuspannen**, wird Ihr unwillkürliches Nervensystem *(vegetatives Nervensystem)* versuchen, gegenzusteuern und Ihren Körper reflexartig wieder in einen ausgewogenen Gleichgewichtszustand zu versetzen, indem es ihn ohne Ihr willentliches Zutun auf Entspannung programmiert. Durch diese Vorbereitung kommt es quasi »automatisch« zu einer Entspannung, wenn Sie am Ende der Anspannung den Befehl »Entspannen« geben. Durch Einbeziehung aller Körperpartien kann nach einigen Versuchen fast jeder Mensch eine allgemeine Entspannung erzielen.

Yoga

Yoga – die Jahrtausende alte indische philosophische Lehre zur Entwicklung der harmonischen Einheit von Körper, Geist und Seele – enthält eine Sammlung verschiedener körperlicher und geistiger Übungen. Grundsätzlich unterschieden werden die beiden Bereiche *Hatha-Yoga* (Übungen zur Disziplin des Körpers) und das *Meditations-Yoga* (trainiert und erweitert Geist und Seele). Hatha-Yoga, die in unserem Kulturkreis am häufigsten gelehrte Yoga-Art, umfasst Atemübungen, hygienische (d. h. auch ernährungsbezogene) Maßnahmen und körperliche Übungen *(Asanas)*. Bei den Körperübungen des Yoga kommt es nicht darauf an, bestimmte Körperpartien anzuspannen und zu stählen, sondern Muskeln und Bänder äußerst langsam zu dehnen und zu entspannen. Voraussetzung für die Wirksamkeit von Yoga-Übungen ist die Bereitschaft, das In-sich-Hineinhorchen und eine innere Gelassenheit zu erlernen. Im Verlauf von Yoga-Übungen können sich Verspannungen, Rücken- und Atembeschwerden sowie die Unfähigkeit zur Entspannung und Konzentration wesentlich verbessern. Wichtig auch hier ist das regelmäßige Training. Yoga sollte ebenfalls unter fachkundiger Anleitung erlernt werden.

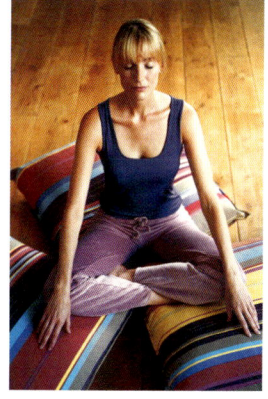

Tai-Chi – zur inneren und äußeren Harmonie

Tai-Chi entstammt der traditionellen chinesischen Heilkunde. Die bei uns auch als »Schattenboxen« bezeichneten Übungen sind eine Art Meditation in der Bewegung, die den Übenden zur inneren und äußeren Harmonie verhelfen sollen. Hinter den zeitlupenartigen, fließend ineinander übergehenden Bewegungen steht der Gedanke, dass »Weiches Hartes überwinden kann«. Die mehr als 100 verschiedenen Figuren und Übungen folgen dem asiatischen Prinzip von → **Yin und Yang**, d. h. jede Bewegung besitzt ihre eigene Gegenbewegung. Tai-Chi macht körperliche Bewegungsabläufe bewusst und vermittelt dadurch ein Gefühl von Kontrolle und Konzentration, das ja gerade in Stress-Situationen verloren geht. Auch für das Tai-Chi gibt es inzwischen zahlreiche Kursmöglichkeiten.

Yin und Yang

Yin und Yang sind Begriffe aus der chinesischen Philosophie, die das Prinzip der Polarität, also der gegensätzlichen Entsprechung, symbolisieren. Alles im Universum ist polar: hier die Erde, dort der Himmel, Kälte – Wärme, oben – unten, Tag und Nacht. Alle Naturerscheinungen und Lebensläufe stehen in polarer Wechselbeziehung zueinander. Der Idealzustand der Natur bzw. der Gesundheit ist dann gegeben, wenn sich die beiden in einem harmonischen Gleichgewicht befinden.

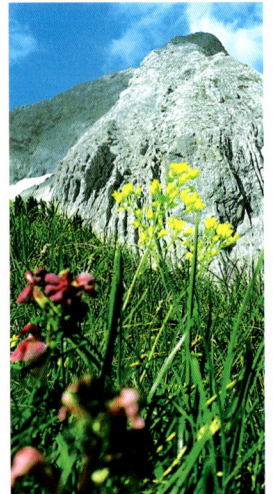

Visualisierung – Entspannung durch erinnerte Bilder

Gerade die *Visualisierung* ist ein sehr einfaches Hilfsmittel zur systematischen Entspannung. Um Ihnen die Wirkung zu verdeutlichen, die bestimmte Vorstellungen und Gefühle auf Organe, insbesondere auf den Blutdruck, ausüben, hier der folgende Versuch: Sie messen zunächst in Ruhe Ihren Blutdruck und rufen sich dann bei geschlossenen Augen eine Situation aus Ihrem Leben in Erinnerung, die für Sie außerordentlich peinlich, belastend, tragisch oder unangenehm war. Malen Sie sich dann fünf Minuten diese Erinnerung intensiv aus. Wird Ihr Blutdruck sinken oder steigen? Natürlich deutlich steigen!

Versuchen Sie nun umgekehrt, sich eine besonders schöne Situation Ihres Lebens vor Ihr geistiges Auge zu holen: Sie liegen z. B. nach einer herrlichen Bergtour auf einer Almwiese, lassen sich von der Sonne wärmen, hören die Vögel zwitschern und schauen die Wolken an. Sie werden sich bei dieser Vorstellung automatisch entspannen, und der Blutdruck wird nun eher sinken. Wenn Sie sich ein solches Bild aus Ihrer Erinnerung als eine Art → **Mandala** einprägen und es in angespannten oder schwierigen Momenten abrufen, kann es sehr hilfreich sein und entspannend wirken.

Vor allem bei Bluthochdruck können Sie gewisse Mengen an Medikamenten durch Entspannungstechniken einsparen. Blutdruck und Puls sind die beiden empfindlichsten Sensoren für Stressreaktionen.

Mandala

Mandala ist ein Wort aus dem Sanskrit und bedeutet so viel wie Kreis. Es spielt als kosmisches Modell im tibetischen Buddhismus eine große Rolle. Mandalas sind Bilder, die während der Meditation zur Visualisierung von bestimmten Kräften benutzt werden.

Weitere Entspannungsverfahren sind
- → Atemübungen,
- → Meditation,
- → Zen-Meditation,
- → Die fünf Tibeter.
- → Qigong,
- → Feldenkrais,
- → Biofeedback,

Körperliche Ausdaueraktivität zum »Dampfablassen«

Neben den vorgestellten Entspannungstechniken handelt es sich bei der körperlichen Ausdaueraktivität um die wichtigste Möglichkeit zur Vermeidung negativer Stressreaktionen. Körperliche Bewegung und Sport verhelfen zur *Kompensation*, d.h. zum Ausgleich von bereits erlebtem Stress (s. dazu auch Seite 157) und zur Reduktion zukünftiger Stressreaktionen.

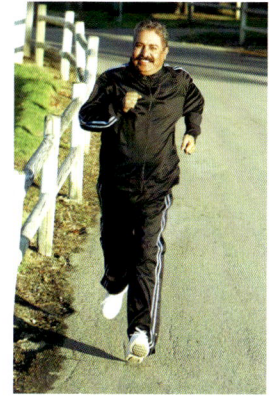

Die Bedeutung der körperlichen Bewegung als Schutz vor negativen Stressreaktionen lässt sich gut anhand einer Untersuchung an Autorennfahrern demonstrieren. Als Ausdruck der enormen psychischen Belastung während eines Rennens steigt der Puls der Fahrer häufig auf 200/pro Minute. Fahrer, die sich jedoch einem regelmäßigen körperlichen Ausdauertraining unterziehen, können damit den stressbedingten Pulsanstieg deutlich senken. Das heißt: Körperliches Training verschafft Gelassenheit und Souveränität sowohl gegenüber körperlichen als auch psychischen Belastungen.

Der medikamentöse Drehzahlregler

Wenn Entspannung und körperliches Training nicht mehr ausreichen, dann muss das Herz-Kreislauf-System medikamentös vor den gesundheitsschädlichen Wirkungen von Stress geschützt werden. Voraussetzung dafür war die Entdeckung der *Adrenalin-Rezeptoren*, jener »Schlüssellöcher« (in der Abbildung S. 170 blau gekennzeichnet), über die das Adrenalin als Schlüssel am Herz-Kreislauf-System seinen blutdruck- und pulssteigernden Effekt ausübt.

Diese Rezeptoren werden je nach ihrem Wirkungsmechanismus als *Alpha-* oder *Beta-Rezeptoren* bezeichnet. Sie zu finden war für

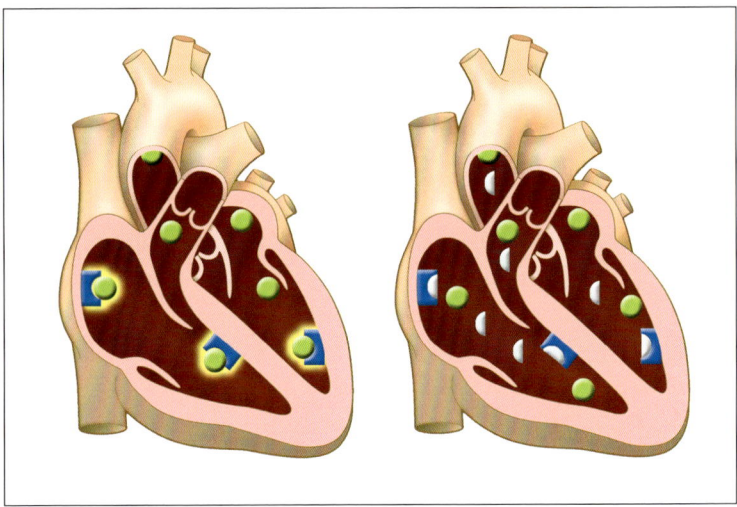

Werden Stresshormone ausgeschüttet (grün), docken sie an die Adrenalin-Rezeptoren (blau) an und setzen die Stresswirkung frei. Betablocker (weiß) verhindern das: Sie besetzen die Stellen – die Hormone können nicht wirken.

das Verständnis der Vorgänge im Herz-Kreislauf-Bereich so bedeutungsvoll, dass der Entdecker dafür einen Nobelpreis erhielt. Der nächste entscheidende Schritt war die Entwicklung von Stoffen, die die Schlüssellöcher »verstopfen« und damit Herz und Kreislauf vor der stressigen Adrenalinwirkung schützen: die so genannten *Betablocker*. Auch wenn diese Arzneimittel bei einigen Menschen antriebsdämpfend wirken, fühlen sich die meisten mit diesen Medikamenten in Stress-Situationen besser. Herzpatienten verbessern dadurch ihre Lebenserwartung.

Wenn Sie allerdings durch Entspannungstechniken und körperliche Ausdaueraktivität Betablocker überflüssig machen können, ist das der einfachere Weg.

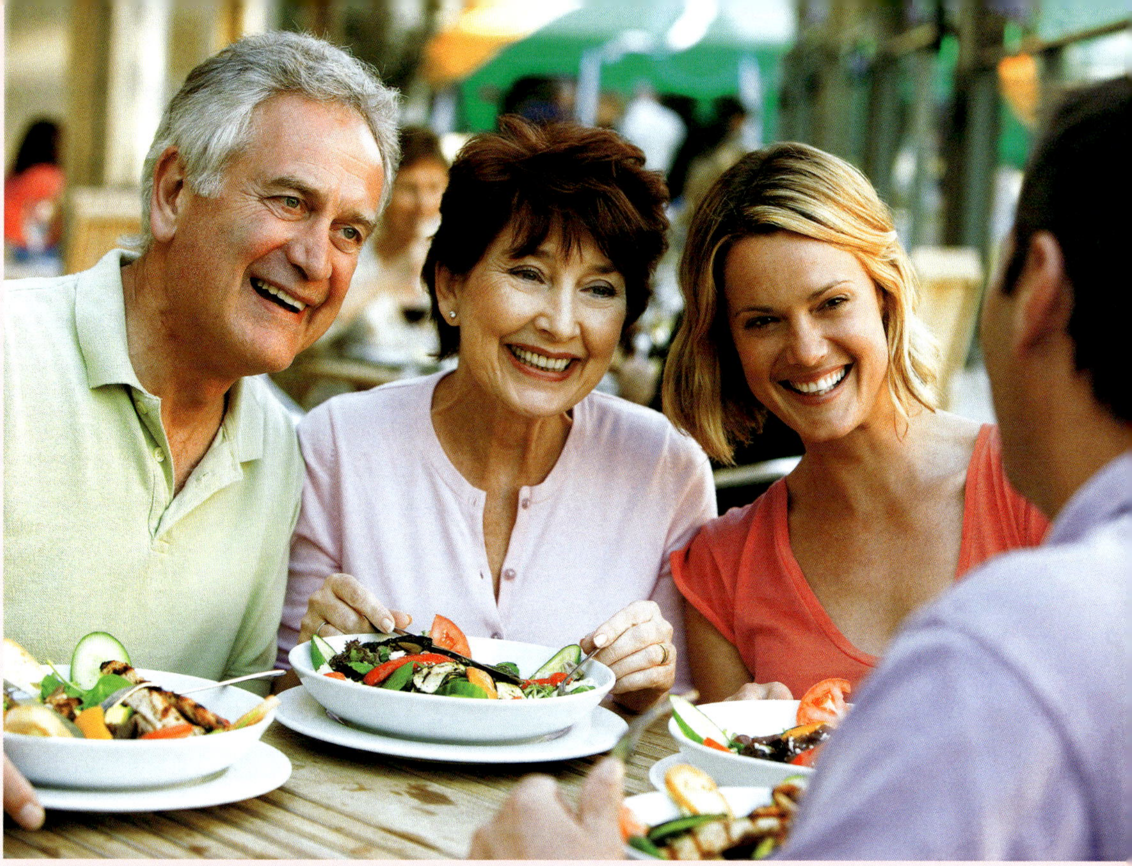

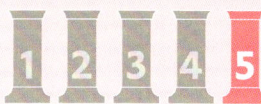

Viele wissenschaftliche Studien beweisen: Freunde, Partner und Familienangehörige erweisen sich als notwendige Helfer und soziale Stütze, nicht nur in Stress-Situationen, sondern auch im Krankheitsfall. Sobald der Mensch in ein soziales Gefüge eingebunden ist, kann er Stress leichter bewältigen und Krankheiten besser überwinden.

Ihre persönliche »Hausmacht«: Familie und Freunde

Sozialer Rückhalt – Ihre »Lebensversicherung«

Das Gefühl und die Erfahrung der Zusammengehörigkeit mit anderen Menschen wird als psychosozialer Rückhalt bezeichnet. Er ist gekennzeichnet durch Gefühle der Achtung, des Vertrauens sowie der Erwartung, sich gegenseitig in Krisensituationen helfen zu können.

Sozialer Rückhalt

Der soziale Rückhalt umfasst jede Art von Hilfe bei der Bewältigung des alltäglichen Lebens oder besonders schwieriger Situationen. Gerade die Bewältigung von akuten und chronischen Krankheiten fällt mit sozialer Unterstützung leichter.

Die Bedeutung des → **sozialen Rückhalts** als Schutzfaktor gegenüber Herz-Kreislauf-Erkrankungen wurde in einer Studie in der amerikanischen Kleinstadt Roseto dargestellt. Menschen italienischer Abstammung, die bis Anfang der 70er Jahre in großen Familienclans gelebt hatten, erlitten deutlich weniger Herzinfarkte als die amerikanische Durchschnittsbevölkerung. Als sich dann viele von ihnen aufgrund geänderter gesellschaftlicher Bedingungen zunehmend sozial isolierten, stieg gleichzeitig ihre Infarktrate um das Zwei- bis Fünffache an. Emotionale Geborgenheit kann übrigens auch durch die enge Beziehung z. B. zu einem Hund oder einer Katze entstehen. So führte bei Patienten mit einem leicht erhöhten Blutdruck die Anschaffung eines Haustieres zu einer ähnlichen Blutdrucksenkung wie die Einnahme eines Medikamentes.

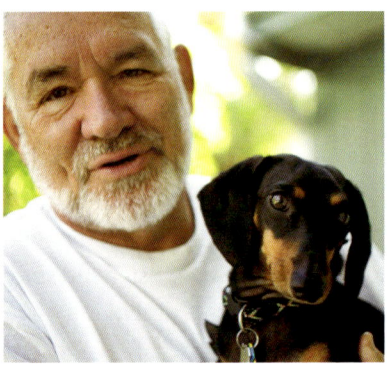

Welchen Einfluss der soziale Rückhalt im Vergleich zu anderen »klassischen« Faktoren auf Ihre persönliche Lebenserwartung hat, können Sie in der gegenüberliegenden Tabelle ablesen. Diesen so genannten »Risikometer« hat Professor Felix Gutzwiller von der Universität Zürich aus

Risikofaktoren und Lebenserwartung (Auszug)

**»76« – die mittlere Lebenserwartung in Industrieländern!
Mit dieser Zahl starten Sie. Dann addieren
oder subtrahieren Sie die unten angegebenen Werte
entsprechend Ihren persönlichen Daten.**

Faktor Lebenssituation

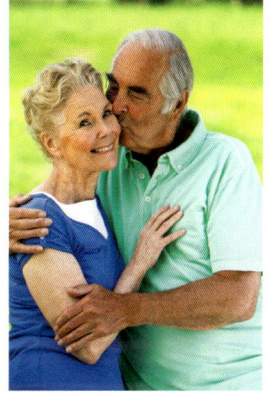

	Jahre
Frauen	+ 4
Männer	− 3
Älter als 65 Jahre und noch berufstätig	+ 3
Zusammenleben mit Partner in ständiger Lebensgemeinschaft	+ 5
Nach dem 25. Lebensjahr alleinstehend	
bis 10 Jahre	−1
bis 20 Jahre	−2
bis 30 Jahre	−3
bis 40 Jahre	−4
bis 50 Jahre	−5

+ zusätzliche Lebensjahre   − abzurechnende Lebensjahre

Auszug aus »Risikometer« von Prof. Gutzwiller/Zürich

umfangreichen Versichertendaten von Schweizer Lebensversiche-
rungsgesellschaften zusammengestellt. Er konnte u. a. damit zeigen, dass Menschen, die ihr ganzes Leben in einer Partnerschaft
leben, eine im Schnitt um zehn Jahre höhere Lebenserwartung haben als Menschen, die nach dem 25. Lebensjahr alleinstehend sind.
Anfang der 80er Jahre ergaben auch Studien des amerikanischen
Wissenschaftlers Ruberman, dass ein sozialer Rückhalt und vor

allem das **Eingebundensein im Familien- bzw. Freundeskreis** lebensverlängernd wirken können. Anhand von Fragebögen untersuchte er die Häufigkeit von sozialen Kontakten bei Herzinfarktpatienten in der Zeit vor ihrem Infarkt. Unabhängig vom Grad der jeweiligen Herzveränderungen der Studienteilnehmer hatten Patienten, die nur wenig Besuche unternahmen, eine doppelt so hohe Sterberate wie die kontaktfreudigen Vergleichspersonen.

Diese beeindruckenden Unterschiede lassen sich unter anderem durch Erkenntnisse der Stressforschung erklären, denn auch die **Stressreaktionen des Körpers** sind von **sozialen Faktoren abhängig**. So konnte in einem Stressversuch bei einzelnen Affen durch Lichtblitze und Knallgeräusche eine deutliche Kortisolausschüttung als Stressreaktion ausgelöst werden (Sie erinnern sich vielleicht: Kortisolausschüttungen können den Grad des erlebten Stresses anzeigen, s.auch Seite 156). Sobald die Tiere aber in Gesellschaft eines anderen oder mehrerer anderer Artgenossen waren, konnte der gleiche Reiz wenig bis keine Kortisolausschüttung mehr bewirken.

Gute Beziehungen brauchen Pflege

Die beste Voraussetzung, um Partnerschaften oder Freundschaften auch wirklich als »Lebensversicherung« erleben zu können, ist ein **faires Gleichgewicht zwischen Geben und Nehmen**. Das gilt für jede Beziehung. Deshalb ist die Investition in einen Blumenstrauß, den Sie Ihrem Freund, Ihrer Freundin, Ihrem Gatten oder einem Verwandten schenken, erfolgversprechender, zumindest was Ihre Lebenserwartung betrifft, als die Investition in Vitaminpillen. Freundschaften und Partnerschaften müssen jedoch ständig »gepflegt« werden. Das erfordert Kraft, Zeit und die Bereitschaft, sich zu öffnen.

Bei ähnlichen Stressversuchen mit Kaninchen war die Ausschüttung des Stresshormons Adrenalin im Einzelversuch doppelt so hoch wie beim Gruppenversuch in Gegenwart anderer Kaninchen.

Gesunde Familien bzw. Beziehungen haben:

– Problemlösungsstrategien,
– die Fähigkeit zum Wandel im Lebenszyklus,
– die Fähigkeit, Nähe und Distanz im Gleichgewicht zu halten,
– ein gemeinsames Wertesystem,
– Respekt vor individuellen Grenzen bei gleichzeitiger Fürsorge.

nach Pfitzer

Gesundheit durch erfüllende berufliche und soziale Aufgaben

Der amerikanische Kardiologe Dean Ornish, der Anfang der 90er Jahre mit seinem Buch »Revolution in der Herztherapie« bekannt wurde und der sich u. a. gezielt mit den psychischen Schutzfaktoren der Koronaren Herzkrankheit beschäftigte, stellte »menschliche Nähe« in den Mittelpunkt seiner empfohlenen Maßnahmen gegen Stress und damit zusammenhängende Erkrankungen. Einen der wesentlichen Schutzfaktoren sieht er im **sozialen Engagement für andere Menschen**. Forscher einer amerikanischen Universität beobachteten 30 Jahre lang über 400 verheiratete Frauen mit Kindern. Das Ergebnis war verblüffend: Nicht Faktoren wie Anzahl der Kinder, soziale Stellung oder Bildung beeinflussten die Lebenserwartung der Frauen, sondern die Frage, ob sie sich für ihre Mitmenschen sozial engagierten. In der Gruppe der sozial Aktiven erkrankten auffallend weniger Frauen an einer schweren Krankheit als in der »passiven« Gruppe.

Menschliche Nähe als Schutz vor depressiven Zuständen

Nach einem Herzinfarkt leiden bis zu 65 Prozent der Patienten als Reaktion auf die schwere Erkrankung vorübergehend unter depressiven Gefühlszuständen. Gerade diese Störungen können durch eine verständnisvolle, motivierende, aber nicht überfürsorgliche oder zu ängstliche Unterstützung abgefangen oder zumindest abgemildert werden. Länger bestehende Depressionen erhöhen, selbst wenn alle anderen Ri-

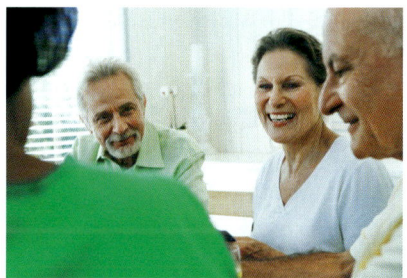

sikofaktoren abgebaut worden sind, die Wahrscheinlichkeit für einen Infarkt um das Zwei- bis Vierfache. Die Zusammenhänge sind hier von der Wissenschaft noch nicht abschließend geklärt. Unter anderem kann es über geänderte zentrale Steuerungsvorgänge zu einer Abnahme der normalen Schwankungen der Herzschlagfolge (ein normales Herz reagiert sehr empfindlich auf äußere und innere Reize) und zu einer Zunahme der Blutgerinnselneigung kommen.

Gerade depressive Verstimmungen machen die Teilnahme an einer **Herzgruppe** überaus sinnvoll. Gespräche mit anderen Betroffenen können helfen, das seelische Tief zu überwinden. Daneben werden die Teilnehmer auch von der Gruppe (über den so genannten *social support*, also den sozialen Rückhalt) in ihrem Bemühen bestärkt, ihre begonnenen Lebensstiländerungen beizubehalten. In der Gruppe macht es meist auch mehr Spaß, körperliche Aktivitäten zu starten. Auch wenn Gruppen nicht jedermanns Sache sind, empfehlen wir jedem Herzpatienten, eine oder zwei von ihnen kennen zu lernen. Herzgruppenteilnehmer haben deutlich weniger Komplikationen in dieser Zeit. Von den mehr als 6 000 Herzgruppen in Deutschland wird sicherlich eine auch in Ihrer näheren Umgebung sein. Adressen erfahren Sie von Ihrer Krankenkasse, von der jeweiligen Landesarbeitsgemeinschaft für kardiologische Rehabilitation oder auch von der Herzstiftung (s. dazu auch Adressen im Anhang).

Für viele Menschen kann ein bedrohliches Ereignis wie der Herzinfarkt auch eine Chance bedeuten, in Zukunft bewusster und im Weiteren auch erfüllter zu leben. Wichtig dabei ist, die Möglichkeiten einer sinnvollen Lebensgestaltung zu nutzen. Wer als Großvater oder -mutter gebraucht wird, wer in einer Organisation oder im Kirchenchor vermisst wird, tut sich dabei viel leichter als je-

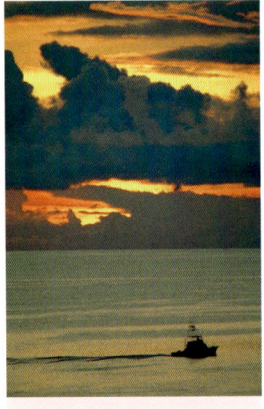

Wenn dich jemand fragt, wie er ein gutes Boot bauen soll, erzähle ihm nicht, wo er das Holz findet. Erzähle ihm nicht, wie man es zeichnet. Und sage ihm auch nicht, wie man es zum Boot zusammenfügt.

Erzähle ihm stattdessen von der unendlichen Schönheit und Weite des Meeres.

Antoine de Saint-Exupéry
(1900–1944)

mand ohne Pflichten und Aufgaben. Nutzen Sie deshalb jede Chance, sich **neue Perspektiven** aufzubauen und Ziele zu setzen. Ein niedriger Cholesterinwert kann deshalb nicht das eigentliche Ziel sein, sondern ist nur Mittel zum Zweck, einen Teil Ihrer Träume zu verwirklichen gemäß den nebenstehenden Worten von Saint-Exupéry.

Von der Theorie zum Genuss:
Hinweise zum Kochen

Nachdem Sie nun zahlreiche Informationen zur Vorbeugung und Behandlung der Arteriosklerose und Herz-Kreislauf-Krankheiten erhalten haben, werden Sie sicherlich ganz gierig darauf sein, endlich die Theorie in die Praxis umzusetzen und die Rezepte auszuprobieren. Vorab ein paar Tipps und Tricks zum Kochen und zum Einkauf sowie praktische Hinweise zum Rezeptteil.

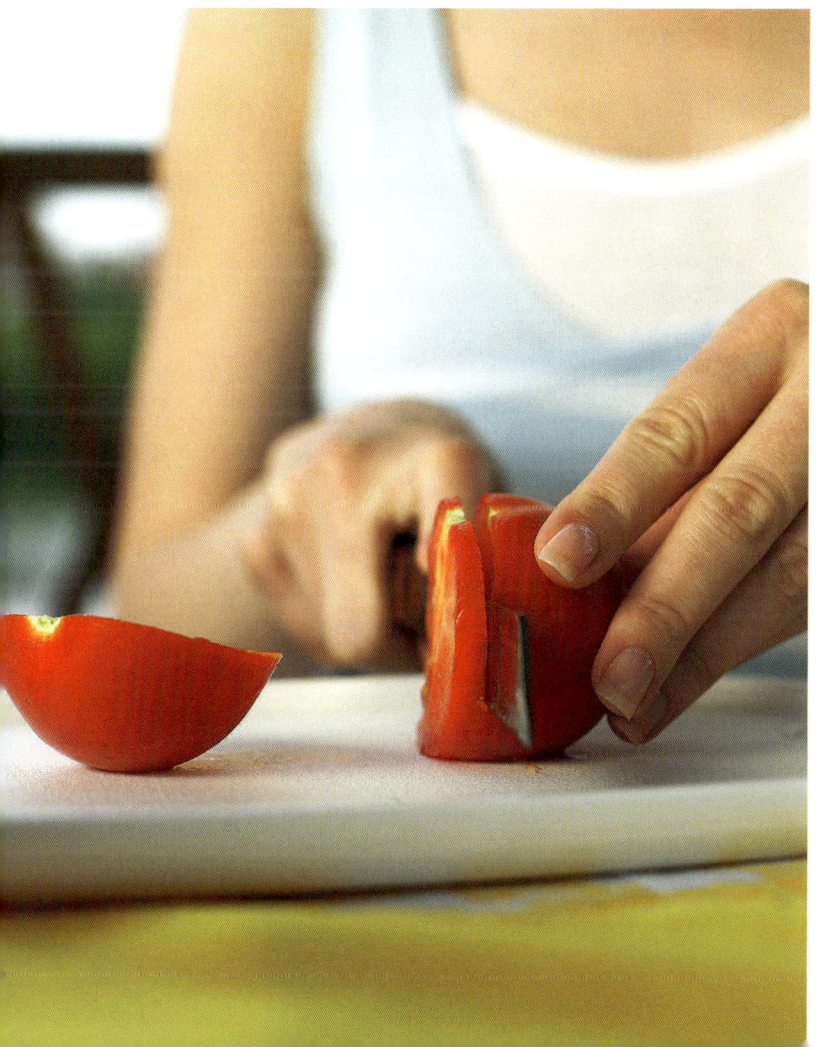

Von der Theorie zum Genuss: Hinweise zum Kochen

TIPP

Zum Thema Cholesterin
und Mittelmeerkost fin-
den auf Kreta und Frau-
enchiemsee regelmäßig
Seminare statt, in denen
Interessierte theore-
tisches Wissen in die
Praxis umsetzen können.
Näheres beim
»Herzforum Bayern«
(Adresse im Anhang).

Zunächst werden Sie sich vielleicht fragen, was denn die Mittelmeerkost mit indischer oder vegetarischer Küche zu tun haben soll. In zahlreichen Seminaren und Kochkursen konnten wir feststellen, dass bei diesen drei unterschiedlichen »Kochwelten« für jeden Geschmack etwas dabei war. Trotz ihrer Vielfalt und Modernität haben jedoch alle Rezepte eine Gemeinsamkeit: **Sie folgen den gefäß- und herzschützenden Prinzipien der traditionellen Kretaküche**, wie wir sie in unserem Ernährungskapitel ab Seite 115 dargestellt haben.

Eine cholesterinarme und fettmodifizierte Küche ist keine Diät für vier Wochen, sondern eine Ernährungsumstellung für das ganze Leben. Deshalb kann es nur im Interesse aller Genießer und Freunde der guten Küche sein, wenn das Prinzip der herz- und gefäßfreundlichen Ernährung in möglichst vielen, vor allem aber variantenreichen Rezepten umgesetzt wird. Für keinen Bereich des Lebens ist das Sprichwort »Geschmäcker sind verschieden« nämlich so zutreffend wie für das Essen.

Mittelmeerküche – Urlaubserinnerungen für die Fitness

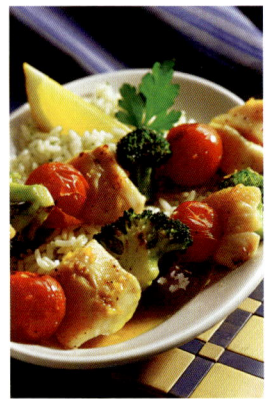

Die Rezepte aus der Mittelmeerküche finden Sie gleich zu Beginn des Rezeptteils. Aus der Vielzahl der mediterranen Rezepte, die bereits in einem kleinen kretischen Dorf im Rahmen mehrerer Kochkurse von Herzpatienten getestet wurden, hat die bekannte Kochbuchautorin und Food-Journalistin Marlisa Szwillus für Sie die schönsten zusammengestellt und neu gestaltet. Das Rezept »Hühnchen und Gemüse« (S. 233) stammt aus dem Buch »Mediterrane Küche« von Gerald Wiechner, in dem Sie weitere leckere Rezepte finden.

Indische Küche – exotische Gaumenfreuden für Ihr Herz

Dass gesunde Küche auch einmal ganz anders aussehen kann, erleben Sie im anschließenden Indien-Teil, der stellvertretend für die große asiatische Küche steht. Gerade für die indischen Rezepte sind Gemüse, Hülsenfrüchte und Obst unverzichtbar. Insbesondere Sojaprodukte sind aufgrund ihres hohen Omega-3-Fettsäuren-Gehalts von Vorteil.

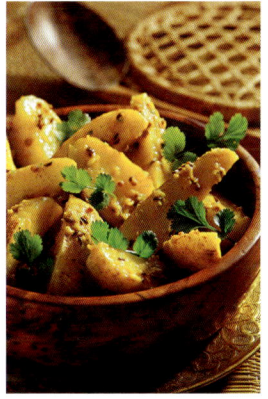

Wir hatten das Glück, in Nicky Sitaram Sabnis einen exzellenten Koch für zahlreiche »Herzwochen« zu finden, der u. a. durch seine Studien alter indischer Kulturen sehr viel Wissen aus der *ayurvedischen Ernährungslehre* (= klassische indische Heilkunst) mitbrachte. Bei der Zusammenstellung seiner indischen Rezepte hat er auch neuere Erkenntnisse aus der mediterranen Küche mit berücksichtigt.

Vegetarische Küche – Abwechslungsreiches aus dem Garten

Im dritten Teil des Kochbuchs finden Sie die große Vielfalt der internationalen vegetarischen Küche. Für alle, die sich gerne fleischlos, aber nicht minder geschmackvoll und nährstoffreich ernähren wollen, sind diese Rezepte die ideale Abwechslung.

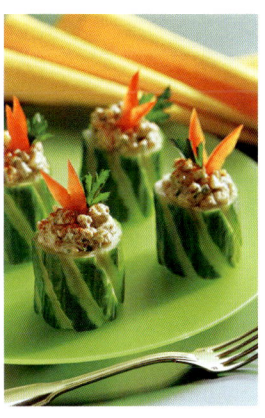

Die Rezepte, die ebenfalls im Rahmen unserer »Herzwochen« bei Kochseminaren den meisten Anklang fanden, hat unsere Seminarleiterin Rosemarie Reiter für dieses Buch gesammelt. Sie ist unablässig und – wie man sieht – auch erfolgreich auf der Suche nach neuen Rezepten, die gesund sind und köstlich schmecken.

Von der Theorie zum Genuss: Hinweise zum Kochen

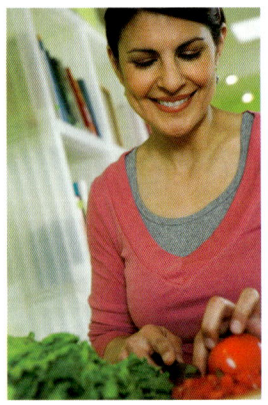

Vorab ein paar praktische Tipps, um die »fetten Kalorien« auszutricksen

→ Gönnen Sie sich leckere Brotsorten, dann schmeckt der Brotaufstrich oder Belag auch ohne Butter.

→ Tomaten, Gurken, Radieschen und Kohlrabischeiben können einen schmackhaften Brotbelag abgeben.

→ Die Hauptzufuhr an Fett erfolgt versteckt: z. B. über Wurst, Kuchen und Schokolade. Deshalb: Achten Sie auf diese heimlichen Fettlieferanten.

→ Joghurt ist beim Kochen eine gute Alternative zu Sahne und Crème fraîche.

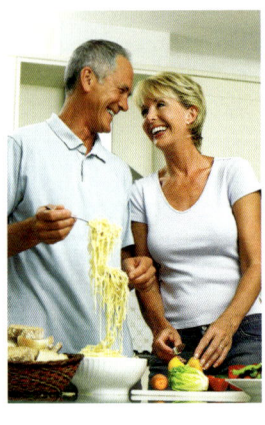

→ Sparen Sie beim Kochen und Braten Fett, indem Sie den Dampfkochtopf, Römertopf, Wok oder beschichtete Pfannen benutzen.

→ Verwenden Sie, auch wenn Sie bewusst ein »gutes« Fett oder Öl eingekauft haben, immer wenig Fett, denn in Hinblick auf die Kalorien gilt: Fett bleibt Fett!

→ Verstehen Sie Fleisch als Beilage bzw. als Genussmittel, nicht als Nahrungsmittel.

→ Wenn Sie der Schokoladenversuchung nicht widerstehen können, nehmen Sie die bittere Herrenschokolade (enthält weniger Fett und mehr Flavonoide – und damit mehr Gefäßschutz)!

Lebensmittelkauf – leicht gemacht

→ Kaufen Sie möglichst immer frische Ware, das gilt insbesondere für das Gemüse, das durch längere Lagerung bei Zimmertemperatur schnell an Nährstoffen verliert. Eine Alternative ist hier tiefgekühltes Gemüse – es wird erntefrisch und vitaminschonend eingefroren und ergänzt somit das Lebens-

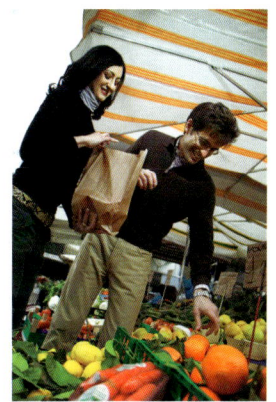

mittelangebot, wenn bestimmte Sorten saisonbedingt knapp sind. Wählen Sie Firmen, die bewusst wenig Zusatzstoffe verwenden.

→ Fertiggerichte sollten Sie ganz meiden. Die darin enthaltenen Zusätze wie Zucker, Fett, Salz und andere Stoffe können Sie dadurch schon einsparen.

→ Bei Fleisch- und Wurstwaren gibt es auch fettärmere Sorten: Wählen Sie Hähnchen- und Putenbrust, Schinken ohne Fettrand und Sülzen.

→ Für unsere indischen Rezepte können Sie die eine oder andere »exotische« Zutat in einem der zahlreichen Asia-Läden kaufen, die es inzwischen in jeder Stadt gibt.

Maßeinheiten zum Kochen und Abkürzungen

TL	Teelöffel	**EuFS**	Einfach ungesättigte Fettsäuren
EL	Esslöffel	**GFS**	Gesättigte Fettsäuren
mg	Milligramm	**Kal**	Energiegehalt in Kalorien
g	Gramm	**kcal**	Kilokalorien
kg	Kilogramm	**F**	Fett (Gesamtfett)
Pr.	Prise	**E**	Eiweiß
Msp.	Messerspitze	**KH**	Kohlenhydrate
Chol	Cholesterin	**BS**	Ballaststoffe
MuFS	Mehrfach ungesättigte Fettsäuren		

Rezepte für Herz und Gefäße

Essen kann und soll mehr sein als nur simple Nahrungsaufnahme. Eine Mahlzeit in der Familie oder unter Freunden regt alle Sinne an und ist Balsam für Ihre Seele. Aktiver Gefäßschutz also! Und das fängt bereits beim Frühstück und den Snacks für zwischendurch an und endet bei den leckeren Desserts.

Bei unseren Rezepten aus den drei »Kochwelten«, die jeweils eine eigene Leitfarbe bekommen haben, wurden die aktuellen Erkenntnisse aus der Ernährungswissenschaft umgesetzt – viel Obst und Gemüse, die richtigen Speiseöle, fettarme und eiweißreiche Fleischsorten und gesunde Fischgerichte.

Die Rezepte sind in der Regel für mehrere, meist für vier Personen ausgelegt – das erleichtert den Einkauf und lässt die ganze Familie oder auch Ihre Freunde an den köstlichen Gerichten teilhaben.

Wir wünschen Ihnen einen guten Appetit und viel Freude beim Kochen und Genießen.

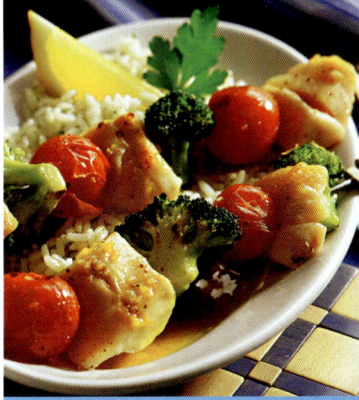

Die Mittelmeerküche
Seite 187

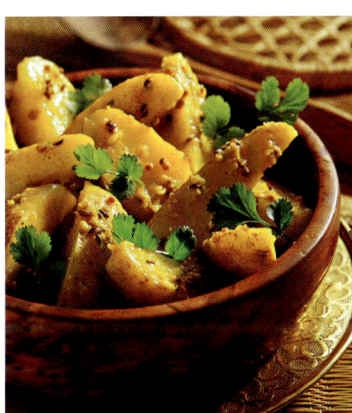

Die Indische Küche
Seite 255

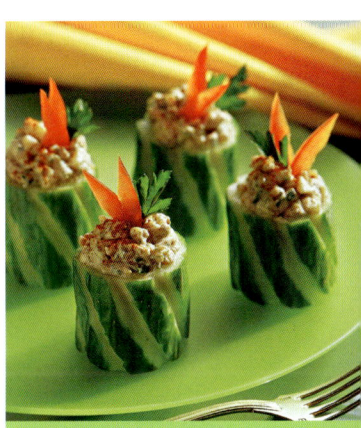

Die Vegetarische Küche
Seite 291

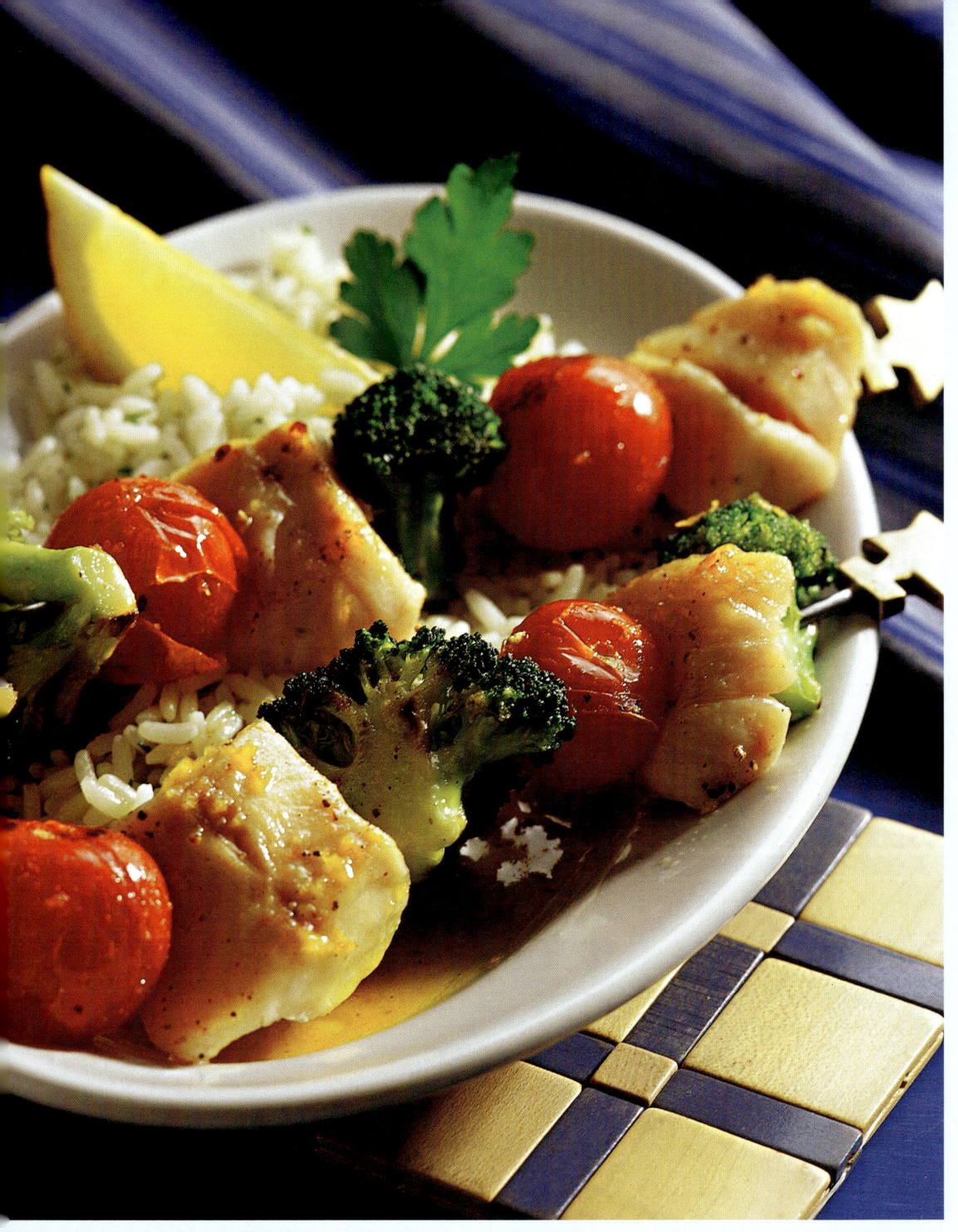

Die Mittelmeerküche

Das Prinzip der **mediterranen Kost**, wie wir sie als Kretadiät auf Seite 113 kennengelernt haben, können Sie natürlich ohne Probleme auf mitteleuropäische Verhältnisse übertragen, indem Sie sich etwas fleischärmer, mit mehr Obst und Gemüse ernähren und vor allem Olivenöl oder auch Rapsöl verwenden (Letzteres hat ja, wie Sie nun inzwischen wissen, einen ähnlich günstigen Effekt).

Vielleicht werden Sie von den Gerichten angeregt, einmal selbst in Griechenland oder in einem anderen Mittelmeerland auf Rezeptsuche zu gehen oder bei einem Kochkurs mitzumachen. Wenn Sie Ihr mediterranes Menü zu Hause zubereiten und Ihren Freunden servieren, dann legen Sie dazu die entsprechende Musik auf und stellen sich vor, in einer Taverne am Meer unter Pinien zu sitzen und das Meer und die Zikaden zu hören. Beim Genießen der folgenden Rezepte wird Ihnen das sicherlich nicht schwer fallen.

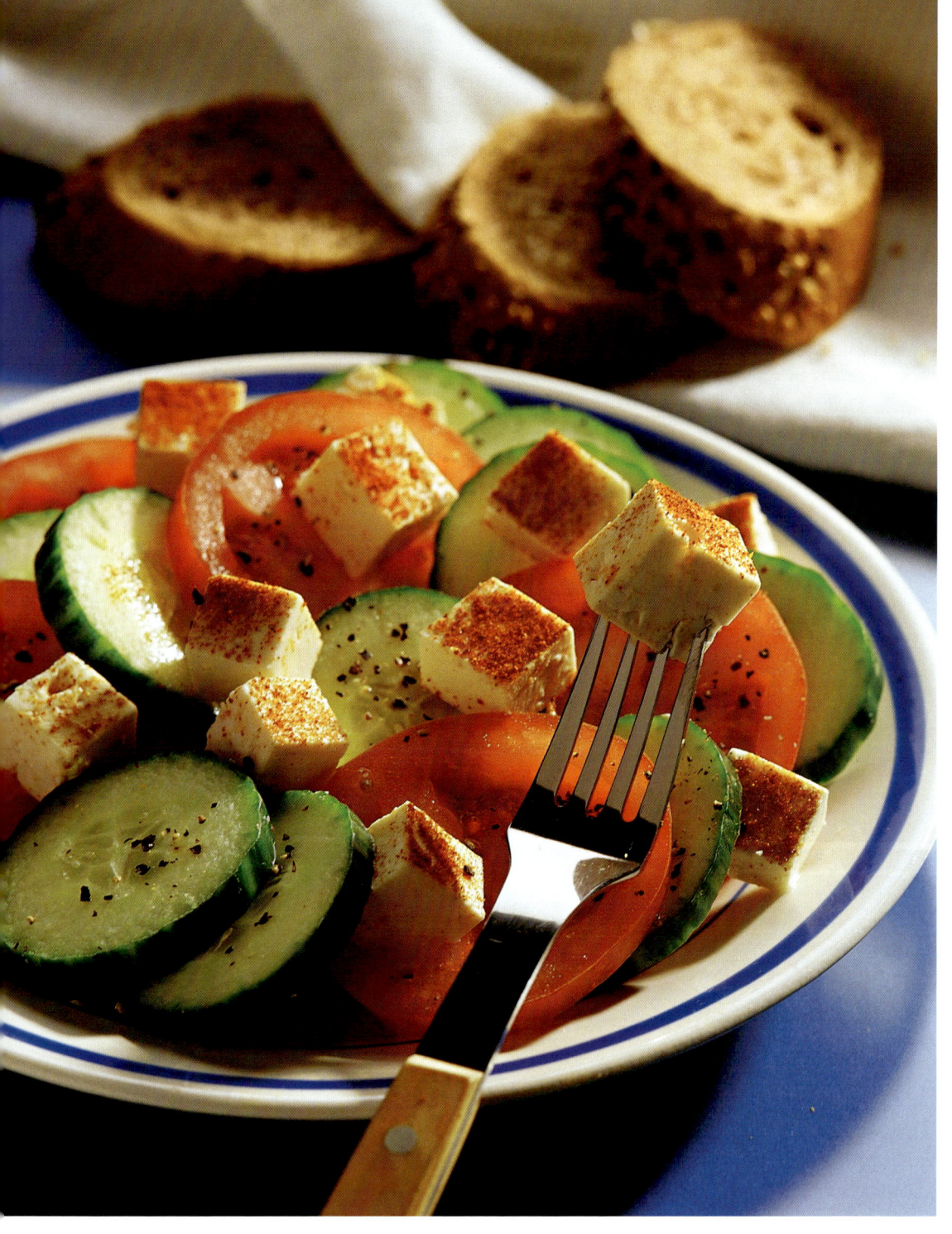

Türkischer Frühstücksteller

Die Gurke waschen, abtrocknen und in ½ cm dicke Scheiben schneiden. Die Tomaten waschen, von den Stielansätzen befreien und ebenfalls in Scheiben schneiden. Vier Teller mit den Tomaten- und Gurkenscheiben auslegen. Leicht salzen und pfeffern. Den Schafskäse in dicke Stifte oder Würfel schneiden, auf dem Gemüse verteilen und mit Paprikapulver leicht bestäuben. Die Frühstücksteller mit den Baguettescheiben servieren.

Tipp:

Je nach Lust und Jahreszeit können Sie das Gemüse variieren. Gerade im Winter, wenn Tomaten und Salatgurken teuer und weniger schmackhaft sind, bieten sich Karotten oder Rote Beete als Alternative an. Auch der Käse kann durch möglichst fettarme Sorten ausgetauscht werden.

Z U T A T E N

Für 4 Portionen

- 250 g Salatgurke
- 4 Tomaten
- Salz
- grob gemahlener schwarzer Pfeffer
- 150 g weicher Schafskäse am Stück (Feta)
- ½ TL Paprika edelsüß
- 16 Scheiben Mehrkornbaguette

Pro Portion	
Chol	16,88 mg
MuFS	0,9 g
EuFS	2,0 g
GFS	4,8 g
Kal	267 kcal
E	12,8 g
F	8,3 g
KH	34,7 g
BS	7,4 g

Tipp:

Statt Pfirsiche schme-
cken auch Nektarinen,
Aprikosen, Kiwis oder
Orangen auf den Bro-
ten. Anstelle von Wal-
nüssen können Sie fein
gehackte Mandeln oder
Pistazien nehmen.

ZUTATEN

Für 4 Portionen

- 150 g Magerquark
- 2–3 EL Orangensaft
- 1 EL gemahlene
  Walnüsse
- 2 Pfirsiche
- 4 Scheiben Vollkorn-
  brot
- 1 EL flüssiger Honig

Pro Portion	
Chol	0,38 mg
MuFS	1,4 g
EuFS	0,4 g
GFS	0,3 g
Kal	201 kcal
E	9,9 g
F	2,3 g
KH	34,2 g
BS	6,6 g

Pfirsich-Honig-Brote

Den Quark mit dem Orangensaft und den Nüssen glatt rühren.
Die Brotscheiben damit bestreichen. Pfirsiche waschen, trockenreiben, halbieren und vierteln, dabei entsteinen. Die Viertel in
dünne Scheiben schneiden. Brote mit den Pfirsichscheiben belegen. Den Honig darüber träufeln.

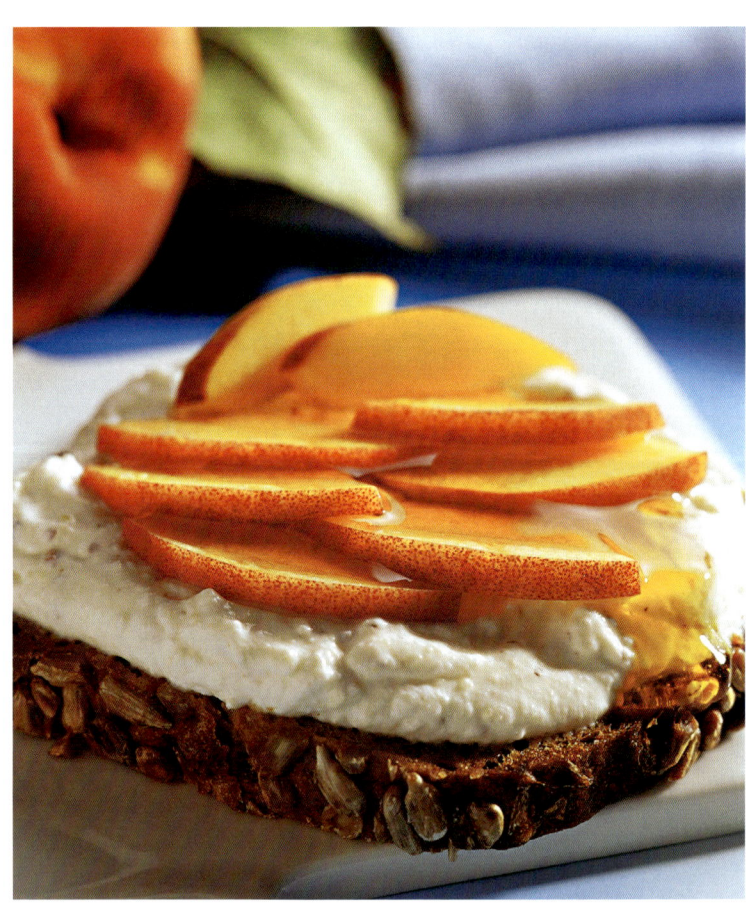

Früchteteller mit Vanillequark

Für den Vanillequark die Zitrone heiß waschen, abtrocknen und 2 Teelöffel Schale fein abreiben. Die Frucht auspressen. Cremequark, Zitronenschale, 2 Esslöffel Zitronensaft, Vanille und Ahornsirup im Mixer oder mit dem Rührbesen aufschlagen. Mit Zitronensaft abschmecken.

Die Beeren verlesen oder waschen und trockentupfen. Nektarinen oder Pfirsiche waschen, das Fruchtfleisch in Spalten vom Stein schneiden. Kiwis schälen, halbieren und in Scheiben schneiden. Die gemischten Früchte auf vier Frühstückstellern anrichten. Darauf je einen Klecks Vanillequark geben. Mit Zitronenmelisseblättchen garnieren.

ZUTATEN

Für 4 Portionen

- 1 unbehandelte Zitrone
- 250 g Cremequark (0,2 % Fett)
- ½ TL Naturvanille
- 1 EL Ahornsirup
- 250 g Beeren nach Saison
- 2 Nektarinen oder Pfirsiche
- 2 Kiwis
- Zitronenmelisse zum Garnieren

Pro Portion

Chol	0,63 mg
MuFS	0,2 g
EuFS	0,1 g
GFS	0,1 g
Kal	133 kcal
E	9,3 g
F	0,5 g
KH	20,7 g
BS	2,3 g

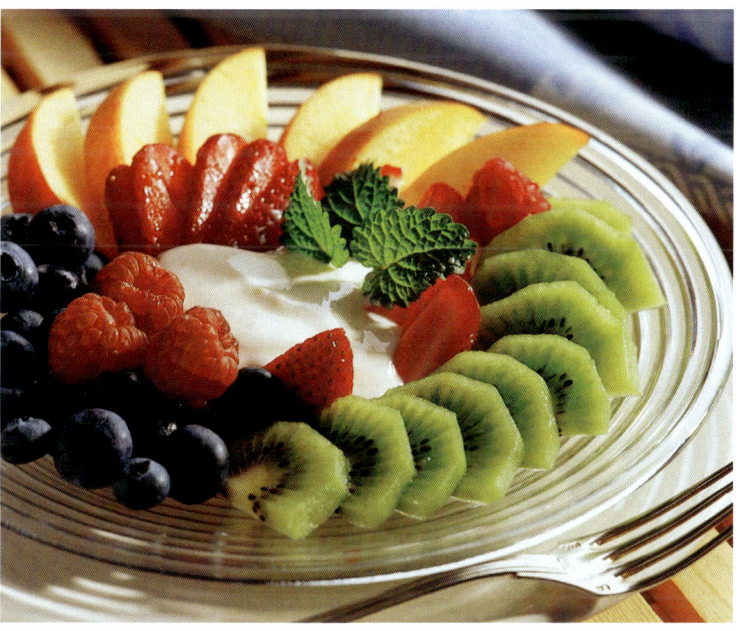

Früchte-Mandel-Drink

Die Aprikosen grob würfeln, dann zusammen mit den Mandeln und der halben Menge Saft im Mixer oder mit dem Pürierstab kräftig durchmixen. Kefir und Zimt hinzufügen, alles zusammen noch einmal kurz aufschlagen. Den Früchte-Mandel-Drink in vier Bechergläser verteilen und mit einem Hauch Zimt bestäuben.

Zutaten

Für 4 Gläser

- 60 g getrocknete Aprikosen (6 Stück)
- 2 EL frisch gemahlene Mandeln
- ¼ l frisch gepresster Mandarinen- oder Orangensaft
- 500 g Kefir (fettarm)
- Zimtpulver

Info:

Getrocknete Früchte sind, da ihnen das Wasser entzogen wurde, im Gegensatz zur Frischware konzentrierte Zucker- bzw. Nährstofflieferanten. Andere Obstarten, die sich zur Trocknung eignen, sind Äpfel, Birnen, Bananen, Pflaumen oder Feigen.

Pro Glas

Chol	7,50 mg
MuFS	0,8 g
EuFS	3,0 g
GFS	1,5 g
Kal	165 kcal
E	6,8 g
F	5,6 g
KH	18,4 g
BS	2,8 g

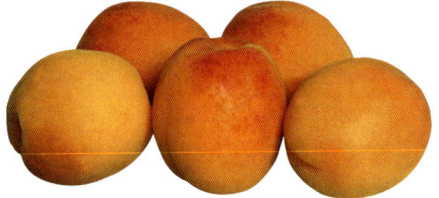

Schinken-Zucchini-Brote

Den Quark mit 1 bis 2 Esslöffeln Wasser glatt rühren und mit dem Meerrettich abschmecken. Den Meerrettichquark auf die Brotscheiben streichen, die Brote quer halbieren. Zucchini waschen, abtrocknen und in dünne Scheiben schneiden. Vom Lachsschinken den Fettrand entfernen. Zucchinischeiben und Lachsschinken auf den Brothälften anrichten, mit etwas grob gemahlenem Pfeffer bestreuen.

Tipp:

Zur Abwechslung können Sie das Brot mal mit Putenaufschnitt, Corned Beef, rohem oder gekochtem Schinken ohne Fettrand belegen.

ZUTATEN

Für 4 Portionen

- 2 EL Magerquark
- 1–2 TL Meerrettich (aus dem Glas)
- 4 Scheiben Sechskornbrot
- 200 g Zucchini
- 8 Scheiben Lachsschinken (etwa 50 g)
- schwarzer Pfeffer

Pro Portion	
Chol	8,90 mg
MuFS	0,4 g
EuFS	0,4 g
GFS	0,4 g
Kal	118 kcal
E	8,2 g
F	1,4 g
KH	17,6 g
BS	3,8 g

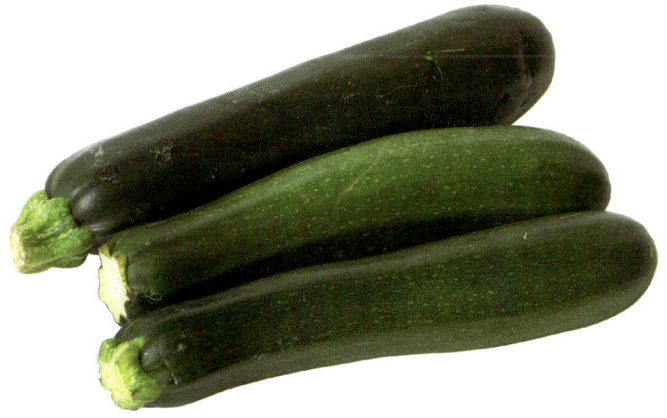

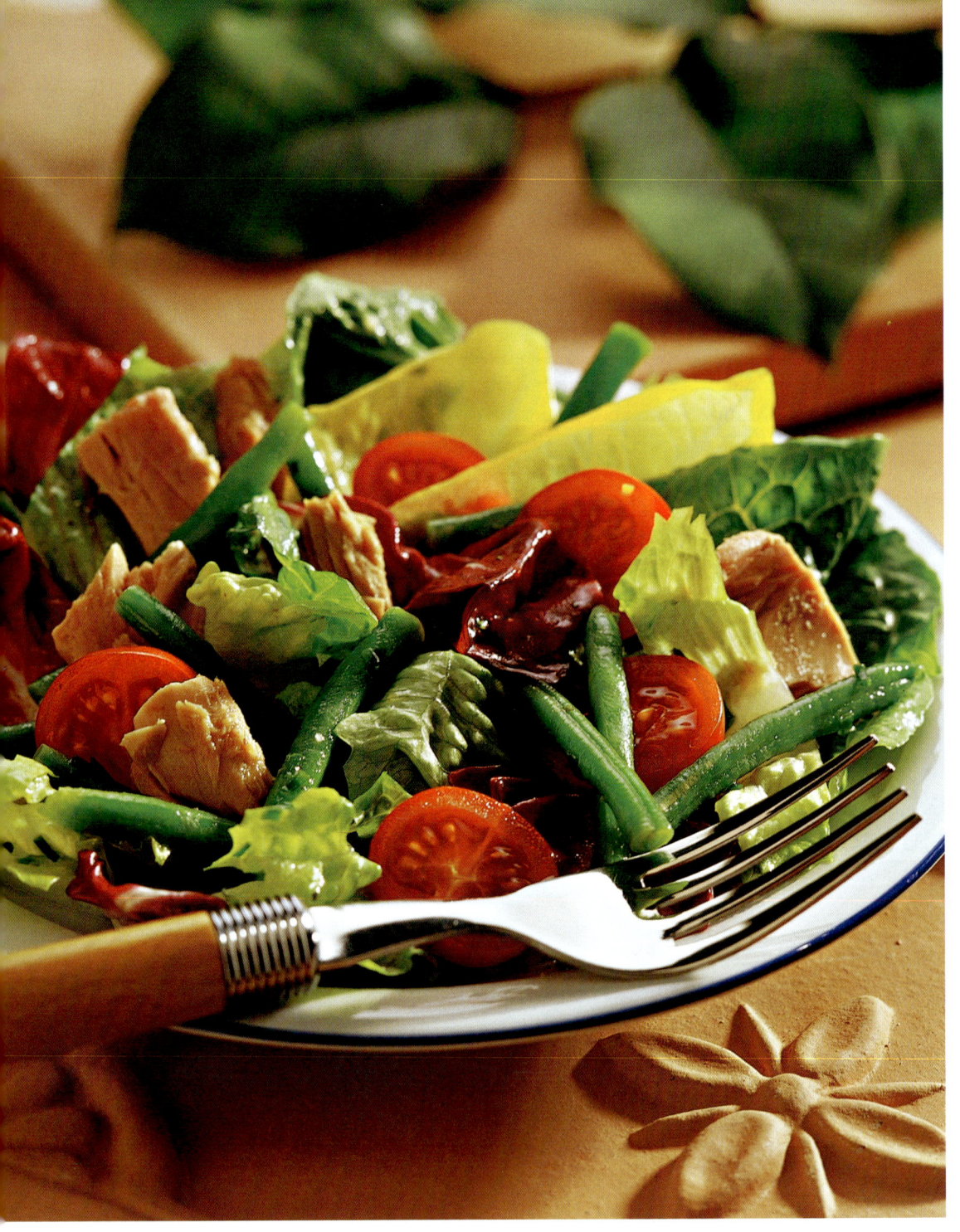

Bohnen-Thunfisch-Salat

Für das Dressing den Schnittlauch waschen und in Röllchen schneiden. Gemüsebrühe mit Zitronensaft, etwas Salz, Pfeffer und dem Öl in einen hohen Rührbecher geben. Mit dem Stabmixer aufschlagen, abschmecken.

Die Bohnen in kochendem Salzwasser ohne Deckel nach Packungsangabe bissfest kochen. Kalt abschrecken und gut abtropfen lassen. Die Salate waschen, putzen, trockenschleudern und in mundgerechte Stücke zupfen.

Tomaten waschen und halbieren oder vierteln. Den Thunfisch abtropfen lassen, grob zerteilen. Blattsalate mit Bohnen, Tomaten und Thunfisch locker vermengen, auf Tellern anrichten und mit dem Dressing beträufeln. Nach Belieben mit Vollkornbrot servieren.

Tipp:

Wer mag, kann über den Salat noch rote Zwiebelringe und einige schwarze Oliven streuen. Und fertig ist der Nizza-Salat! (Nährwerte ändern sich entsprechend.)

ZUTATEN

Für 4 Portionen

Für das Dressing:
- ½ Bund Schnittlauch
- 100 ml Gemüsebrühe
- 2 EL Zitronensaft
- Salz, Pfeffer
- 1 EL kalt gepresstes Olivenöl

Außerdem:
- 300 g tiefgekühlte grüne Bohnen
- Jodsalz
- 300 g gemischte Blattsalate (z. B. Friséesalat, Römersalat, Radicchio)
- 300 g Cocktailtomaten
- 2 Dosen Thunfisch naturell (à 150 g Einwaage)

Pro Portion

Chol	45,03 mg
MuFS	3,1 g
EuFS	4,1 g
GFS	2,8 g
Kal	205 kcal
E	19,6 g
F	11,1 g
KH	6,5 g
BS	4,2 g

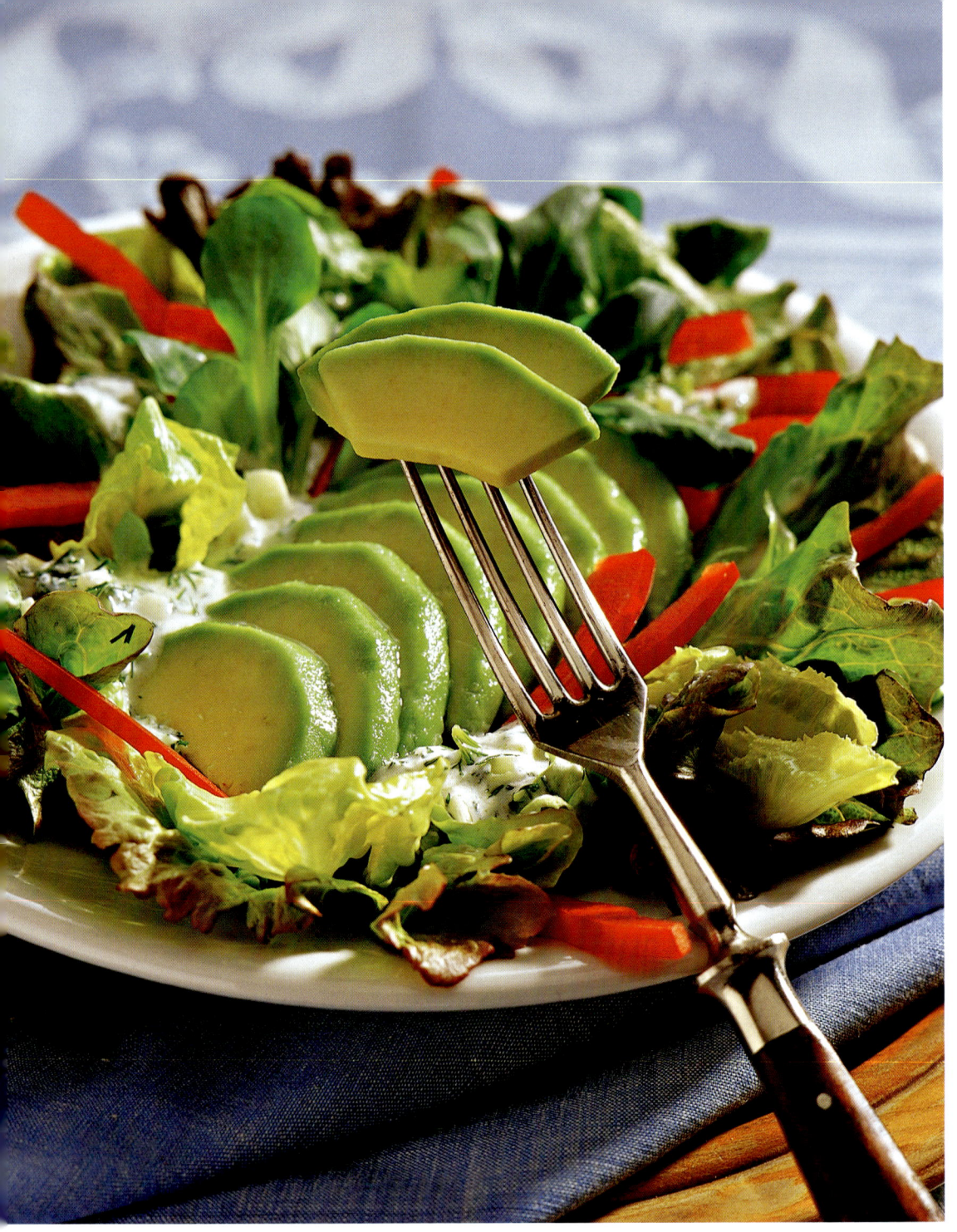

Blattsalate mit Avocado

Die Blattsalate waschen, putzen, trockenschleudern und in mundgerechte Stücke zupfen. Paprikaschote waschen, putzen und in feine Streifen schneiden. Die Avocado schälen, längs halbieren und vom Kern befreien. Das Fruchtfleisch quer in Spalten schneiden und sofort mit 2EL Zitronensaft beträufeln.

Für das Dressing die Zwiebel schälen und fein hacken, Dill oder Schnittlauch waschen, trockentupfen und fein schneiden. Die Zwiebel mit Joghurt und Öl verrühren und mit Salz, Pfeffer und restlichem Zitronensaft abschmecken. Die Kräuter unterrühren. Blattsalate und Paprika mit dem Joghurtdressing mischen und mit den Avocadospalten auf Tellern anrichten.

Info:

Avocados haben einen hohen Anteil an einfach und mehrfach ungesättigten Fettsäuren. Sie sind das ganze Jahr über erhältlich, da sie je nach Herkunftsland und Sorte zu verschiedenen Zeiten geerntet werden. Avocados sind reif, wenn sie sich leicht eindrücken lassen oder der Fruchtkern sich beim Schütteln bewegt. Beim Erhitzen wird übrigens das Fruchtfleisch bitter – deshalb Avocados nur roh verzehren.

ZUTATEN

Für 4 Portionen

- 300 g gemischte Blattsalate (z. B. Frisée, Feld- oder Eichblattsalat, Radicchio)
- 1 rote Paprikaschote
- 1 reife Avocado
- Saft von einer Zitrone
- 1 kleine Zwiebel
- 1 Bund Dill oder Schnittlauch
- 100 g fettarmer Joghurt
- 1 EL Olivenöl
- Salz, schwarzer Pfeffer

Pro Portion

Chol	0,28 mg
MuFS	1,8 g
EuFS	11,5 g
GFS	2,5 g
Kal	185 kcal
E	3,8 g
F	16,6 g
KH	5,2 g
BS	5,0 g

Tsatsiki

Die Gurke waschen, abtrocknen, Stiel- und Blütenansatz entfernen. Gurke mit Schale auf einer Gemüsereibe fein raspeln. Den Knoblauch schälen. Den Joghurt mit den Gurkenraspeln verrühren und den Knoblauch dazupressen. Essig und Olivenöl einrühren. Den Joghurt mit etwas Salz und Pfeffer abschmecken.

ZUTATEN

Für 4 Portionen

– 400 g Gärtner- oder Salatgurke
– 2–3 Knoblauchzehen
– 600 g griechischer Schafmilchjoghurt (ersatzweise Naturjoghurt mit 3,5 % Fett)
– 1 EL Weißweinessig
– 2 EL Olivenöl
– Salz, weißer Pfeffer

Tipp:

Tsatsiki wird meist einfach nur mit Brot als Vorspeise serviert. Man kann den Gurken-Joghurt aber auch zu gegrillten Lammkoteletts, zu Brat- oder Grillfleisch reichen.

Pro Portion	
Chol	21,06 mg
MuFS	0,9 g
EuFS	6,0 g
GFS	4,4 g
Kal	164 kcal
E	5,6 g
F	11,9 g
KH	7,8 g
BS	0,5 g

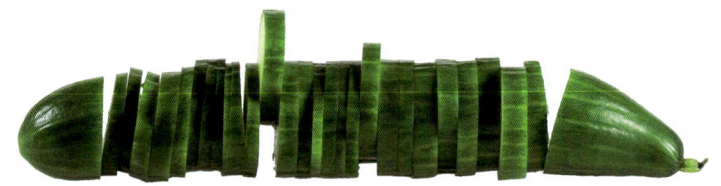

Gefüllte Feigen

Die Feigen behutsam waschen und abtrocknen. Jeweils einen Deckel abschneiden und das Fruchtfleisch vorsichtig mit einem Teelöffel herausheben. Ausgehöhltes Fruchtfleisch mit einer Gabel
zerdrücken. Die Nüsse unterrühren, dann mit dem Ricotta locker
vermischen. Die Füllung mit Zitronensaft und frisch gemahlenem
Pfeffer würzen. Die Mischung in die Feigen füllen und die Deckel
schräg auflegen. Feigen auf eine kleine Platte setzen und mit Pfeffer grob übermahlen.

Info:

Feigen haben – je nach Sorte und Herkunft – eine grünliche bis violett-blaue
Schale. Je dunkler die Schale, desto süßer und saftiger das Fruchtfleisch.
Nach dem Kauf sollten Sie Feigen rasch verzehren, da sie leicht verderben.

ZUTATEN

Für 2 Portionen

- 4 reife Feigen
- 1 EL gemahlene
  Walnüsse
- 100 g Ricotta (ital.
  Frischkäse, ersatzweise
  20 % Speisequark)
- ein paar Tropfen
  Zitronensaft
- schwarzer Pfeffer

Pro Portion

Chol	15,50 mg
MuFS	4,6 g
EuFS	2,3 g
GFS	3,2 g
Kal	186 kcal
E	8,4 g
F	10,7 g
KH	13,8 g
BS	2,6 g

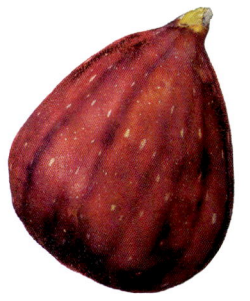
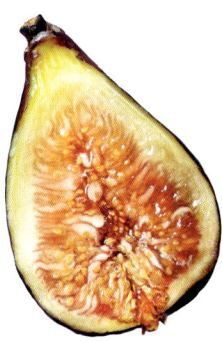

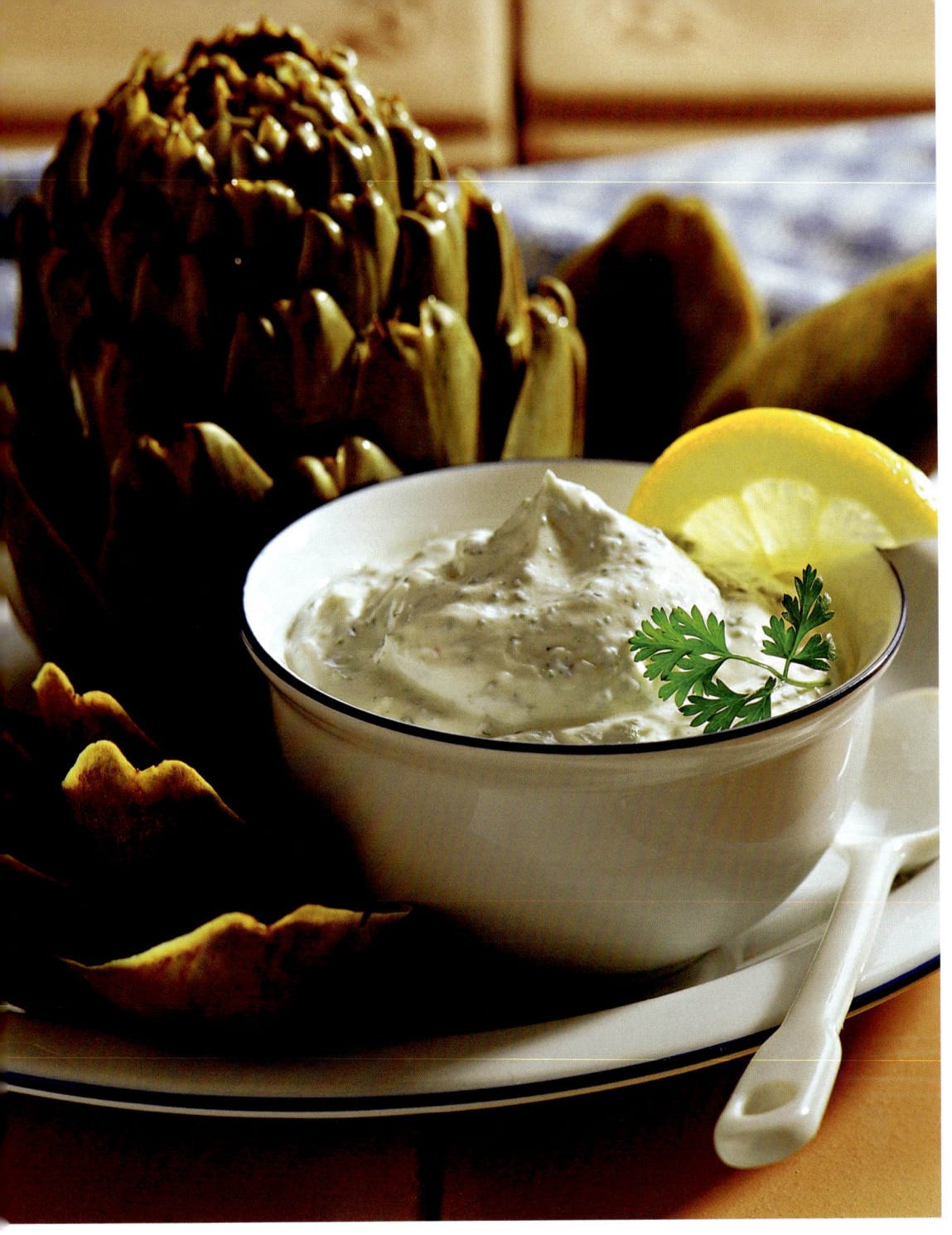

Artischocken mit Zitronendip

Die Zitronen heiß waschen, trockenreiben, die Schale fein abreiben und beiseite stellen. Beide Zitronen auspressen. Reichlich leicht gesalzenes Wasser mit 4 Esslöffeln Zitronensaft zum Kochen bringen. In der Zwischenzeit die Artischockenstiele dicht unter dem Blattansatz abbrechen. Die Schnittstellen sofort mit etwas Zitronensaft bepinseln. Äußere, unansehnliche Artischockenblätter entfernen. Von den übrigen Blättern mit einer Schere die Spitzen gerade abschneiden. Die Artischocken im Wasser je nach Größe 30–40 Minuten leicht kochen lassen. Zur Garprobe ein Blatt herauszupfen, es muss sich leicht lösen.

Während die Artischocken garen, den Frischkäse mit Quark, Milch, Öl und 5 Esslöffeln Zitronensaft glatt und cremig rühren. Zitronenschale und die Kräuter daruntermischen. Den Dip mit Salz, Pfeffer und restlichem Zitronensaft abschmecken. Die Artischocken aus dem Wasser heben, mit dem Boden nach oben kurz abtropfen lassen. Warm oder kalt mit dem Zitronendip servieren.

Tipp:

Die äußeren fleischigen Blätter zupft man ab, taucht die dicken Enden in den Dip und zieht das weiche Fleisch mit den Zähnen von den Blättern. Das Heu wird mit den letzten inneren Blättern vom Boden gelöst. Den Boden selbst in Stücke schneiden und mit dem Dip genießen.

ZUTATEN

Für 4 Portionen

- 2 unbehandelte Zitronen
- Salz
- 4 große Artischocken
- 100 g Frischkäse aus Buttermilch (5–8 % Fett absolut)
- 125 g Cremequark (0,2 % Fett)
- 50–100 ml fettarme Milch
- 1 EL kalt gepresstes Olivenöl
- 2 EL frisch gehackte Kräuter (z. B. Estragon, Kerbel, Petersilie)
- schwarzer Pfeffer

Pro Portion

Chol	3,09 mg
MuFS	0,6 g
EuFS	2,4 g
GFS	1,0 g
Kal	142 kcal
E	11,7 g
F	4,2 g
KH	11,5 g
BS	13,7 g

Gratinierte Tomatenbrote

Den Backofen auf 200°C (Umluft 180°C) oder den Grill vorheizen. In der Zwischenzeit die Frühlingszwiebeln waschen, putzen und in feine Ringe schneiden. Die Tomaten waschen und würfeln, dabei die Stielansätze entfernen. Die Basilikumblätter abspülen, trockentupfen und bis auf einige zum Garnieren feinstreifig schneiden. Alles mischen.

Den Knoblauch schälen, längs halbieren und die Brotscheiben mit den Schnittflächen abreiben. Brote halbieren. Die Tomatenmischung auf die Brothälften verteilen. Leicht salzen und pfeffern. Den Mozzarella würfeln und obenauf verteilen. Mit Olivenöl beträufeln. Die Tomatenbrote im Ofen oder unter dem Grill überbacken, bis der Käse zu schmelzen beginnt. Mit Basilikumblättchen garniert servieren.

ZUTATEN

Für 4 Portionen

- 2 Frühlingszwiebeln
- 4 mittelgroße Tomaten
- 2 Zweige Basilikum
- 2 Knoblauchzehen
- 4 Scheiben Roggen-Vollkornbrot
- Salz, schwarzer Pfeffer
- 1 Kugel Mozzarella (125 g)
- 2 TL Olivenöl

Pro Portion	
Chol	14,44 mg
MuFS	0,9 g
EuFS	6,0 g
GFS	5,0 g
Kal	191 kcal
E	8,0 g
F	12,6 g
KH	11,2 g
BS	3,0 g

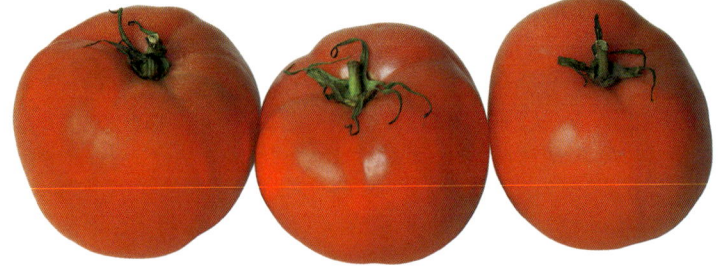

Spinattaschen

Für den Teig das Mehl in eine Schüssel füllen. Etwa 1 Tasse lauwarmes Wasser, den Oúzo oder Raki, das Öl, und das Salz dazugeben und alles zu einem geschmeidigen Teig verkneten. Den Teig zu einer Kugel formen, in Frischhaltefolie wickeln und etwa 1 Stunde ruhen lassen.

Inzwischen für die Füllung den Spinat gründlich waschen, putzen und gut abtropfen lassen. Dann klein schneiden. Die Zwiebeln schälen, fein würfeln. Das Öl erhitzen, Zwiebeln und Spinat darin 3 Minuten dünsten. Spinat in einem Sieb abtropfen lassen, anschließend mit dem Quark gut vermischen. Den Dill waschen, trockenschütteln und fein schneiden, unterrühren. Die Füllung mit Salz und Pfeffer abschmecken.

Den Backofen auf 200°C (Umluft 180°C) vorheizen. Den Teig 3mm dünn ausrollen und in Quadrate von 10 x 10 cm schneiden. Jeweils in die Mitte eines Quadrates etwa 2 EL Füllung setzen. Die Teigecken über der Füllung zur Mitte hin schlagen, die Spitzen leicht zusammendrücken. Die Spinattaschen mit verquirltem Ei bestreichen und mit Sesamsamen bestreuen. Auf ein mit Backpapier ausgelegtes Backblech setzen und im vorgeheizten Ofen etwa 20 Minuten backen.

ZUTATEN

Für 4 bis 6 Portionen

Für den Teig:
- 500 g Mehl
- 2 EL Oúzo oder Raki (Tresterschnaps)
- 2 EL Olivenöl
- ½ TL Salz
- 1 Ei zum Bestreichen
- 2 EL Sesamsamen zum Bestreuen

Für die Füllung:
- 1 kg Blattspinat
- 4–5 Zwiebeln
- 2 EL Olivenöl
- 500 g Quark (am besten aus Schaf- oder Ziegenmilch)
- 1 Bund Dill
- Salz, schwarzer Pfeffer

Pro Portion

Chol	63,62 mg
MuFS	2,9 g
EuFS	9,7 g
GFS	5,0 g
Kal	359 kcal
E	21,5 g
F	18,8 g
KH	24,4 g
BS	8,3 g

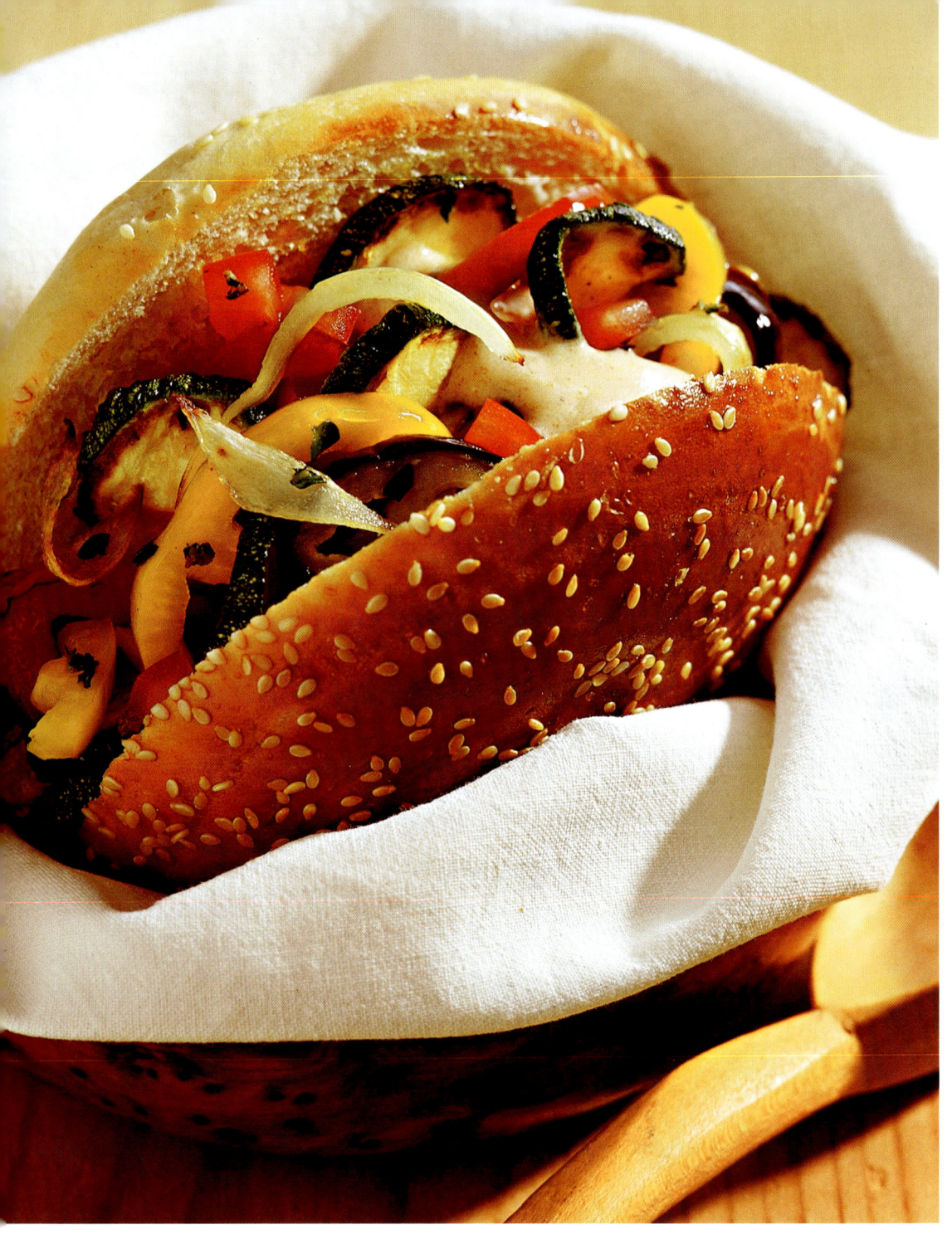

Grill-Ratatouille mit Sesamfladen

Den Backofen- oder Elektrogrill vorheizen. Zucchino, Aubergine und die Paprikaschoten waschen und putzen. Zucchino schräg in Scheiben schneiden. Die Aubergine längs vierteln, in ½ cm dicke Stücke schneiden. Paprikaschoten in mundgerechte Stücke teilen. Die Zwiebel schälen, vierteln und in hauchdünne Streifen schneiden.

Den Grillrost mit Alufolie auslegen und das Gemüse darauf ausbreiten. Öl und Thymian verrühren. Den Knoblauch schälen und dazupressen. Das Gemüse damit dünn bepinseln, salzen und mit frisch gemahlenem Pfeffer bestreuen. Das Gemüse 20 Minuten grillen.

Inzwischen die Kräuter waschen, trockentupfen und fein hacken. Mit Dickmilch und Zitronenschale verrühren und mit Salz, Pfeffer und Paprika abschmecken. Die Tomate waschen, abtrocknen und würfeln, dabei den Stielansatz entfernen.

Sesamfladen unter dem Grill heiß werden lassen, in jeden Fladen eine Tasche schneiden. Die Tomatenwürfel über das gegrillte Gemüse streuen. Die Fladen mit dem Gemüse und der Kräuterdickmilch füllen und sofort servieren.

ZUTATEN

Für 2 Portionen

- 1 kleiner Zucchino
- ½ Aubergine
- je 1 gelbe und rote Paprikaschote
- 1 kleine weiße Zwiebel
- 2 TL kaltgepresstes Olivenöl
- ¼ TL getrockneter Thymian
- 1–2 Knoblauchzehen
- Salz, schwarzer Pfeffer
- ½ Bund Petersilie oder Schnittlauch
- 100 g Dickmilch (0,3 %)
- ½ TL abgeriebene Zitronenschale (unbehandelt)
- Paprikapulver rosenscharf
- 1 Tomate
- 2 kleine Sesamfladen

Pro Portion

Chol	0,62 mg
MuFS	2,3 g
EuFS	9,3 g
GFS	2,3 g
Kal	315 kcal
E	9,8 g
F	14,7 g
KH	35,1 g
BS	9,4 g

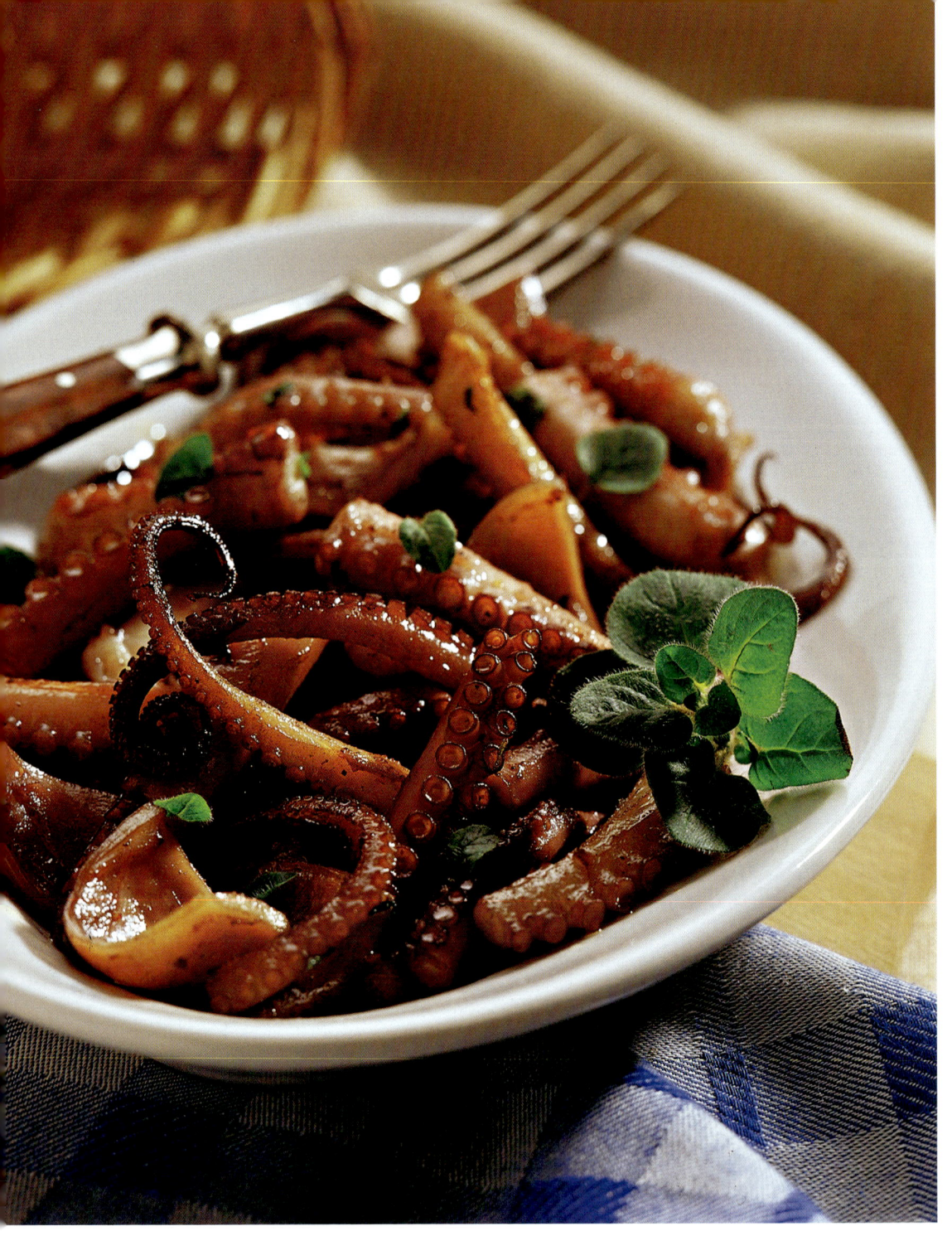

Oktopus mit Wein

Oktopus kalt abspülen, in einem Topf mit Wasser bedecken, aufkochen und bei mittlerer Hitze zugedeckt weich kochen. Anschließend abtropfen lassen und in mundgerechte Stücke schneiden. Das Olivenöl in einer großen Pfanne erhitzen. Den Oktopus darin unter gelegentlichem Rühren anbraten. Mit dem Wein ablöschen, mit Salz und Pfeffer abschmecken und mit Oregano bestreut servieren.

Tipp:

Probieren Sie auch mal den Oktopus in Essig und Öl. Dazu den Oktopus kochen und klein schneiden wie im Rezept oben beschrieben. Mit etwas Essig und Olivenöl vermischen, mit Salz und Pfeffer abschmecken und mit Oregano bestreuen. Den Oktopus lauwarm oder kalt servieren.

Info:

Der Oktopus (auch Krake oder Polyp), ein 8-armiger Kopffüßer, ist mit dem Tintenfisch verwandt und wird seit der Antike vor allem in den Mittelmeerländern als Speise sehr geschätzt. Man kann ihn dünsten, braten, grillen und in Salaten oder Fischsuppen verarbeiten.

ZUTATEN

Für 4 Portionen

– 500 g küchenfertiger Oktopus
– 2–3 EL Olivenöl
– 1 Glas Rotwein
– Salz, schwarzer Pfeffer
– 1–2 TL getrockneter Oregano

Pro Portion

Chol	187,59 mg
MuFS	1,4 g
EuFS	6,6 g
GFS	1,8 g
Kal	215 kcal
E	23,1 g
F	10,4 g
KH	3,7 g
BS	0,0 g

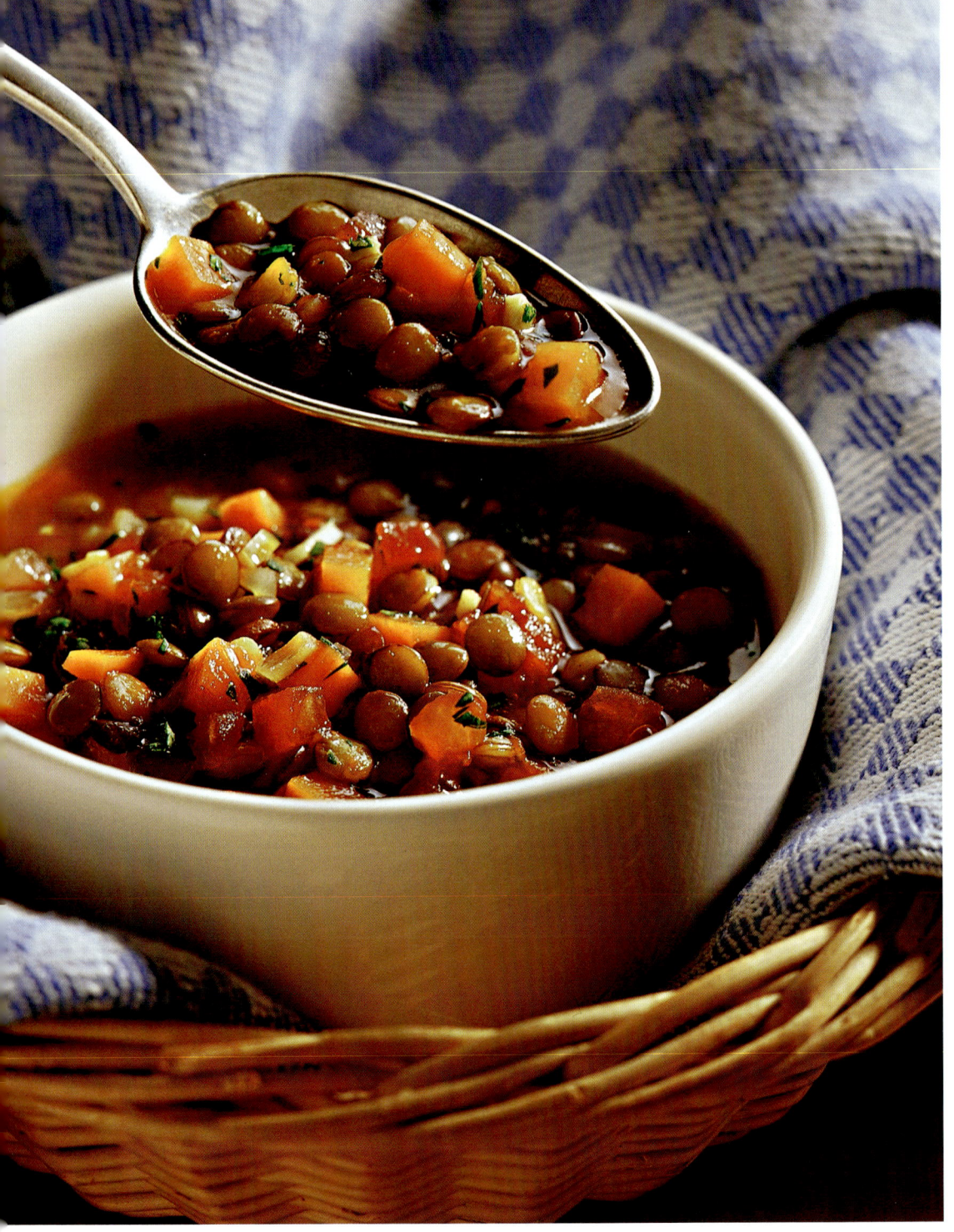

Linsensuppe

Die Linsen in einem Sieb waschen und abtropfen lassen. Dann in einen Topf geben, mit Wasser bedecken und fast gar kochen. Zwiebel und Knoblauch schälen und fein würfeln. Die Möhren waschen, schälen und ebenfalls klein würfeln. Die Tomaten überbrühen, häuten, halbieren, entkernen und fein hacken.

Das Olivenöl in einem Topf erhitzen. Zwiebel, Knoblauch und Möhren darin andünsten, die Tomaten unterrühren und kurz mitdünsten. Die Linsen samt Flüssigkeit, das Lorbeerblatt und die Orangenschale hinzufügen. Mit Wasser aufgießen und mit Salz und Pfeffer würzen.

Die Suppe aufkochen und noch so lange zugedeckt leicht kochen lassen, bis die Linsen ganz weich sind. Die Linsensuppe abschmecken und mit Petersilie bestreut servieren.

Tipp:

Auf diese Weise lässt sich auch eine Bohnensuppe zubereiten. Dazu 250 g getrocknete weiße Bohnen über Nacht mit Wasser bedeckt einweichen. Am nächsten Tag im Einweichwasser fast gar kochen. Dann die Suppe zubereiten, wie im Rezept Linsensuppe beschrieben.

ZUTATEN

Für 4 Portionen

- 250 g Linsen
- 1 große Zwiebel
- 1–2 Knoblauchzehen
- 2 Möhren
- 3 Tomaten
- 3 EL Olivenöl
- 1 Lorbeerblatt
- 2 Streifen getrocknete Schale von einer unbehandelten Orange
- Salz, schwarzer Pfeffer
- 4 EL frisch gehackte Petersilie

Pro Portion	
Chol	0,09 mg
MuFS	1,4 g
EuFS	6,6 g
GFS	1,5 g
Kal	313 kcal
E	16,4 g
F	10,2 g
KH	38,1 g
BS	11,2 g

Rezepte

Fisch-Gemüse-Suppe

Zutaten

Für 4 Portionen

- 1 Zwiebel
- 1 Knoblauchzehe
- 1 große rote
  Paprikaschote
- 2 Möhren
- 1 EL Olivenöl
- 800 ml Gemüsebrühe
- Salz, Pfeffer
- 1 EL scharfer Senf
- 300 g Fischfilet
  (z. B. Lachs, Kabeljau,
  Rotbarsch)
- 1 Bund Schnittlauch

Pro Portion	
Chol	49,53 mg
MuFS	0,7 g
EuFS	2,6 g
GFS	0,6 g
Kal	107 kcal
E	13,6 g
F	4,1 g
KH	3,3 g
BS	2,0 g

Die Zwiebel und den Knoblauch schälen, fein hacken. Paprikaschote waschen, vierteln, putzen und klein würfeln. Die Möhren schälen, putzen und ebenfalls klein würfeln. Das Öl zerlassen, Zwiebel und Knoblauch darin anbraten. Paprika und Möhren dazugeben und kurz mitbraten. Das Gemüse mit Brühe ablöschen, mit Salz, Pfeffer und 2 Teelöffel Senf würzen. Alles aufkochen und zugedeckt bei mittlerer Hitze 15 Minuten kochen lassen. In der Zwischenzeit das Fischfilet trockentupfen und in 2 x 2 cm große Würfel schneiden. Schnittlauch waschen, trockenschütteln und in Röllchen schneiden. Die Suppe von der Kochstelle nehmen. Mit einer Schaumkelle die Hälfte des Gemüses herausheben, beiseite stellen. Die restliche Gemüsesuppe mit dem Stabmixer pürieren. Gemüsestücke und Fischwürfel in die Suppe geben. Den Fisch darin zugedeckt in 4–5 Minuten gar ziehen lassen. Die Suppe mit übrigem Senf, Salz und Pfeffer abschmecken und mit Schnittlauch bestreut servieren.

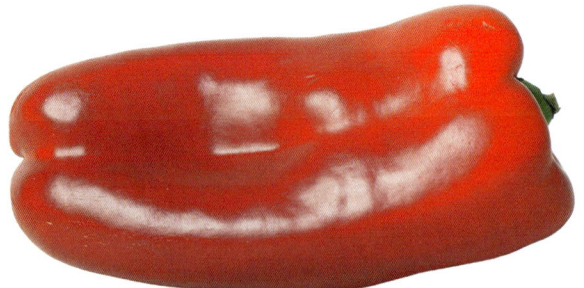

Venezianischer Kartoffelrisotto

Die Kartoffeln schälen, waschen und auf einer Rohkostreibe oder mit dem entsprechenden Einsatz der Küchenmaschine grob reiben. Die Zwiebel und den Knoblauch schälen und fein hacken. Den Schinken ohne Fettrand in feine Streifen schneiden. In einem breiten Topf ½ Esslöffel Butter erhitzen, den Schinken darin unter Rühren glasig werden lassen. Dann die Kartoffeln, die Zwiebel und den Knoblauch hinzufügen und unter Rühren andünsten. Den Reis einstreuen und kurz mitdünsten. Einen ordentlichen Schuss Fleischbrühe in den Topf geben und den Rosmarin hinzufügen. Den Risotto bei mittlerer Hitze unter gelegentlichem Rühren leise köcheln lassen, dabei nach und nach die Fleischbrühe dazugießen. Die Reiskörner sollen zum Schluss gar sein, aber noch Biss haben. Den Rosmarin herausfischen und wegwerfen. Den Risotto mit Salz und Pfeffer würzen. Den Käse reiben. Ein wenig Käse mit der übrigen Butter unter den Risotto rühren. Den restlichen Käse in einem Schälchen getrennt dazu reichen.

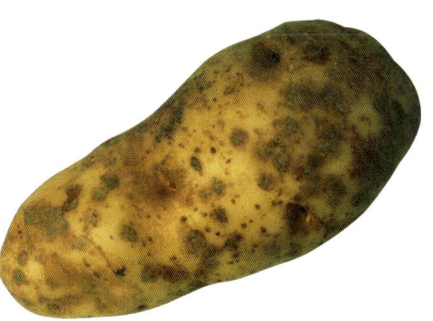

Zutaten

Für 4 Portionen

- 500 g mehlig kochende Kartoffeln
- 1 Zwiebel
- 1–2 Knoblauchzehen
- 75 g roher Schinken in Scheiben
- 1 EL Halbfett- oder Joghurtbutter
- 250 g Risottoreis (Arborio, Carnaroli oder Vialone-Nano)
- 1 l heiße Fleischbrühe
- 1 kleiner Zweig Rosmarin
- Salz, weißer Pfeffer
- 40 g Grana Padano oder Parmesan am Stück

Pro Portion	
Chol	23,73 mg
MuFS	0,8 g
EuFS	2,0 g
GFS	3,2 g
Kal	385 kcal
E	14,7 g
F	6,6 g
KH	65,3 g
BS	4,4 g

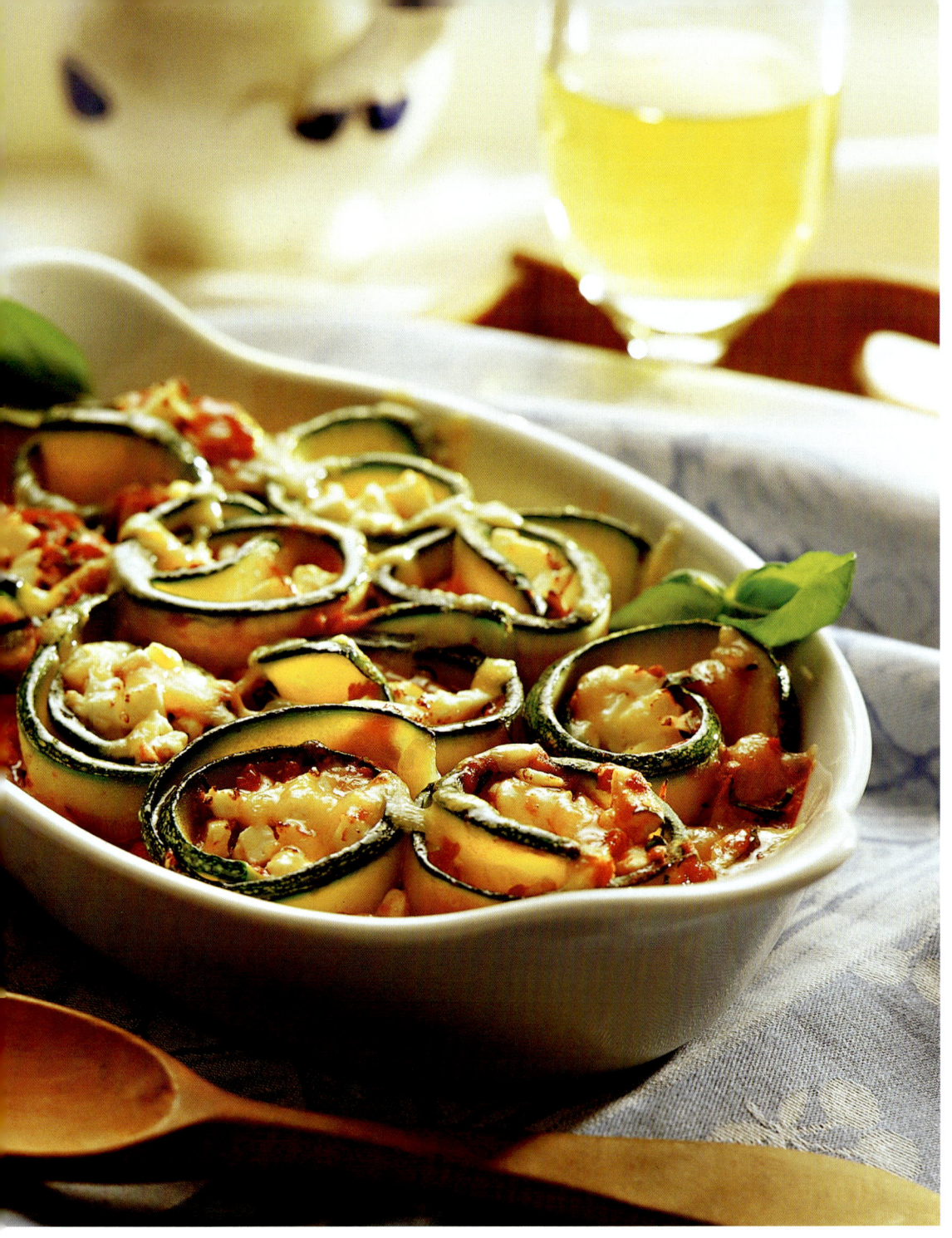

Überbackene Zucchiniröllchen

Die Zucchini waschen, putzen und mit einem Sparschäler (oder mit der Aufschnittmaschine) längs in dünne Scheiben schneiden. In kochendem Salzwasser 1 Minute blanchieren, kalt abschrecken und trockentupfen. Den Schafskäse fein würfeln. Die Tomatenstücke in einem Sieb abtropfen lassen.

Den Backofen auf 225 °C (Umluft 200 °C) vorheizen. Eine große Gratinform einfetten. Das Basilikum waschen, trockenschütteln und die Blätter feinstreifig schneiden.

Tomatenstücke, Basilikum und Speisestärke vermischen. Den Knoblauch schälen und dazupressen. Mit Salz, Pfeffer und Essig kräftig würzen.

Zucchinischeiben ausbreiten, jeweils mit 1–2 Teelöffeln Tomaten und den Schafskäsewürfeln belegen und aufrollen. Die Röllchen senkrecht nebeneinander stehend in die Form setzen. Die restlichen Tomaten zwischen die Röllchen verteilen. Den Käse grob raffeln und darüber streuen. Die Zucchiniröllchen in etwa 20 Minuten goldgelb überbacken. Dazu passt Naturreis oder Mehrkornbaguette.

ZUTATEN

Für 4 Portionen

– 500 g mittelgroße Zucchini
– 150 g weicher Schafskäse (Feta)
– 1 Packung oder Dose Tomatenstücke (500 g)
– 1 TL Olivenöl zum Einfetten
– ½ Bund Basilikum
– 1 TL Speisestärke
– 1 Knoblauchzehe
– Salz, Pfeffer
– 2 EL Balsamessig
– 100 g Edamer am Stück (30 % Fett i. Tr.)

Pro Portion

Chol	26,16 mg
MuFS	1,1 g
EuFS	5,2 g
GFS	7,6 g
Kal	305 kcal
E	20,9 g
F	14,9 g
KH	20,9 g
BS	4,9 g

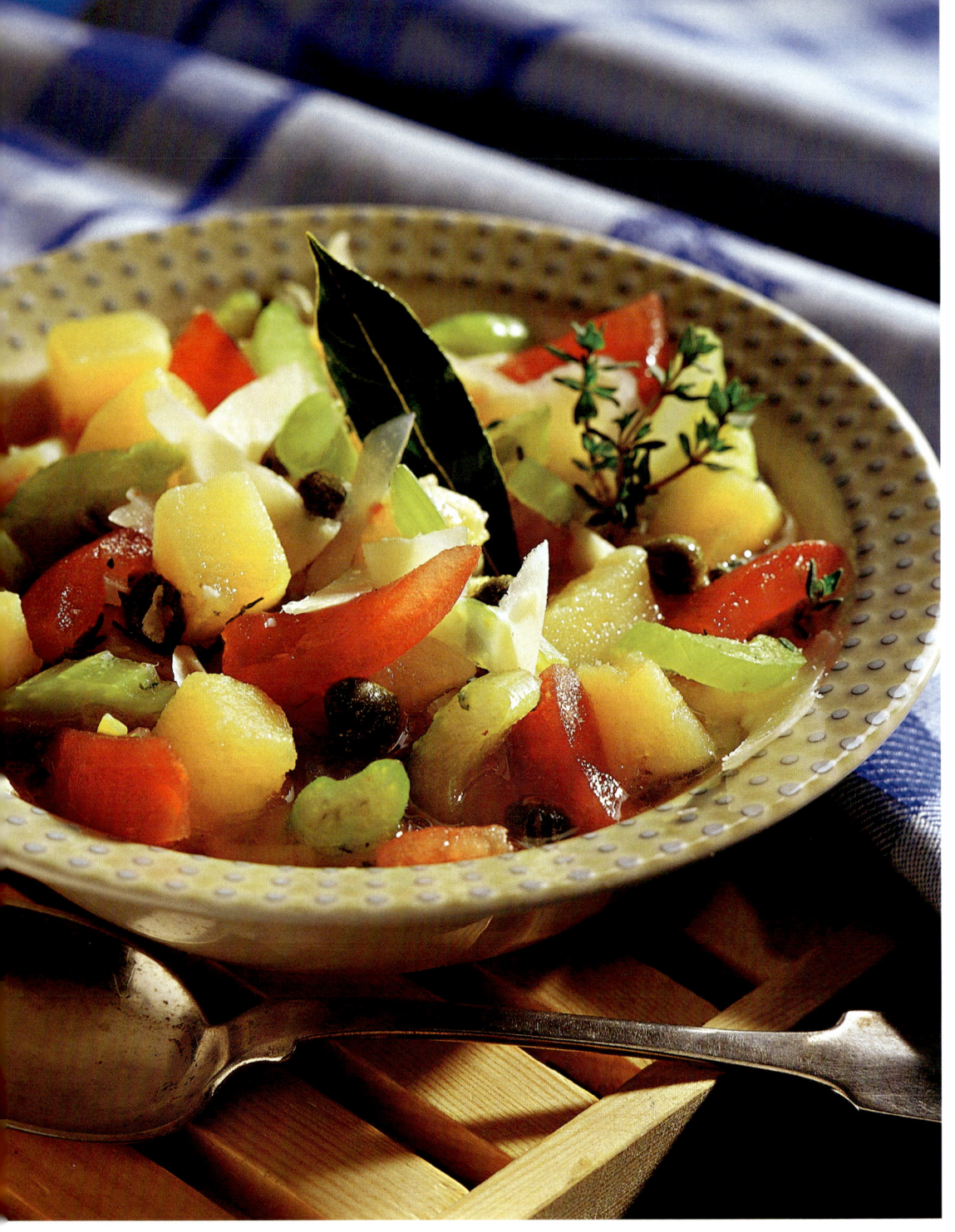

Spanischer Kartoffel-Eintopf

Zwiebeln und Knoblauchzehen schälen und fein würfeln. Die Kartoffeln schälen, waschen und in große Würfel schneiden. Den Sellerie waschen, putzen und in dünne Scheiben schneiden.

Das Öl in einem Suppentopf erhitzen. Die Zwiebeln und den Knoblauch darin unter Rühren glasig dünsten, Sellerie hinzufügen und noch etwa 3 Minuten mitdünsten. Die Sardellenfilets abspülen, abtrocknen und fein hacken. Zusammen mit den Kartoffeln, dem Lorbeerblatt und dem Thymian in den Topf geben. Die Brühe angießen.

Alles aufkochen und zugedeckt bei schwacher Hitze zunächst 25 Minuten leicht kochen lassen. Inzwischen die Tomaten kurz in kochendes Wasser tauchen, die Stielansätze herausschneiden, die Tomaten häuten, halbieren und entkernen. Das Tomatenfruchtfleisch in grobe Stücke schneiden, in die Suppe geben und alles zusammen noch etwa 5 Minuten ziehen lassen. Die Kapern unterrühren. Die Kartoffelsuppe mit Salz, Pfeffer und etwas Kapernsud abschmecken.

Den Parmesan mit einem Sparschäler in möglichst dünne Späne schneiden. Die Kartoffelsuppe in tiefe Teller schöpfen und mit dem Käse bestreuen.

ZUTATEN

Für 4 Portionen

- 3 Zwiebeln
- 2 Knoblauchzehen
- 1,5 kg fest kochende Kartoffeln
- 4 Stangen Sellerie
- 2 EL Olivenöl
- 4 eingelegte Sardellenfilets
- 1 Lorbeerblatt
- 4 Zweige Thymian
- 1,5 l Fleischbrühe
- 1 kg Tomaten
- 2–3 EL Kapern
- Salz, schwarzer Pfeffer
- 50 g Parmesan am Stück

Pro Portion

Chol	9,94 mg
MuFS	2,0 g
EuFS	5,8 g
GFS	3,6 g
Kal	457 kcal
E	17,6 g
F	12,1 g
KH	66,1 g
BS	14,8 g

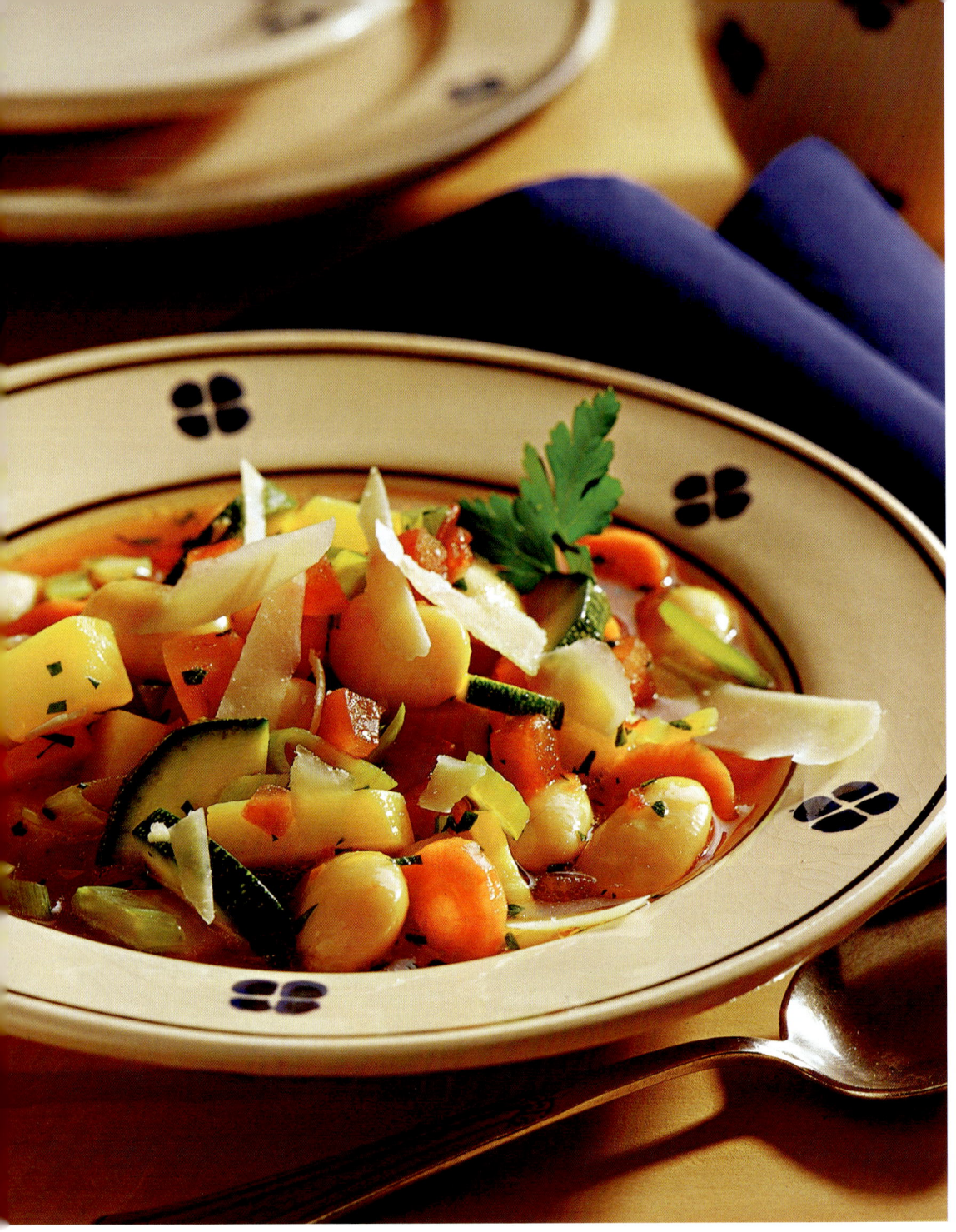

Schnelle Minestrone

Die Bohnen in einem Sieb abtropfen lassen. Mit dem tiefgekühlten Gemüse in einen Suppentopf geben, die Brühe angießen. Alles aufkochen lassen. Die Kartoffeln schälen und würfeln, zur Suppe geben. Mit Lorbeerblatt, Salz und Pfeffer würzen. Die Suppe zugedeckt bei mittlerer bis schwacher Hitze 20 Minuten kochen lassen.

Inzwischen die Tomaten überbrühen, häuten, halbieren und entkernen. Das Fruchtfleisch würfeln. Die Petersilie waschen, trockenschütteln und grob hacken. Tomaten und Petersilie mit dem Öl in die Suppe rühren. Die Minestrone abschmecken, in vorgewärmte tiefe Teller füllen und mit Parmesan bestreut servieren.

Tipp:

Noch raffinierter wird die schnelle Minestrone mit einem zusätzlichen Klecks Pesto, den Sie am Schluss auf die Suppe geben. Inzwischen gibt es nicht nur die klassische Basilikumpaste (pesto alla genovese) zu kaufen, sondern auch Varianten aus Tomate, Bärlauch oder aus anderen Kräutern.

ZUTATEN

Für 4 Portionen

- 1 Dose weiße Bohnen (400 g Inhalt)
- 300 g tiefgekühltes Mischgemüse
- 1 l Gemüsebrühe
- 4 mittelgroße, fest kochende Kartoffeln
- 1 Lorbeerblatt
- Salz, Pfeffer
- 2 Tomaten
- 1 EL kalt gepresstes Olivenöl
- 4 EL frisch geriebener Parmesan

Pro Portion

Chol	26,58 mg
MuFS	1,1 g
EuFS	5,5 g
GFS	7,2 g
Kal	328 kcal
E	20,3 g
F	14,7 g
KH	27,9 g
BS	9,1 g

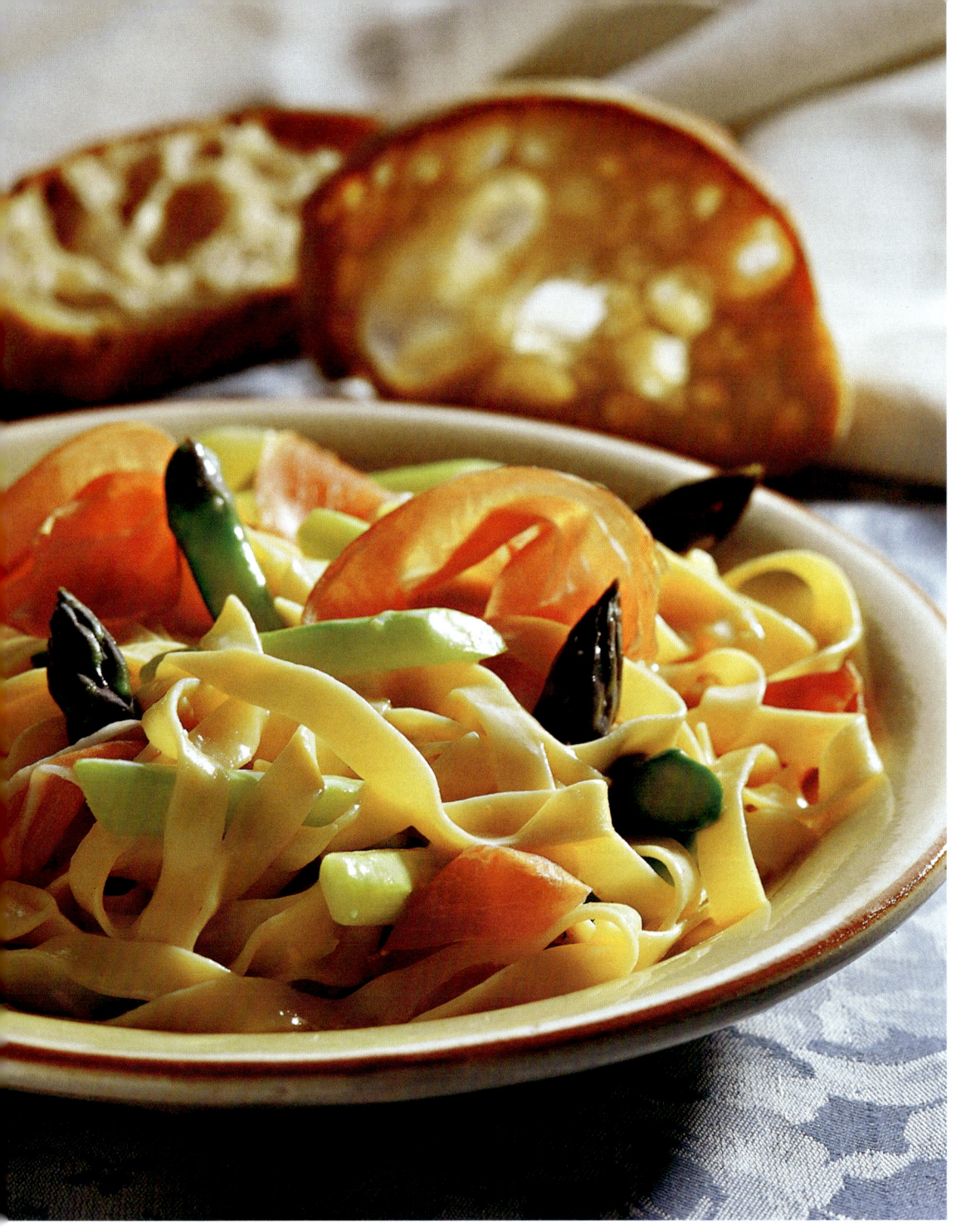

Tagliatelle mit Spargel und Schinken

Den Spargel waschen, nur das untere Drittel schälen. Die Spargelstangen schräg in 4 cm große Stücke schneiden. In kochendem Salzwasser je nach Dicke in 7–9 Minuten bissfest garen. Aus dem Wasser heben und gut abtropfen lassen. Die Nudeln ins Spargelkochwasser geben und darin nach Packungsangabe bissfest garen. Abgießen und abtropfen lassen.

In einem breiten Topf das Mehl in der heißen Butter kurz anschwitzen. Unter Rühren die Milch zugießen und 10 Minuten köcheln lassen. Den Frischkäse unterrühren. Die Sauce mit Zitronenschale, Salz, Pfeffer und Muskatnuss kräftig würzen. Den Schinken in Stücke zupfen. Die Nudeln und den Spargel unter die Sauce heben und heiß werden lassen. Den Schinken locker unterziehen, die Nudeln in tiefen Tellern anrichten.

Tipp:

Als Alternative zum grünen Spargel bietet sich auch weißer Spargel an oder – der Farbigkeit halber – grüne Zuckerschoten, die ebenfalls nur eine kurze Gardauer benötigen.

ZUTATEN

Für 2 Portionen

- 250 g grüner Spargel
- Salz
- 200 g Tagliatelle ohne Ei
- 1 TL Butter
- 2 TL Mehl
- 150 ml fettarme Milch
- 1 EL Frischkäse aus Buttermilch
- ½ TL abgeriebene Zitronenschale (unbehandelt)
- weißer Pfeffer
- frisch geriebene Muskatnuss
- 50 g Parmaschinken in hauchdünnen Scheiben

Pro Portion	
Chol	28,63 mg
MuFS	0,7 g
EuFS	1,8 g
GFS	2,7 g
Kal	305 kcal
E	18,4 g
F	5,7 g
KH	43,8 g
BS	4,6 g

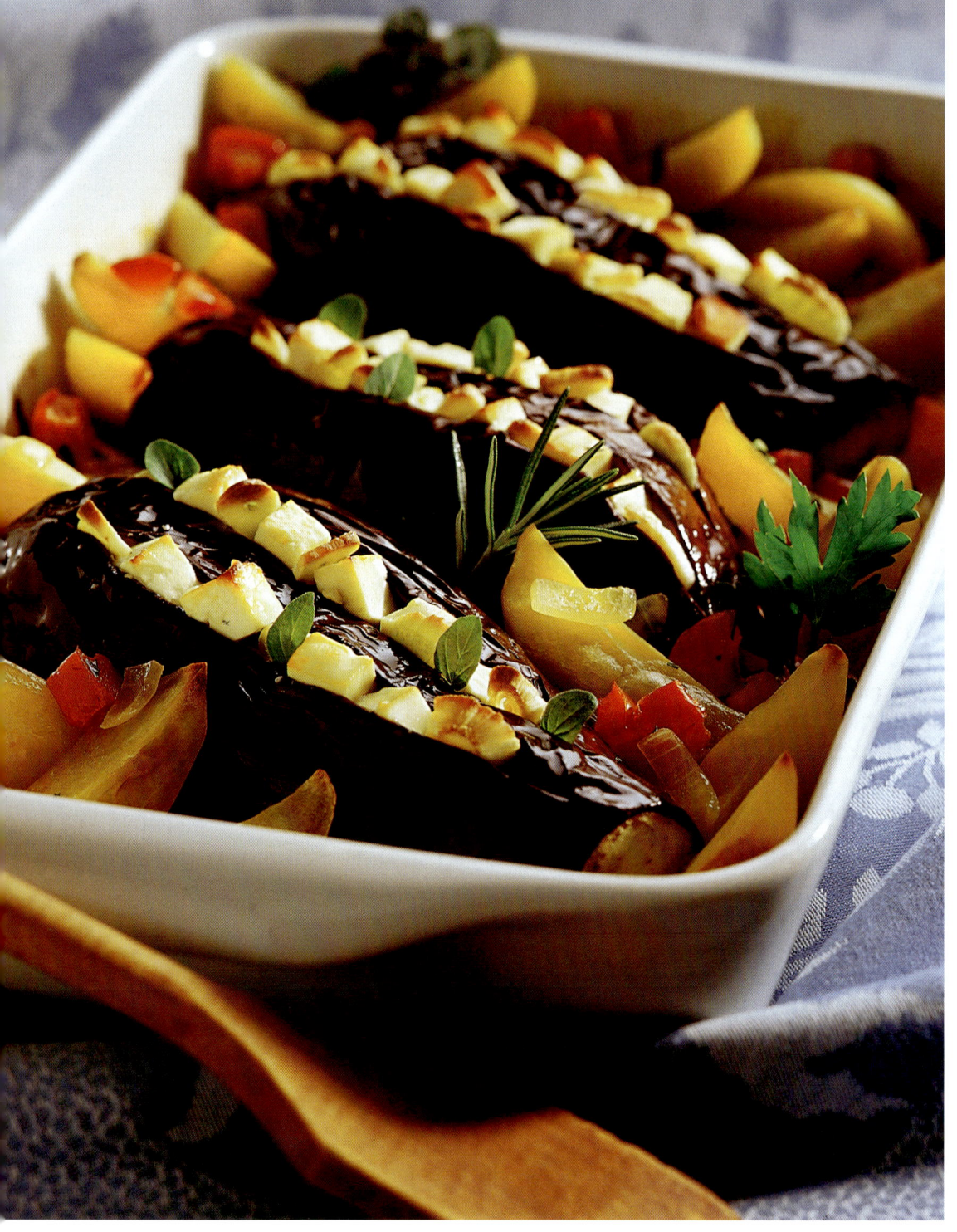

Gebackene Auberginen

Die Auberginen waschen, abtrocknen und die Stielansätze abschneiden. In einer Pfanne 3 EL Öl erhitzen, die Auberginen darin rundherum abraten. Dann abkühlen lassen. Die Auberginen der Länge nach halbieren. Jede Hälfte auf der runden Seite noch zweimal längs einschneiden.

Die Zwiebel schälen, die Tomaten waschen und abtrocknen. Beides klein würfeln. Den Knoblauch schälen und in Scheiben schneiden. Den Feta klein würfeln. Die Kräuter grob hacken. Den Backofen auf 180 °C (Umluft 160 °C) vorheizen.

Das Bratöl aus der Pfanne mit dem restlichen Öl in einen flachen Bräter geben und erhitzen. Zwiebeln und Tomaten hineingeben. Darauf die Auberginen mit den Einschnitten nach oben legen. In die Einschnitte jeweils etwas Feta und Knoblauch geben. Alles mit Salz und Pfeffer würzen und mit den Kräutern bestreuen.

Die Kartoffeln schälen, vierteln und zwischen den Auberginenhälften verteilen. Den Bräter in den vorgeheizten Ofen schieben und die Auberginen etwa 1 Stunde backen.

ZUTATEN

Für 4 Portionen

- 4 mittelgroße Auberginen
- 5 EL Olivenöl
- 1 Zwiebel
- 3–4 Tomaten
- 3–4 Knoblauchzehen
- 100 g Feta (weicher Schafskäse)
- je 2 Zweige Petersilie, Rosmarin, Oregano
- Salz, schwarzer Pfeffer
- 500 g Kartoffeln

Pro Portion

Chol	11,40 mg
MuFS	2,0 g
EuFS	12,0 g
GFS	5,4 g
Kal	333 kcal
E	10,3 g
F	20,4 g
KH	26,6 g
BS	9,8 g

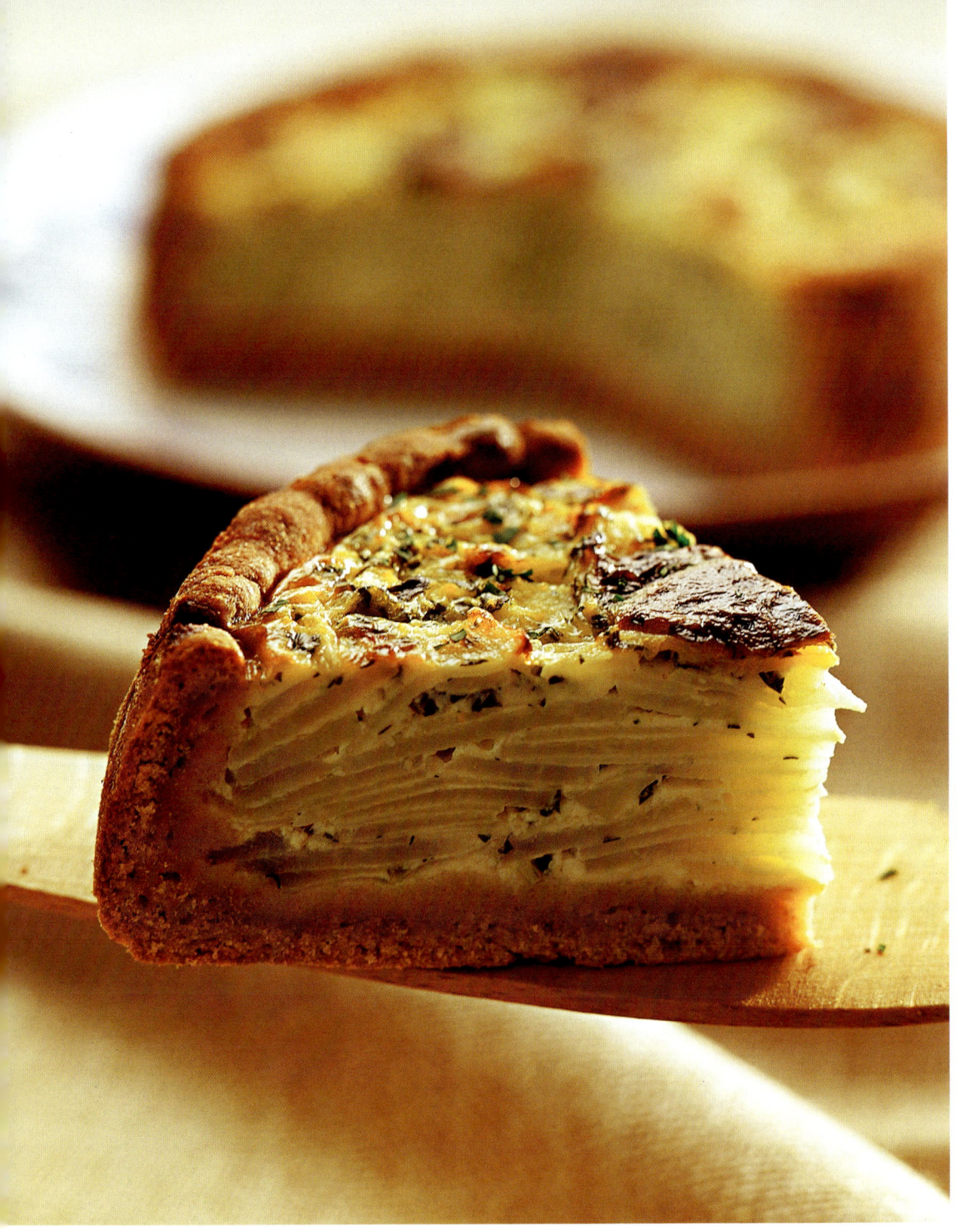

Französische Kohlrabiquiche

Für den Teig die Kartoffeln waschen und ungeschält in wenig Wasser gar kochen. Abgießen, ausdampfen lassen und pellen. Von den Kartoffeln 100 g abwiegen, noch warm durch die Presse drücken und abkühlen lassen. Den Backofen auf 180 °C (Umluft 160 °C) vorheizen. Die Backform leicht einfetten.

Mehl und Backpulver vermischen. Durchgedrückte Kartoffeln mit Mehl, Fett, Salz und Milch schnell zu einem Teig verkneten. Auf leicht bemehlter Arbeitsfläche oder zwischen Klarsichtfolie ½ cm dick ausrollen. Den Boden der Form damit auskleiden und einen 3 cm hohen Rand formen. Teigboden mit einer Gabel mehrmals ein-, aber nicht durchstechen.

Für den Belag die Kohlrabi schälen, vierteln, in hauchdünne Scheiben schneiden, leicht salzen und pfeffern. Vom Kohlrabigrün 3–4 zarte Blättchen waschen und fein hacken. Den Gorgonzola mit einer Gabel zerdrücken, dann mit Joghurt, Ei und gehacktem Kohlrabigrün zu einem Guss verrühren. Mit Pfeffer würzen. Kohlrabischeiben auf den Teigboden schichten, den Gorgonzolaguss darüber verteilen. Die Quiche im Ofen (unterste Schiene) in etwa 30 Minuten goldgelb backen. Quiche in Stücke schneiden und mit Petersilie garnieren. Dazu einen großen Blattsalat servieren.

ZUTATEN

Für 2 Portionen

Für eine Springform von 18 cm Ø)

Für den Kartoffelteig:
– 2 mittelgroße, mehlig kochende Kartoffeln
– 100 g Weizenmehl Type 1050 und Mehl zum Ausrollen
– 1 gestr. TL Backpulver
– 10 g Halbfettbutter oder -margarine
– 1 Prise Salz
– 2 EL fettarme Milch
– etwas Fett für die Form

Für den Belag:
– 300 g junge Kohlrabi
– Salz, weißer Pfeffer
– 30 g Gorgonzola
– 100 g fettarmer Joghurt
– 1 kleines Ei (Größe S)
– Petersilienblättchen zum Garnieren

Pro Portion

Chol	137,75 mg
MuFS	1,2 g
EuFS	3,4 g
GFS	5,1 g
Kal	399 kcal
E	19,6 g
F	11,0 g
KH	53,7 g
BS	6,7 g

Schellfisch-Ragout

Zutaten

Für 4 Portionen

- 4 Schellfisch-Koteletts (à 200 g)
- 2–3 EL Zitronensaft
- 1 Zwiebel
- 400 ml Gemüsebrühe
- 2 Lorbeerblätter
- 1 EL Senfkörner
- Salz
- 100 g Möhren
- 100 g Knollensellerie
- 1 Orange
- 1 Bund glatte Petersilie
- 100 g saure Sahne
- 100 ml fettarme Milch
- weißer Pfeffer

Pro Portion	
Chol	146,75 mg
MuFS	0,7 g
EuFS	1,1 g
GFS	2,1 g
Kal	250 kcal
E	44,4 g
F	4,6 g
KH	6,8 g
BS	2,7 g

Die Fischkoteletts waschen, abtrocknen und mit 2 Esslöffel Zitronensaft beträufeln. Die Zwiebel schälen und achteln. Brühe in einen flachen Topf füllen. Zwiebel, Lorbeerblätter, Senfkörner und etwas Salz hinzufügen, aufkochen lassen. Den Fisch hineinlegen und bei ausgeschalteter Kochstelle zugedeckt 20 Minuten ziehen lassen.

In der Zwischenzeit die Möhren und den Sellerie waschen, schälen und klein würfeln. Die Fischkoteletts aus dem Sud heben, den Sud durchsieben und wieder in den Topf gießen. Möhren- und Selleriewürfel darin zugedeckt in etwa 10 Minuten weich kochen.

Währenddessen die Orange dick schälen und die Filets aus den Trennhäutchen schneiden, den Saft dabei auffangen. Die Petersilie waschen, trockenschütteln und bis auf ein paar Blättchen fein hacken. Vom Fisch Haut und Gräten entfernen, das Fischfleisch in mundgerechte Stücke teilen.

Das Gemüse mitsamt dem Sud pürieren. Zuerst die saure Sahne einrühren, dann so viel Milch, bis die Sauce sämig ist. Fisch, Orangenfilets und Orangensaft in die Sauce geben und heiß werden, aber nicht mehr kochen lassen. Mit Salz, Pfeffer und übrigem Zitronensaft abschmecken. Dazu schmeckt Naturreis und grüner Salat.

Kabeljau in Tomaten

Den Backofen auf 180°C (Umluft 160°C) vorheizen. Den Kabeljau waschen und abtrocknen. Salz, Pfeffer und Oregano vermischen, den Fisch damit rundherum würzen. Die Tomaten gut abtropfen lassen und grob zerschneiden. Den Fisch in eine ofenfeste Form (mit Deckel) legen. Mit dem Öl begießen und die Tomaten darauf verteilen. Die Form mit dem Deckel verschließen und den Kabeljau im vorgeheizten Backofen je nach Dicke in 30–45 Minuten garen. Die Petersilie waschen, trockenschütteln und die Blättchen fein hacken. Den Kabeljau portionsweise mit der Tomatensauce auf Tellern anrichten. Mit der Petersilie bestreut servieren.

Tipp:

Völlig fettfrei können Sie den Fisch mit den Tomaten auch im Bratschlauch garen. Dauer: ca. 30–40 Minuten.

ZUTATEN

Für 4 Portionen

- 1 kg Kabeljau
- Salz, schwarzer Pfeffer
- 2 TL Oregano (frisch oder getrocknet)
- 1 große Dose geschälte Tomaten (800 g Inhalt)
- 3 EL Olivenöl oder Rapsöl
- 1 Bund Petersilie

Pro Portion	
Chol	150,09 mg
MuFS	1,8 g
EuFS	6,7 g
GFS	1,8 g
Kal	334 kcal
E	52,5 g
F	11,4 g
KH	4,1 g
BS	1,8 g

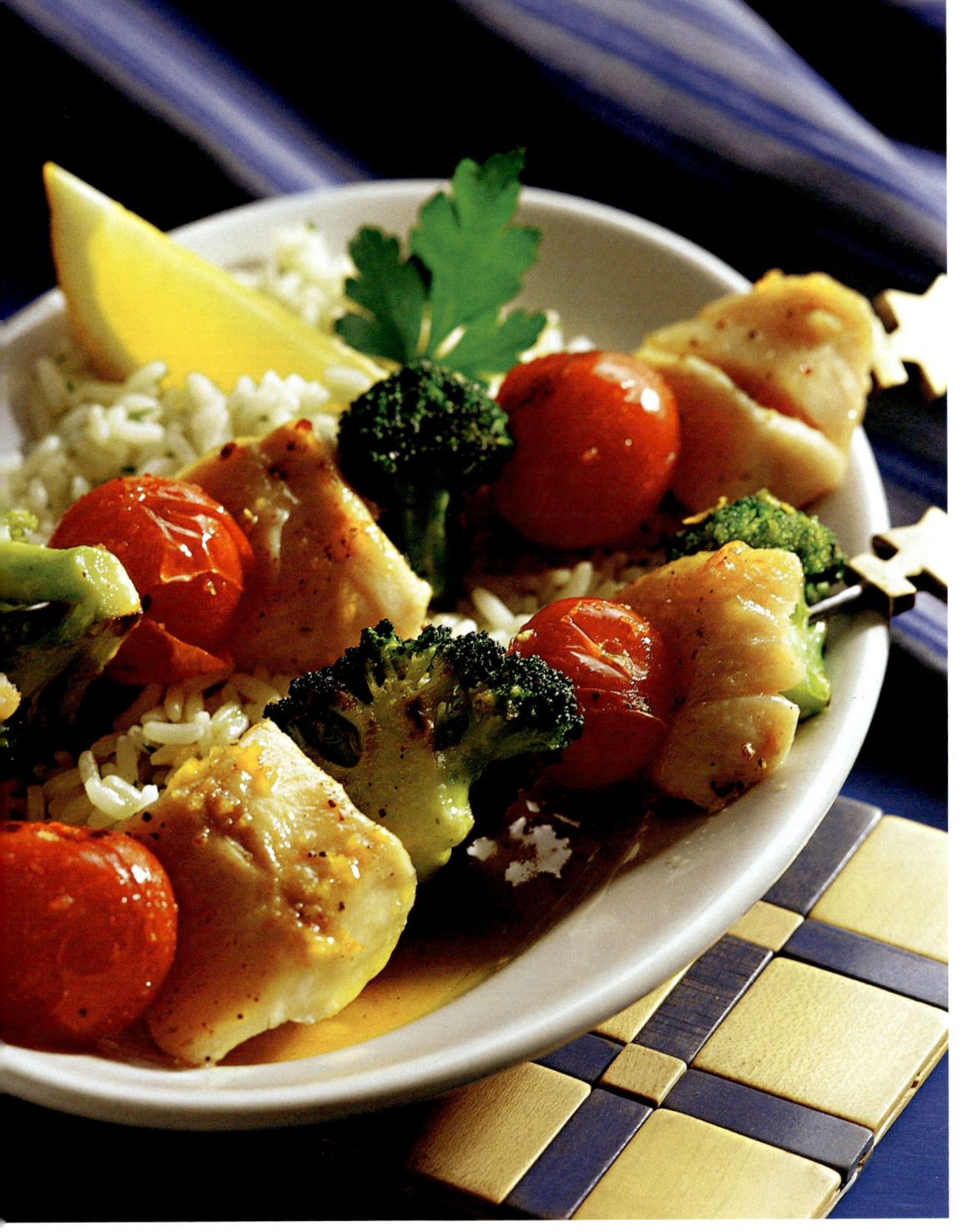

Fischspieße

Das Fischfilet kalt abspülen, trockentupfen, in gleich große Würfel schneiden und salzen. Den Brokkoli putzen, in Röschen teilen und in sprudelnd kochendem Salzwasser 3 Minuten blanchieren. Kalt abschrecken, gut abtropfen lassen und salzen. Die Tomaten waschen und abtrocknen. Fischwürfel, Brokkoliröschen und Tomaten abwechselnd auf Spieße stecken.

Die Zitrone heiß waschen, abtrocknen und die Hälfte der Schale fein abreiben, den Saft auspressen. Die Petersilie waschen, trockenschütteln, die Blättchen abzupfen und fein hacken. Den Reis nach Packungsangabe garen.

Inzwischen in einer beschichteten Pfanne das Öl erhitzen. 2 Esslöffel Zitronensaft einrühren und etwas grob gemahlenen Pfeffer hinzufügen. Die Fischspieße in die Pfanne legen und rundherum 3 Minuten anbraten. Brühe angießen, Zitronenschale einrühren und die Spieße in weiterer 3–4 Minuten garen. Die gehackte Petersilie unter den Reis mischen. Die Sauce mit Salz, Pfeffer und Zitronensaft abschmecken. Fischspieße, Sauce und Kräuterreis auf Tellern anrichten.

ZUTATEN

Für 2 Portionen

- 300 g beliebiges Fischfilet
- Salz
- 250 g Brokkoli
- weißer Pfeffer
- 100 g kleine Cocktailtomaten
- ½ unbehandelte Zitrone
- 1 Bund Petersilie
- 100 g Schnellkochreis
- 1 EL Olivenöl
- 75 ml Gemüsebrühe

Pro Portion

Chol	129,06 mg
MuFS	1,7 g
EuFS	5,9 g
GFS	3,2 g
Kal	435 kcal
E	38,6 g
F	12,0 g
KH	42,2 g
BS	5,3 g

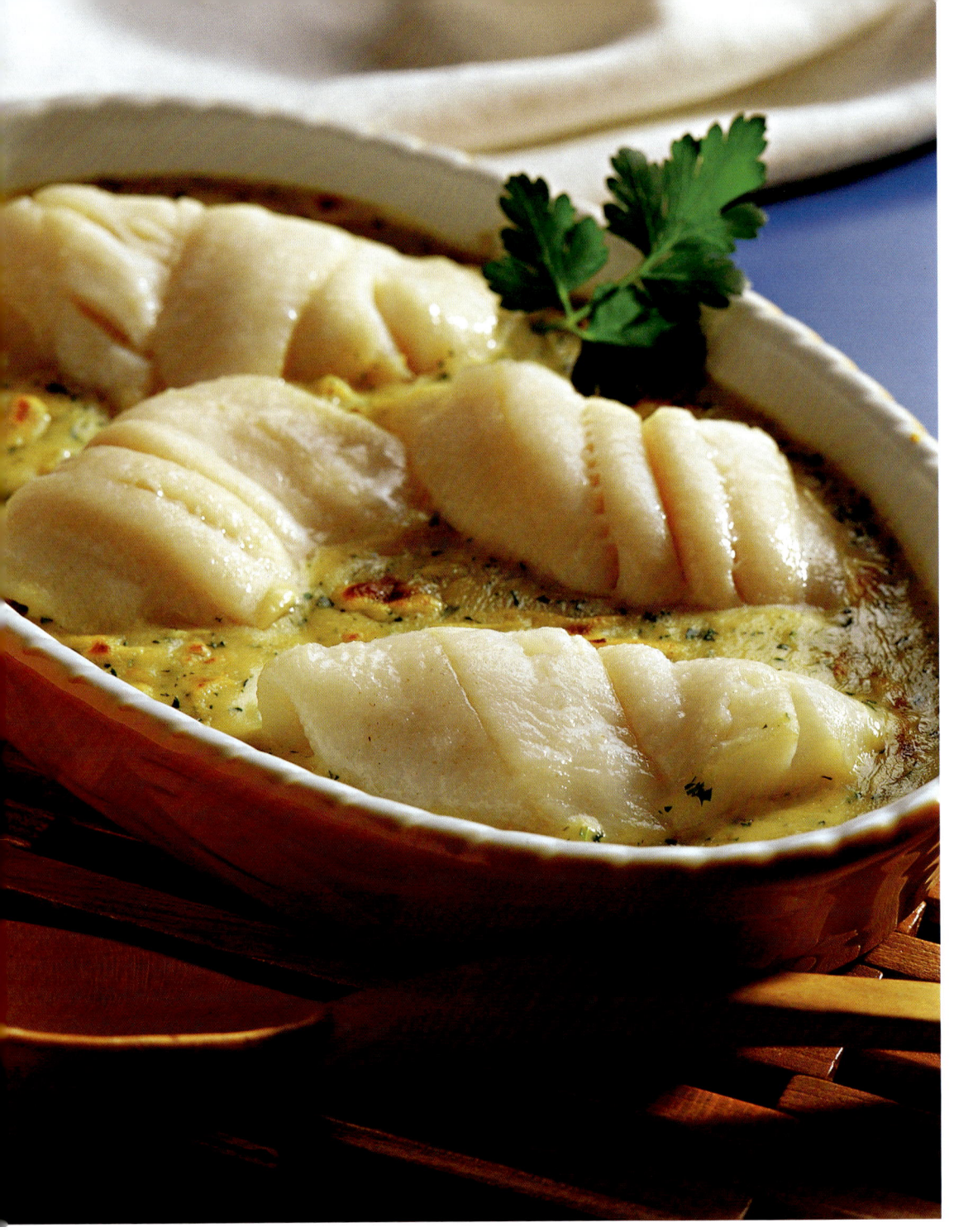

Heilbutt in Joghurt-Zitronen-Sauce

Die Heilbuttfilets kurz waschen und trockentupfen. Mit etwas Zitronensaft beträufeln, salzen und pfeffern. Die Zwiebel schälen und klein würfeln.

Das Öl in einer Pfanne erhitzen und die Zwiebel darin goldgelb dünsten. Vom Herd nehmen. Den übrigen Zitronensaft, den Wein und den Joghurt dazugeben und unter Rühren langsam erhitzen. Mit Kräutersalz würzen. Das Mehl mit 2 Esslöffeln Wasser glatt rühren und zur Sauce geben.

Die Fischstücke nebeneinander in eine ofenfeste Form legen und mit der Sauce übergießen. Im Backofen bei 180 °C in etwa 20 Minuten garen. Fischfilets und Sauce auf Tellern anrichten und mit frischen Kräutern garnieren. Dazu passen Folienkartoffeln oder Wildreis.

Tipp:

Falls Sie einen anderen Fisch ausprobieren wollen, eignen sich dafür auch Kabeljau, Seelachs oder – wenn Sie das Gericht etwas edler zubereiten wollen – Steinbutt.

ZUTATEN

Für 2 Portionen

– 2 Heilbuttfilets
– Saft von 2 Zitronen
– Salz, Pfeffer
– 1 Zwiebel
– 2 EL Rapsöl
– 250 g fettarmer Joghurt
– 2 EL Weißwein
– Kräutersalz
– 2 EL Mehl
– 2 EL frische, gehackte Kräuter

Pro Portion

Chol	63,37 mg
MuFS	8,6 g
EuFS	4,0 g
GFS	2,9 g
Kal	404 kcal
E	41,3 g
F	17,1 g
KH	20,2 g
BS	1,1 g

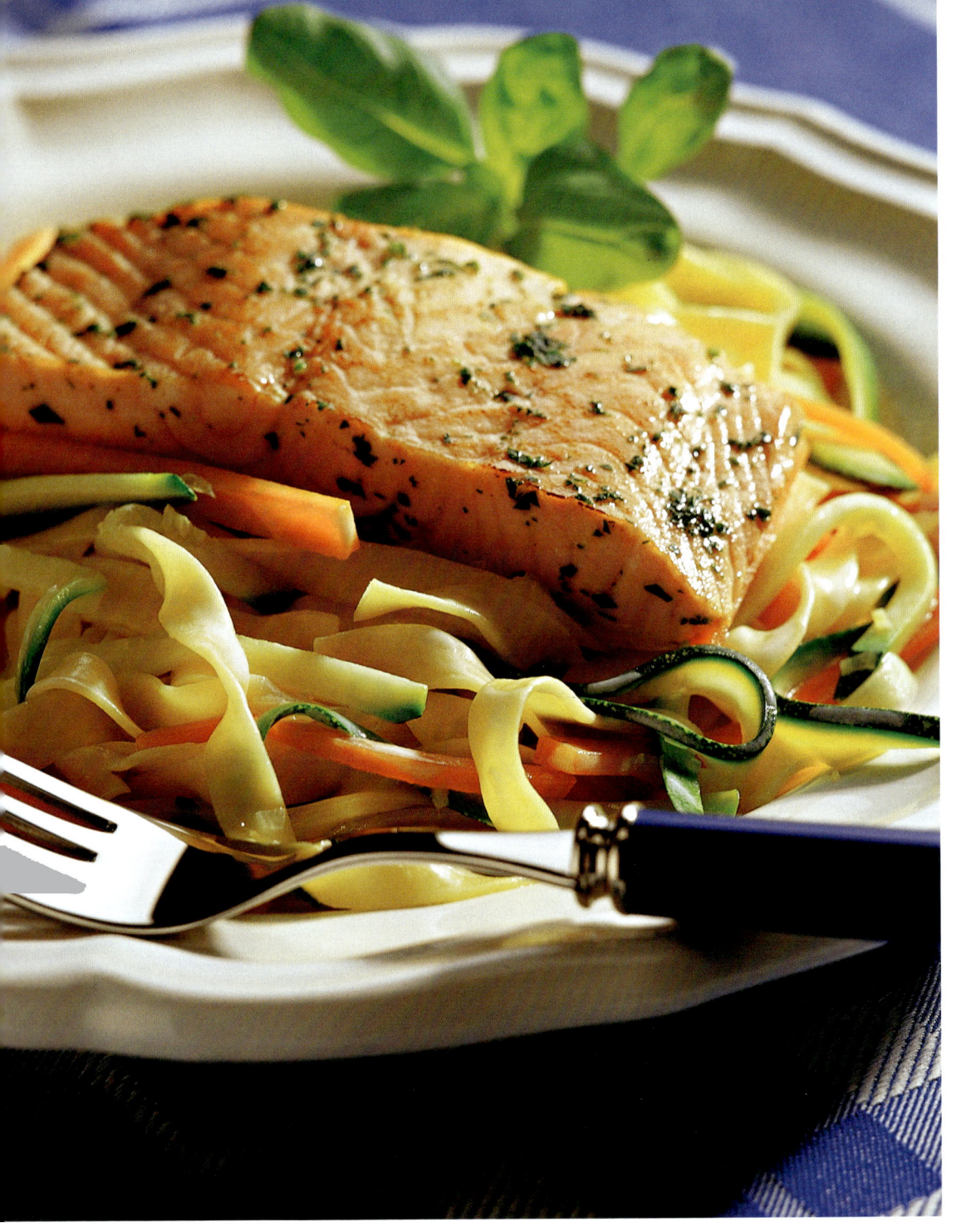

Lachs auf Gemüse-Nudeln

Zitronensaft, ½ Esslöffel Öl, etwas Salz und Pfeffer kräftig verrühren. Das Lachsfilet in vier Stücke teilen, trockentupfen und rundherum mit der Marinade einstreichen, in eine ofenfeste Form legen. Den Backofen auf 200°C (Umluft 180°C) vorheizen.

Basilikum und Petersilie waschen, trockentupfen, die Blätter abzupfen, sehr fein hacken und mit ½ EL Öl verrühren. Die Kräutermasse ebenfalls auf das Fischfilet streichen. Den Fisch in der Mitte des Ofens 15 Minuten backen.

Inzwischen die Bandnudeln in reichlich Salzwasser bissfest kochen. Möhren und Zucchini waschen, putzen und mit dem Sparschäler längs in dünne Streifen schneiden. Zwiebel schälen, fein würfeln, in der heißen Butter goldgelb anbraten und mit Brühe ablöschen. Möhrenstreifen darin 3 Minuten dünsten, dann Zucchinistreifen hinzufügen, und alles in weiteren 3 Minuten bissfest garen. Salzen und pfeffern.

Die Nudeln abgießen und mit der sauren Sahne unter das Gemüse heben. Das Lachsfilet auf den Gemüsenudeln anrichten.

ZUTATEN

Für 4 Portionen

- 1 TL Zitronensaft
- Salz
- 1 EL Olivenöl
- weißer Pfeffer
- 400 g Lachsfilet
- 1 Bund Basilikum
- 1 Bund Petersilie
- 100 g Bandnudeln
- 500 g Möhren
- 500 g Zucchini
- 1 kleine Zwiebel
- 1 TL Butter oder Margarine
- 100 ml Gemüsebrühe
- 3 EL saure Sahne

Pro Portion

Chol	42,19 mg
MuFS	2,5 g
EuFS	5,3 g
GFS	3,6 g
Kal	326 kcal
E	25,2 g
F	12,6 g
KH	27,0 g
BS	7,4 g

Fisch in Folie

Die Fische unter fließendem Wasser waschen und trockentupfen. Den Knoblauch schälen, sehr fein hacken. Die Petersilie waschen und trockenschütteln. Olivenöl, Knoblauch und Salz vermischen. Die Fische damit füllen. Die Tomaten waschen und quer in Scheiben schneiden. 4 Stück Alufolie mit Öl bepinseln, die Tomatenscheiben auf die Folie legen, darauf zuerst ein paar Petersilienstiele, dann jeweils einen gefüllten Fisch setzen. Die Fische locker in die Folie einschlagen und die Ränder festdrücken.

Die Fischpäckchen nebeneinander in einen Bräter oder auf ein Backblech legen und im vorgeheizten Backofen bei 200°C (Umluft 180°C) 25–30 Minuten garen. Die Fische mit grünem Blattsalat und Kartoffeln servieren.

ZUTATEN

Für 4 Portionen

- 4 Portionsfische (z. B. Forelle, Renke, Saibling oder Makrele)
- 2 kleine Knoblauchzehen
- ½ Bund Petersilie
- 2 TL Olivenöl
- Salz
- 4 Tomaten
- Öl zum Bepinseln

Pro Portion

Chol	32,32 mg
MuFS	1,1 g
EuFS	4,7 g
GFS	1,3 g
Kal	121 kcal
E	11,7 g
F	7,5 g
KH	1,6 g
BS	0,6 g

Gebratenes Hühnchen mit Kartoffeln und Gemüse

Dieses Gericht lässt sich bequem zubereiten, da nur eine Form gebraucht wird und alle Zutaten zur gleichen Zeit gar sind.

Die Poularde in 4 gleich große Stücke teilen und mit Salz und Pfeffer würzen. Die Kartoffeln schälen und halbieren. Schalotten und Kartoffeln ebenfalls schälen, die Karotten in ca. 4 cm große Stücke schneiden. Die Paprika vierteln und entkernen. Nun das Gemüse mit den Kartoffeln in die Form legen, mit Salz, Pfeffer würzen und mit Olivenöl beträufeln. Die Poulardenstücke obenauf legen und nochmals mit Olivenöl beträufeln. Zum Schluss den Rosmarin mit dem Thymian und dem Knoblauch zwischen den Poulardenstücken verteilen. Das Gericht für ca. 50 – 60 Min. im Backofen bei 180 °C backen.

Tipp:

Reiben Sie über das fertige Gericht frische Zitronenschale. Sie können dieses Gericht auch mit Lammrücken oder Kaninchen zubereiten.

ZUTATEN

Für 4 Portionen

– 1 Poularde ca. 1400 g
– 500 g Kartoffeln
– 200 g Schalotten
– 200 g Karotten
– 200 g rote Paprika
– 2 St. Knoblauchzehen
– 2 El Olivenöl
Salz, Pfeffer aus der Mühle, Rosmarin, Thymian
eine große feuerfeste Form für den Backofen

Pro Portion

Chol	99,05 mg
MuFS	3,0 g
EuFS	6,38 g
GFS	3,67 g
Kal	388 kcal
E	37,6 g
F	14,8 g
KH	25 g
BS	7 g

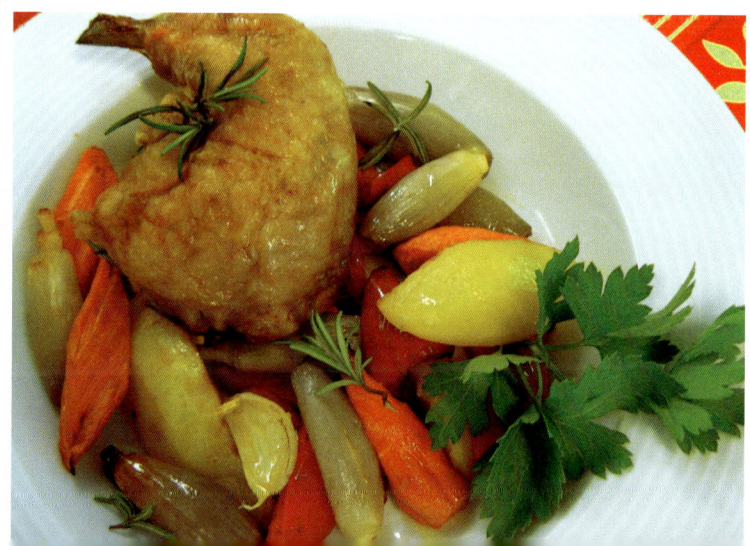

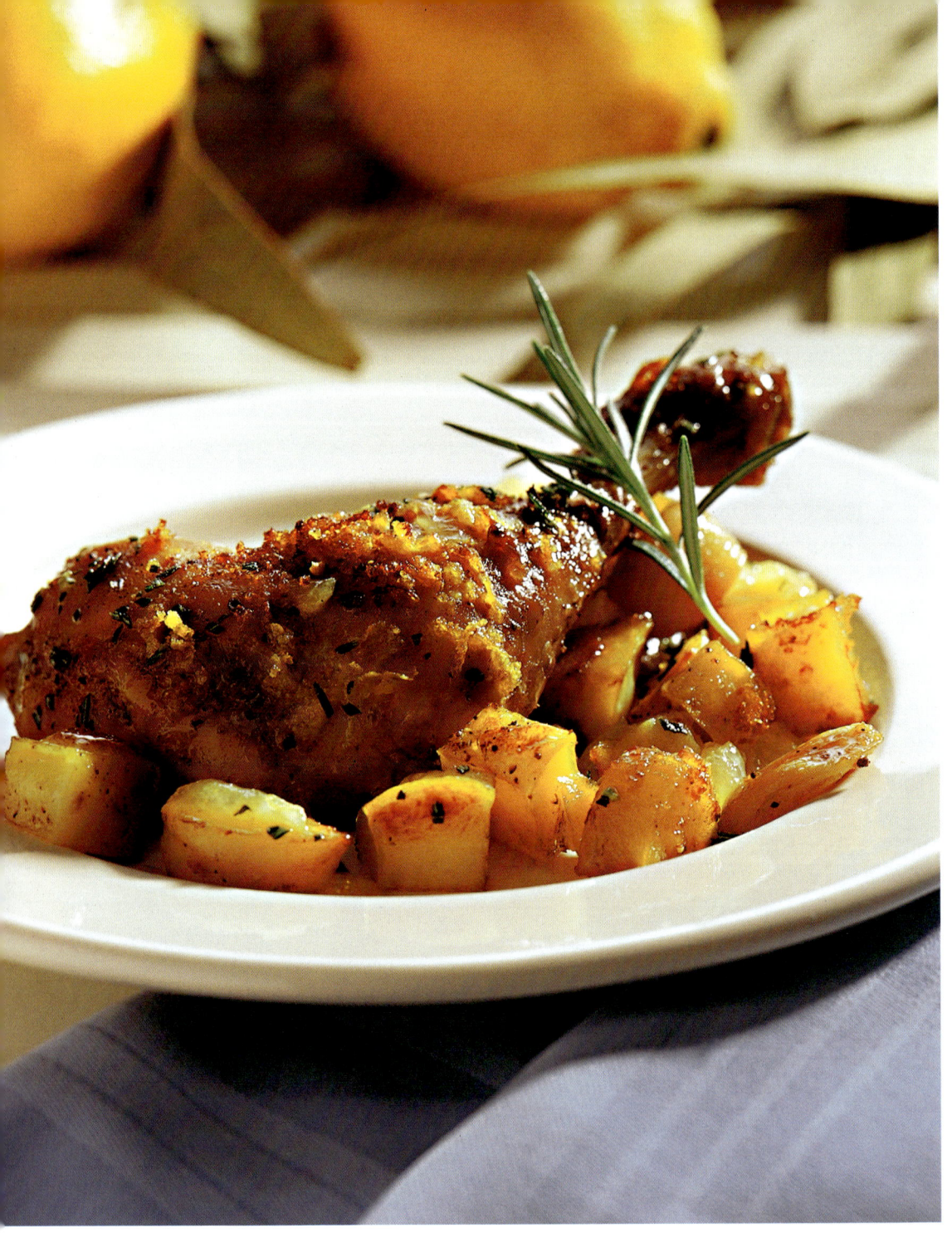

Zitronen-Knoblauch-Hähnchen

Den Backofen auf 220°C (Umluft 200°C) vorheizen. Die Hähnchenkeulen trockentupfen. Die Zitrone heiß waschen, abtrocknen und die Schale fein abreiben. Zitrone dick schälen und die Filets herausschneiden, dabei den Saft auffangen. Den Rosmarin waschen, trockenschütteln, 1 Teelöffel Nadeln abstreifen und sehr fein hacken. Abgeriebene Zitronenschale, gehackte Rosmarinnadeln, Öl, ¼ Teelöffel Salz und etwas frisch gemahlener Pfeffer vermischen. Die Hähnchenkeulen damit rundherum einreiben.

Die Kartoffeln schälen, klein würfeln, leicht salzen und pfeffern. Den Knoblauch schälen, ganz lassen.

Keulen, Kartoffeln, Knoblauch, Zitronenfilets, aufgefangenen Zitronensaft und den übrigen Rosmarin in den Bratbeutel füllen. Nach Packungsangabe verschließen und oben einstechen. Bratbeutel auf den kalten Rost legen, Fettpfanne darunterschieben. Hähnchen im Ofen (2. Schiene von unten) in etwa 35 Minuten goldbraun braten. Bratbeutel aufschneiden. die Keulen herausheben und mit den übrigen Zutaten auf Tellern anrichten.

ZUTATEN

Für 2 Portionen

- 4 Hähnchenkeulen (ohne Haut)
- 1 unbehandelte Zitrone
- 1 Zweig Rosmarin (ersatzweise 1 EL getrocknete Rosmarinnadeln)
- 1 TL kalt gepresstes Olivenöl
- Salz, schwarzer Pfeffer
- 250 g fest kochende Kartoffeln
- 3–6 Knoblauchzehen
- 1 Bratbeutel oder 1 Stück Bratschlauch

Pro Portion

Chol	324,06 mg
MuFS	8,8 g
EuFS	18,0 g
GFS	11,1 g
Kal	782 kcal
E	87,0 g
F	40,0 g
KH	18,2 g
BS	2,9 g

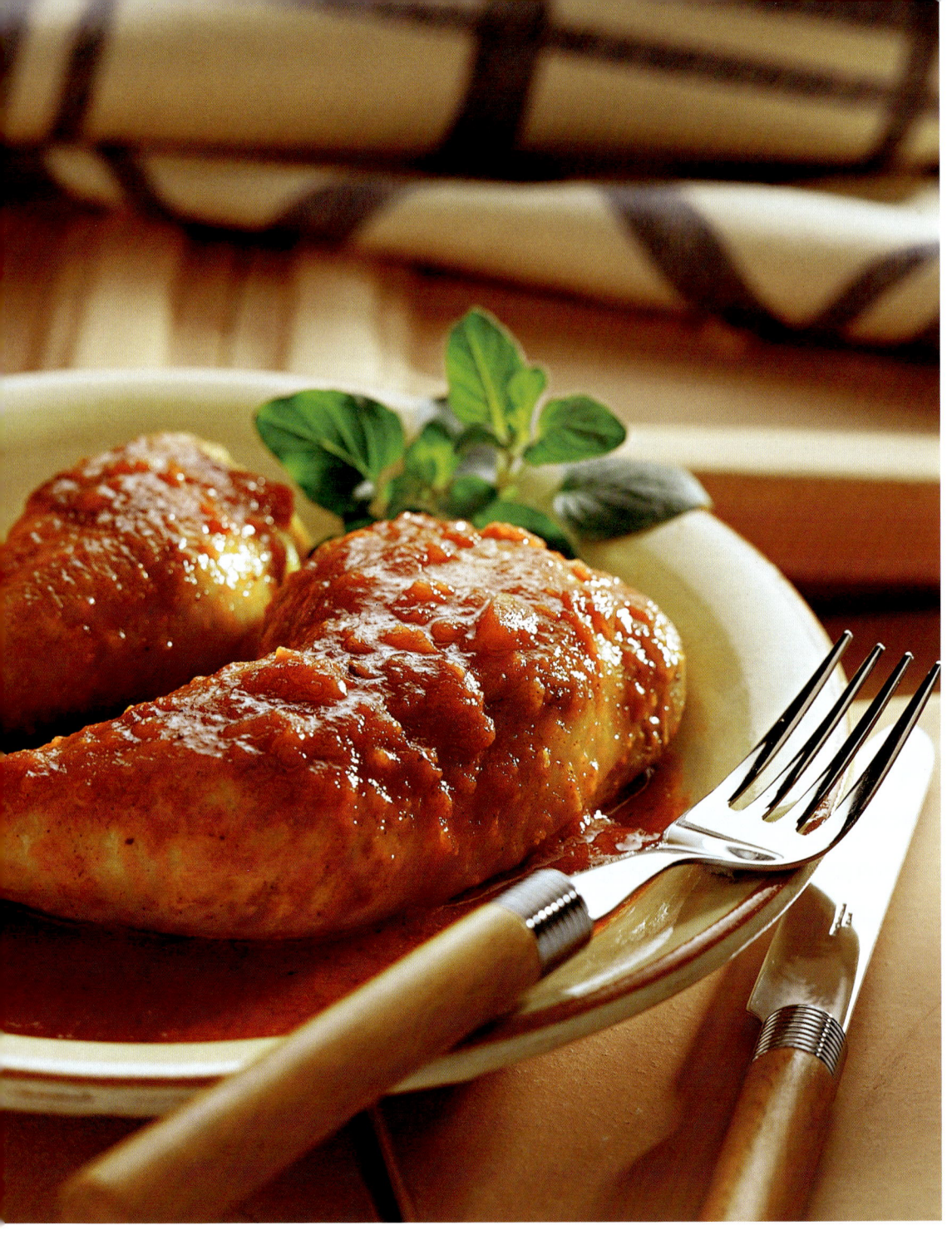

Geschmortes Huhn in roter Sauce

Das Huhn waschen, abtrocknen und mit der Geflügelschere in Portionsstücke teilen. Die Stücke rundherum mit Salz, Pfeffer und Paprika würzen. Die Tomaten überbrühen, häuten, halbieren, entkernen und fein hacken.

Das Öl in einem Bräter erhitzen, die Hühnchenteile darin rundum braun anbraten. Das Tomatenmark zufügen und kurz mitbraten. Gehackte Tomaten und den Zucker dazugeben. Etwa 250 ml Wasser angießen, aufkochen und das Huhn zugedeckt bei schwacher Hitze in etwa 45 Minuten garen.

Tipp:

Falls Sie das Gericht etwas variieren wollen, können Sie zum Schluss schwarze entkernte Oliven zur Tomatensauce hinzufügen. Dazu passt Baguette, Reis oder auch eine Pasta (z. B. Tagliatelle).

ZUTATEN

Für 4 Portionen

- 1 küchenfertiges Brathuhn (etwa 1,2 kg)
- Salz, schwarzer Pfeffer
- Paprikapulver
- 2–3 Tomaten
- 4 EL Olivenöl
- 1 EL Tomatenmark
- 1 Prise Zucker

Pro Portion	
Chol	243,12 mg
MuFS	8,1 g
EuFS	20,2 g
GFS	10,5 g
Kal	612 kcal
E	60,2 g
F	40,8 g
KH	1,3 g
BS	0,4 g

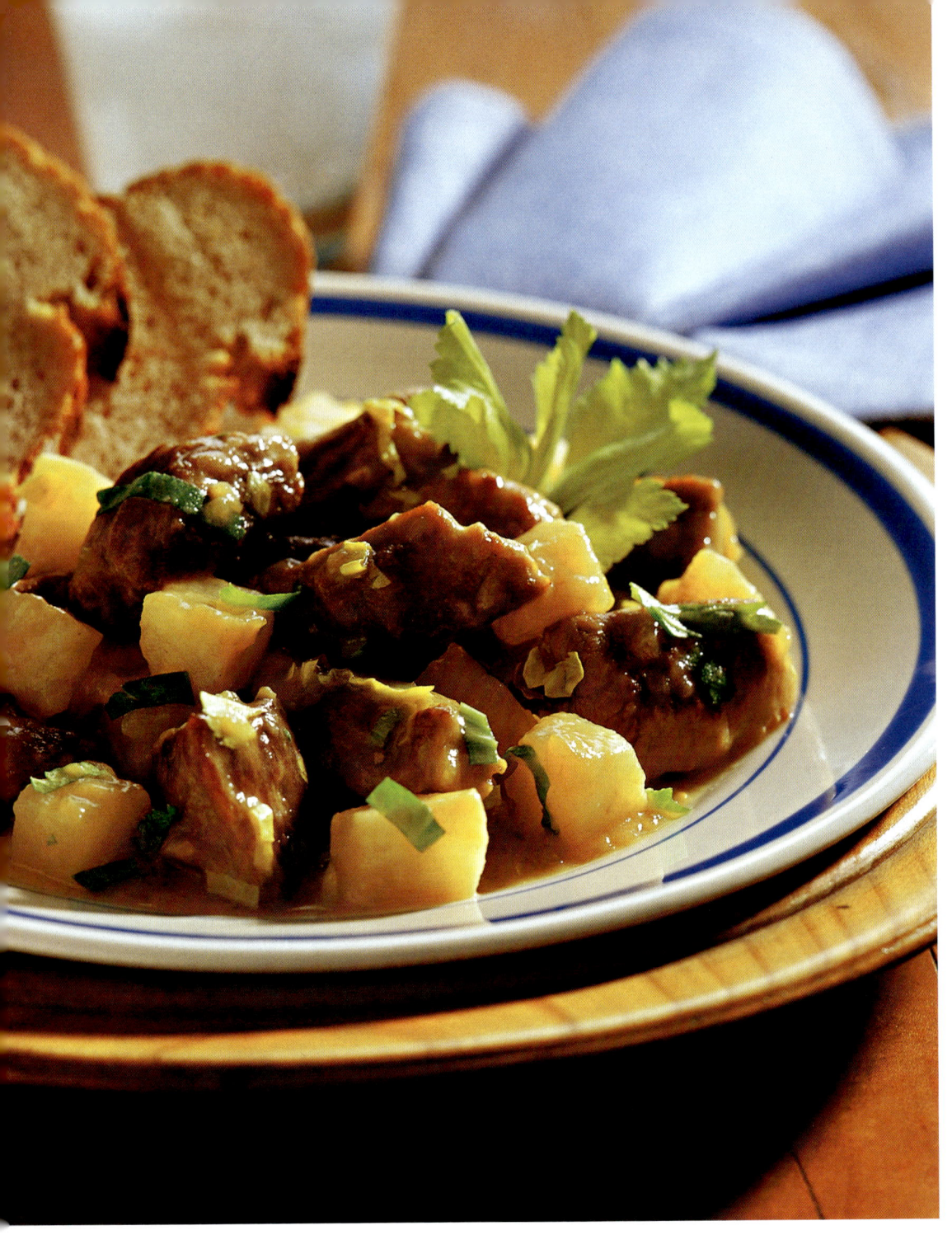

Schweinefleisch mit Sellerie

Den Sellerie waschen. Die Knolle schälen und in mittelgroße Würfel schneiden. Die zarten Sellerieblätter beiseite legen. Selleriewürfel und die groberen Sellerieblätter in einem Topf knapp mit Wasser bedecken, aufkochen und die Würfel zugedeckt in 20–30 Minuten gerade gar kochen. Dann abgießen und dabei das Kochwasser auffangen. Sellerieblätter entfernen.

Die Zwiebeln schälen und klein würfeln. Das Butterschmalz in einem Bräter erhitzen und das Fleisch darin kräftig anbraten. Die Zwiebeln dazugeben und hellgelb werden lassen. Alles salzen und pfeffern. Vom Selleriekochwasser 2 Tassen abmessen und zum Fleisch geben. Aufkochen und das Fleisch zugedeckt bei schwacher Hitze in 1–1½ Stunden weich schmoren. Die Selleriewürfel dazugeben und heiß werden lassen. Die zarten Sellerieblätter fein schneiden und unterheben.

Den Bräter von der Kochstelle nehmen. Die Eigelbe mit dem Zitronensaft verquirlen. Etwas Sauce unter die Eier rühren, das Ganze zum Fleisch geben. Alles wieder erhitzen, aber nicht mehr aufkochen lassen, weil sonst die Sauce gerinnt. Mit Salz und Pfeffer abschmecken.

ZUTATEN

Für 4 Portionen

- 1 kg Knollensellerie mit Grün
- 2 Zwiebeln
- 1½ EL Butterschmalz
- 800 g Schweine-gulasch
- Salz, schwarzer Pfeffer
- 2 Tassen Brühe vom Sellerie
- 2 Eigelb
- 2–3 EL Zitronensaft

Pro Portion

Chol	264,10 mg
MuFS	2,8 g
EuFS	10,7 g
GFS	10,2 g
Kal	457 kcal
E	47,1 g
F	26,2 g
KH	8,1 g
BS	11,4 g

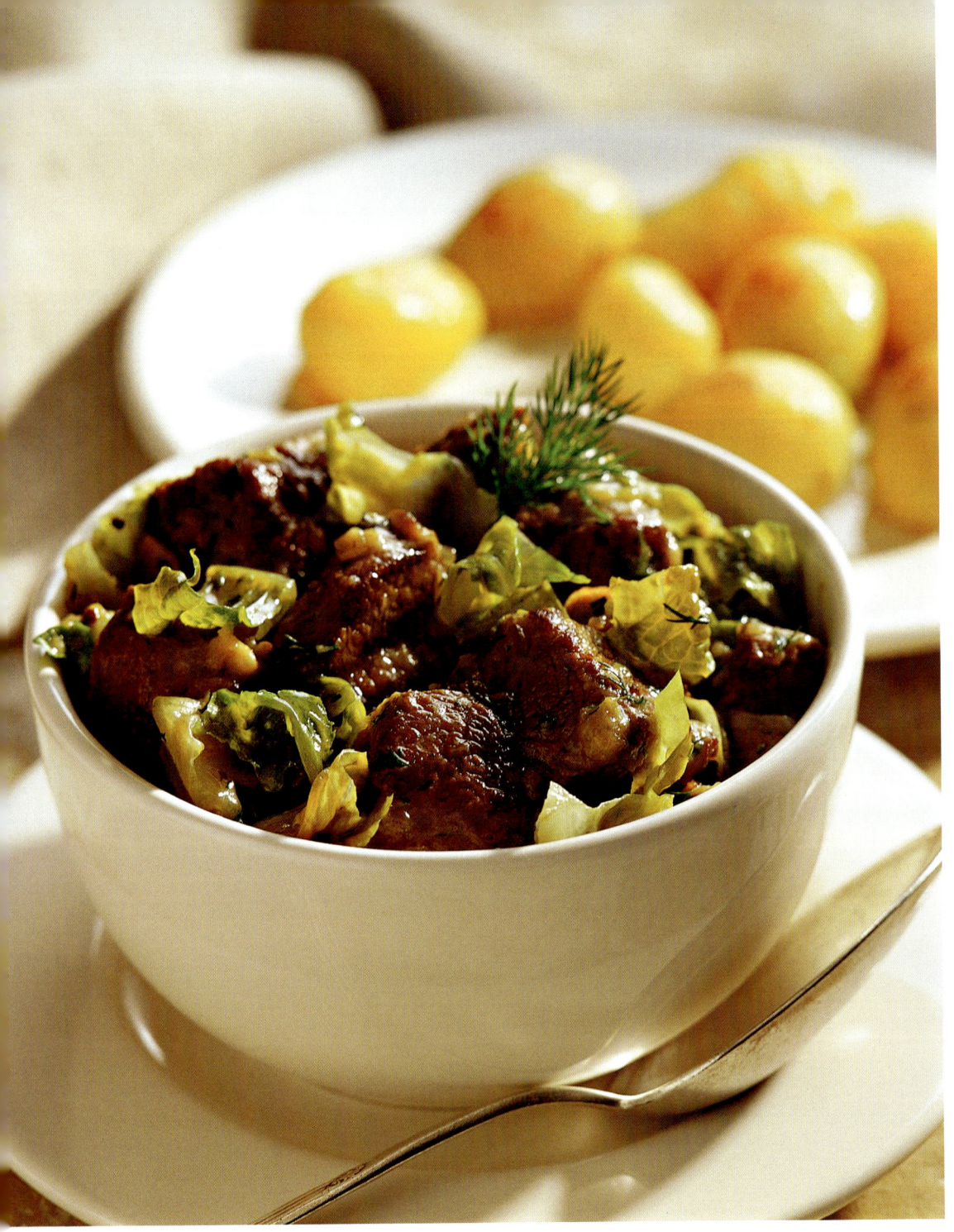

Lamm-Frikassee

Das Fleisch in mundgerechte Stücke schneiden. Die Zwiebeln schälen und würfeln. Das Öl in einem breiten Topf erhitzen und das Lammfleisch darin anbraten, bis es goldgelb ist. Die Zwiebeln dazugeben und einige Minuten mitbraten. Mit Salz und Pfeffer würzen. Etwa 1 Tasse heißes Wasser zugießen und das Fleisch zugedeckt bei schwacher Hitze 45–60 Minuten garen, bis es weich ist.

Den Römersalat waschen, putzen und in 1 cm breite Streifen schneiden. Den Dill waschen, trockenschütteln und fein schneiden. Salatstreifen und Dill unter das Fleisch heben und noch kurz mitgaren. Den Topf vom Herd nehmen.

Eigelb und Zitronensaft verquirlen. Etwas Bratensauce unter die Eier rühren, das Ganze zum Lammfleisch geben. Das Frikassee wieder erhitzen, aber nicht mehr aufkochen lassen, weil sonst die Sauce gerinnt. Mit Salz und Pfeffer abschmecken.

ZUTATEN

Für 6 Portionen

– 1½ kg Lammschulter
– 3–4 Zwiebeln
– 4 EL Olivenöl
– Salz, schwarzer Pfeffer
– 2 Römersalate
– 1 Bund Dill
– 2 Eigelb
– 3–4 EL Zitronensaft

Pro Portion

Chol	278,00 mg
MuFS	3,2 g
EuFS	24,2 g
GFS	18,4 g
Kal	720 kcal
E	64,1 g
F	51,0 g
KH	5,1 g
BS	2,2 g

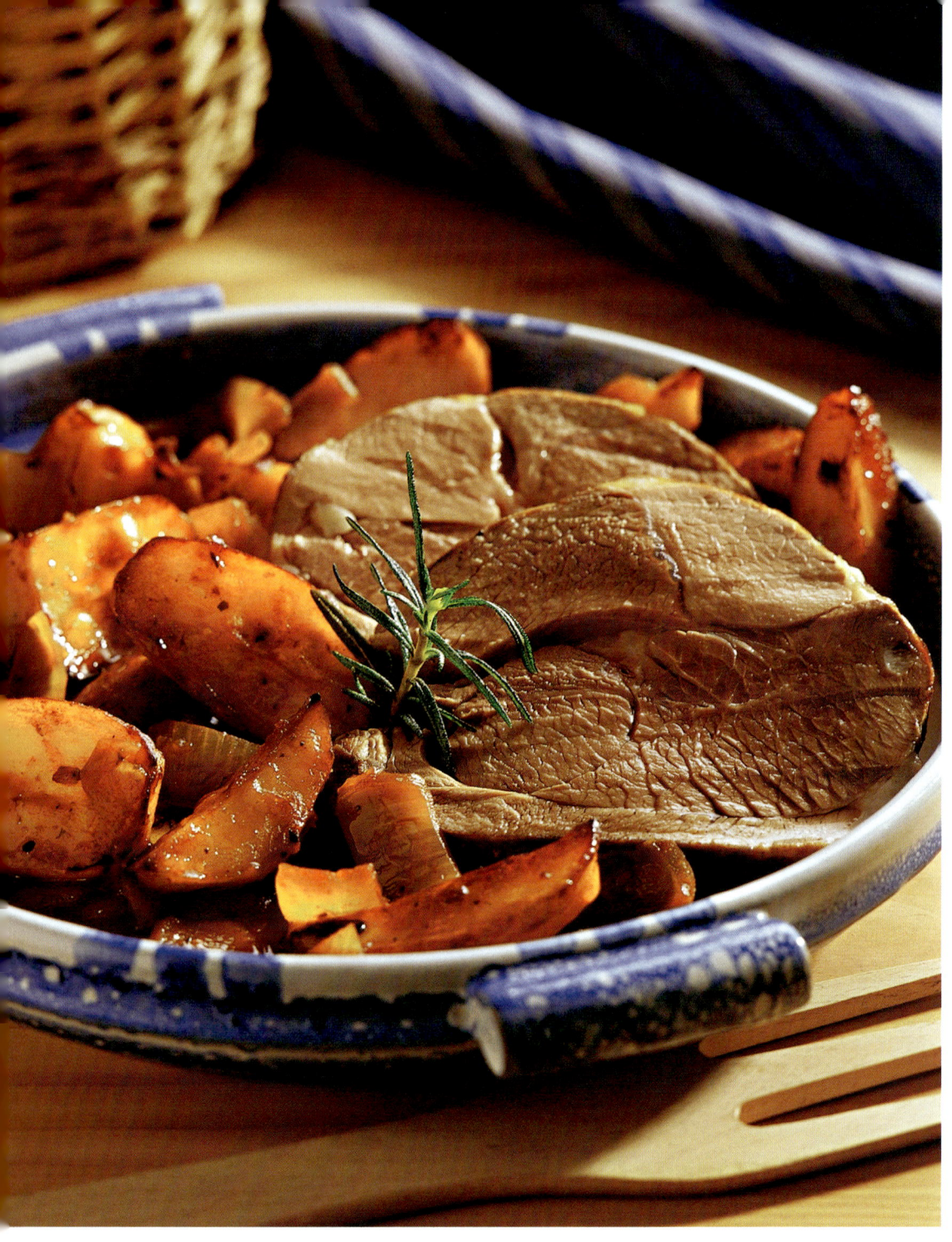

Lammkeule aus dem Ofen

Die Lamm- oder Zickleinkeule waschen, trockentupfen, salzen und pfeffern. Den Knoblauch schälen und in Stifte schneiden, die Keule damit spicken. Die Keule in eine genügend große Schüssel legen, mit dem Zitronensaft beträufeln und zugedeckt 2–3 Stunden ziehen lassen. Den Backofen auf 190°C (Umluft 160–170°C) vorheizen.

Die Zwiebeln schälen und würfeln. Das Öl in einem Bräter erhitzen. Die Keule hineinlegen. Zwiebeln, Tomatenmark, Rosmarin und Oregano dazugeben. Den Bräter in den Ofen schieben und die Keule zunächst etwa 1 Stunde garen. Nach Bedarf nach und nach etwas Wasser zugießen.

Die Kartoffeln schälen, vierteln und leicht salzen. Zur Keule in den Bräter geben und alles in etwa 30 Minuten fertig garen. Falls nötig, noch etwas Wasser angießen.

Info:

Lammfleisch stammt in der Regel von 6 bis 12 Monate alten Schafen bzw. von den jüngeren Milchlämmern. Lammfleisch hat einen hohen Gehalt an Eiweiß, B-Vitaminen, Zink und Eisen. Allerdings ist es sehr fettreich. Am magersten ist die Keule.

ZUTATEN

Für 4 Portionen

- 1 Lamm- oder Zick-
  leinkeule (ca. 1½ kg)
- Salz, schwarzer Pfeffer
- 2–4 Knoblauchzehen
- Saft von 2 Zitronen
- 1–2 Zwiebeln
- 2 EL Olivenöl
- 2 EL Tomatenmark
- einige Rosmarin- und
  Oreganozweige
- 1 kg Kartoffeln

Pro Portion

Chol	33,40 mg
MuFS	1,7 g
EuFS	9,2 g
GFS	6,7 g
Kal	523 kcal
E	19,0 g
F	19,0 g
KH	68,1 g
BS	9,0 g

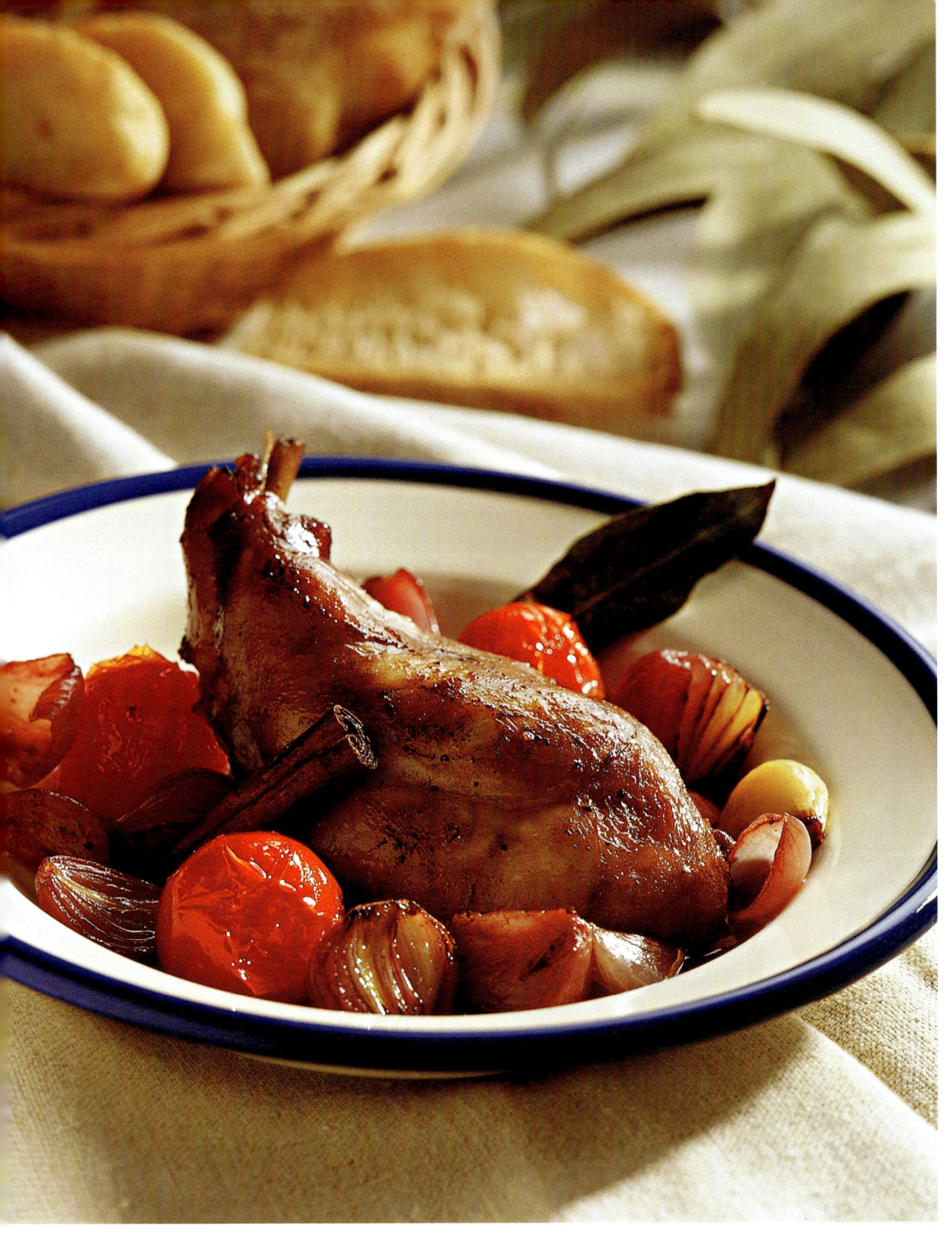

Griechische Kaninchenkeulen

Den Backofen auf 200°C (Umluft 180°C) vorheizen. Kaninchenkeulen kurz waschen, abtrocknen und mit Salz und frisch gemahlenem Pfeffer würzen. Zwiebeln und Knoblauchzehen schälen, die Zwiebeln längs vierteln. Tomaten waschen, abtrocknen und mit einer Nadel mehrmals einstechen.

Kaninchenkeulen in einen an einer Seite verschlossenen Bratschlauch legen. Zwiebeln, Knoblauch, Tomaten, alle Gewürze, Wein und Brühe hinzufügen. Den Schlauch nach Packungsangabe verschließen und oben einstechen. Den gefüllten Bratschlauch auf den kalten Rost legen, auf die zweitunterste Schiene in den heißen Ofen schieben. Die Fettpfanne darunterschieben. Die Kaninchenkeulen 45 Minuten garen.

Den Bratschlauch aufschneiden. Keulen, Tomaten, Schalotten und Knoblauch herausheben, auf vorgewärmten Tellern anrichten und warm stellen. Die Sauce durch ein Sieb in einen Topf gießen, mit Salz und Pfeffer abschmecken und über die Kaninchenkeulen gießen. Dazu Brot oder Reis servieren.

Info:

Das Fleisch von Jungmastkaninchen ist hellrosa und saftig. Es hat einen geringen Fettgehalt und einen hohen Anteil an ungesättigten Fettsäuren. Am fettärmsten sind Keulen, Läufe und Rücken.

ZUTATEN

Für 4 Portionen

– 4 Kaninchenkeulen
  (je 400 g)
– Salz, schwarzer Pfeffer
– 150 g möglichst
  kleine Zwiebeln
– 2 Knoblauchzehen
– 8 Cocktailtomaten
– 1 Lorbeerblatt
– 1 Gewürznelke
– ¼ Zimtstange
– 1 Prise Zucker
– 200 ml griechischer
  Rotwein
– 100 ml Fleischbrühe
– 1 Stück Bratschlauch

Pro Portion	
Chol	140,00 mg
MuFS	4,0 g
EuFS	2,5 g
GFS	5,1 g
Kal	338 kcal
E	39,3 g
F	15,4 g
KH	3,3 g
BS	0,8 g

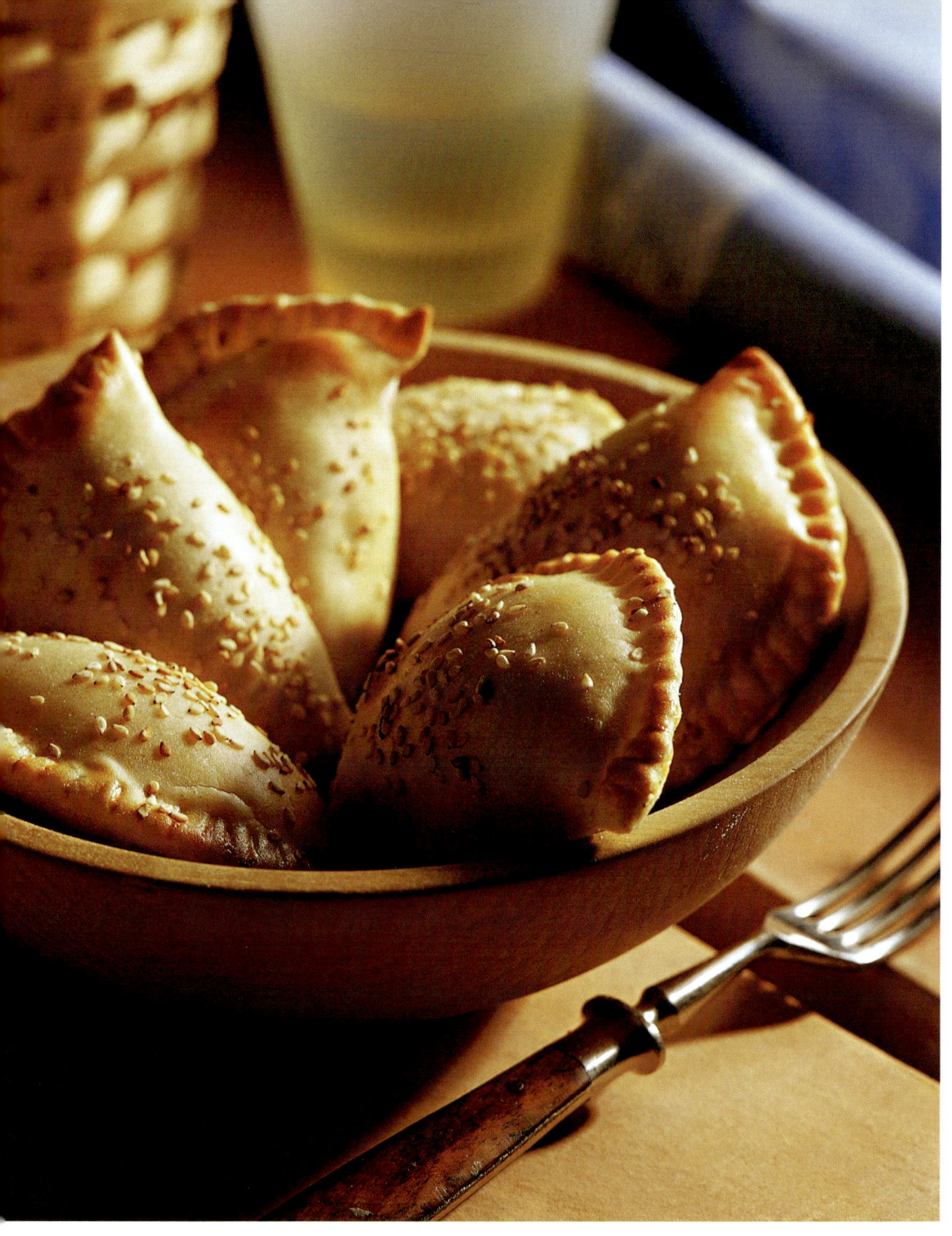

Quarktaschen

Für den Teig das Mehl in eine Schüssel geben. Das Öl, den Oúzo oder Raki, den Zitronensaft, das Salz und knapp 1 Tasse lauwarmes Wasser dazugeben und alles zu einem geschmeidigen Teig verkneten. Den Teig zu einer Kugel formen, in Frischhaltefolie wickeln und etwa 1 Stunde ruhen lassen.

Für die Füllung die Minze waschen und die Blättchen fein hacken. Den Quark mit dem Käse, 2 Eiern, etwas Salz und der gehackten Minze gründlich verrühren. Den Backofen auf 200°C (Umluft 180°C) vorheizen.

Den Teig 2–3 mm dünn ausrollen und Kreise von etwa 10 cm Durchmesser ausstechen. Die Füllung mit einem angefeuchteten Teelöffel darauf verteilen. Die Teigkreise zu Halbmonden zusammenklappen. Die Ränder jeweils mit den Zinken einer Gabel festdrücken. Die Quarktaschen auf ein mit Backpapier ausgelegtes Backblech legen. Mit verquirltem Eigelb bestreichen und mit Sesamsamen bestreuen. Die Teigtaschen im vorgeheizten Ofen in etwa 20 Minuten goldgelb backen.

Tipp:

Die Quarktaschen schmecken warm oder kalt. Sie werden pur oder mit Honig serviert.

ZUTATEN

Für 6 bis 8 Portionen

Für den Teig:
- 500 g Mehl
- 2 EL Olivenöl
- 2 EL Oúzo oder Raki (Tresterschnaps)
- 2 EL Zitronensaft
- ½ TL Salz

Für die Füllung:
- 500 g Speisequark
- 500 g Anthotiro (ersatzweise Buttermilch-Frischkäse, 8 % Fett absolut)
- 2 Eier
- 2–3 Zweige Minze
- Salz
- 1 verquirltes Ei
- Sesamsamen

Pro Portion

Chol	204,51 mg
MuFS	2,6 g
EuFS	8,9 g
GFS	6,8 g
Kal	785 kcal
E	48,7 g
F	20,3 g
KH	98,7 g
BS	5,3 g

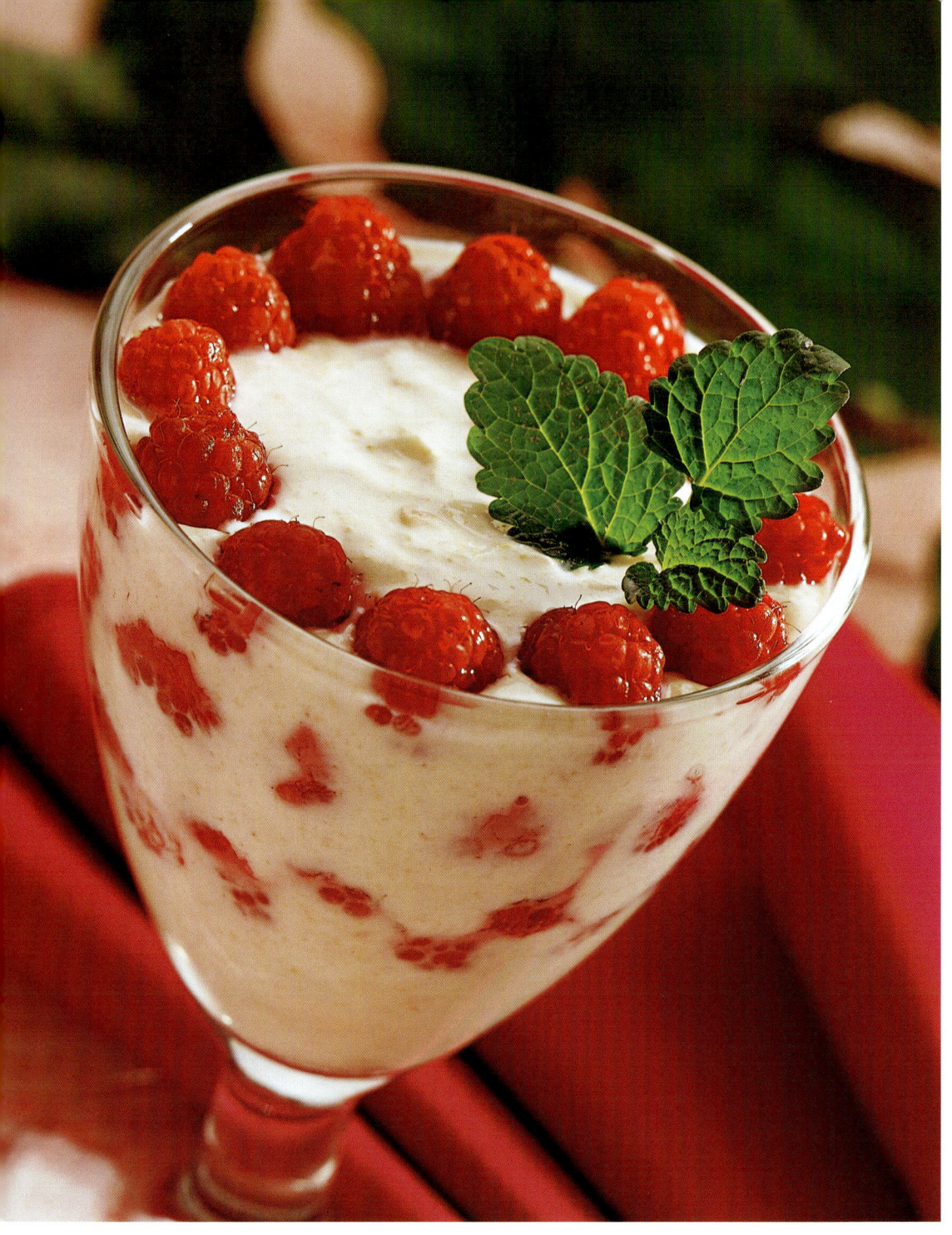

Himbeer-Amaretti-Becher

Die Zitrone heiß waschen, trockenreiben, die Schale abreiben und den Saft auspressen. Die Himbeeren verlesen, nur falls nötig waschen und einige zum Garnieren beiseite legen.

Den Cremequark mit Joghurt, Zitronenschale und Vanillezucker verrühren und mit Zitronensaft abschmecken. Die Amaretti grob zerbröseln, unter den Quark heben. Die Quarkmasse abwechselnd mit den Himbeeren in Bechergläser schichten, 15 Minuten durchziehen lassen.

Zum Servieren mit den übrigen Beeren und der Zitronenmelisse garnieren.

Tipp:

Als Früchte eignen sich für dieses Rezept natürlich auch Erdbeeren oder (vor allem im Winter) Orangenfilets, wofür Sie zunächst die Orangen schälen und anschließend das Fruchtfleisch aus den Trennhäutchen lösen.

ZUTATEN

Für 4 Portionen

- 1 unbehandelte Zitrone
- 300 g Himbeeren
- 500 g Cremequark (0,2 % Fett)
- 150 g fettarmer Joghurt
- 2 Päckchen Vanillezucker
- 50 g Amaretti (italienisches Mandelgebäck)
- Zitronenmelisse zum Garnieren

Pro Portion

Chol	3,13 mg
MuFS	0,9 g
EuFS	2,9 g
GFS	0,8 g
Kal	194 kcal
E	20,7 g
F	4,8 g
KH	14,4 g
BS	6,1 g

Tipp:

Das Eis lässt sich auch mit vielen anderen Früchten herstellen. Wichtig ist, dass die Früchte aromatisch, von bester Qualität sind und sich gut pürieren lassen.

Erdbeereis

Den Tofu zerbröckeln, mit Kefir, Ahornsirup und Zitronensaft im Mixer auf der höchsten Stufe kurz durchmixen oder fein pürieren. Die Masse durch ein Sieb gießen. Die Erdbeeren waschen, putzen und fein pürieren, durch ein Sieb streichen. Mit der Tofu-Kefir-Masse verrühren. Die Sahne steif schlagen und unterheben. Die Eismasse in Portionsförmchen füllen und im Tiefkühler gefrieren lassen. Sie können das Eis aber auch in einer Eismaschine zubereiten.

ZUTATEN

Für 4 Portionen

- 200 g Tofu
  (Sojabohnenquark)
- 500 ml Kefir 1,5 %
- 4 EL Ahornsirup
- Saft von 1 Zitrone
- 600 g Erdbeeren
- 100 g Schlagsahne

Pro Portion	
Chol	30,0 mg
MuFS	2,3 g
EuFS	3,4 g
GFS	6,1 g
Kal	229 kcal
E	11,4 g
F	12,6 g
KH	14,5 g
BS	3,3 g

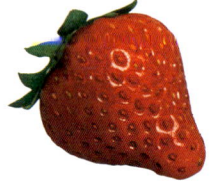

Melonensorbet

Von der Melone 2 dünne Spalten zur Dekoration abschneiden. Die restliche Melone entkernen, schälen, fein würfeln und pürieren. Das Püree durch ein feines Sieb streichen. Die Eiweiße zu sehr festem Schnee schlagen, dabei nach und nach den Ahornsirup einlaufen lassen. Eischnee unter das Melonenpüree mischen. Die Mischung entweder für etwa 40 Minuten in eine Eismaschine geben oder in einer Metallschüssel ins Gefrierfach stellen und in mindestens 2 Stunden fest werden lassen, dabei hin und wieder mit einem Schneebesen umrühren, damit das Sorbet cremig wird. Kurz vor dem Servieren die Minzeblättchen waschen und trockentupfen. Das fertige Sorbet in einen Spritzbeutel mit Sterntülle füllen und in gekühlte Gläser spritzen. Mit Melonenstücken und Minzeblättchen garniert servieren.

ZUTATEN

Für 2 Portionen

- 600 g orange- oder rotfleischige Melone (Wassermelone, Zuckermelone; Cantaloupe)
- 2 Eier (nur Eiweiß)
- 2 EL Ahornsirup
- einige Minzeblättchen

Pro Portion	
Chol	0,00 mg
MuFS	0,1 g
EuFS	0,1 g
GFS	0,08 g
Kal	66 kcal
E	3,0 g
F	0,3 g
KH	12,6 g
BS	0,4 g

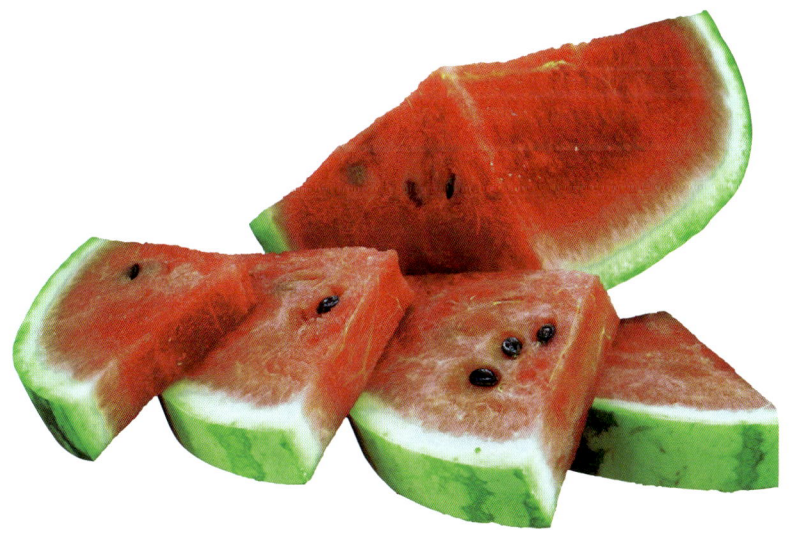

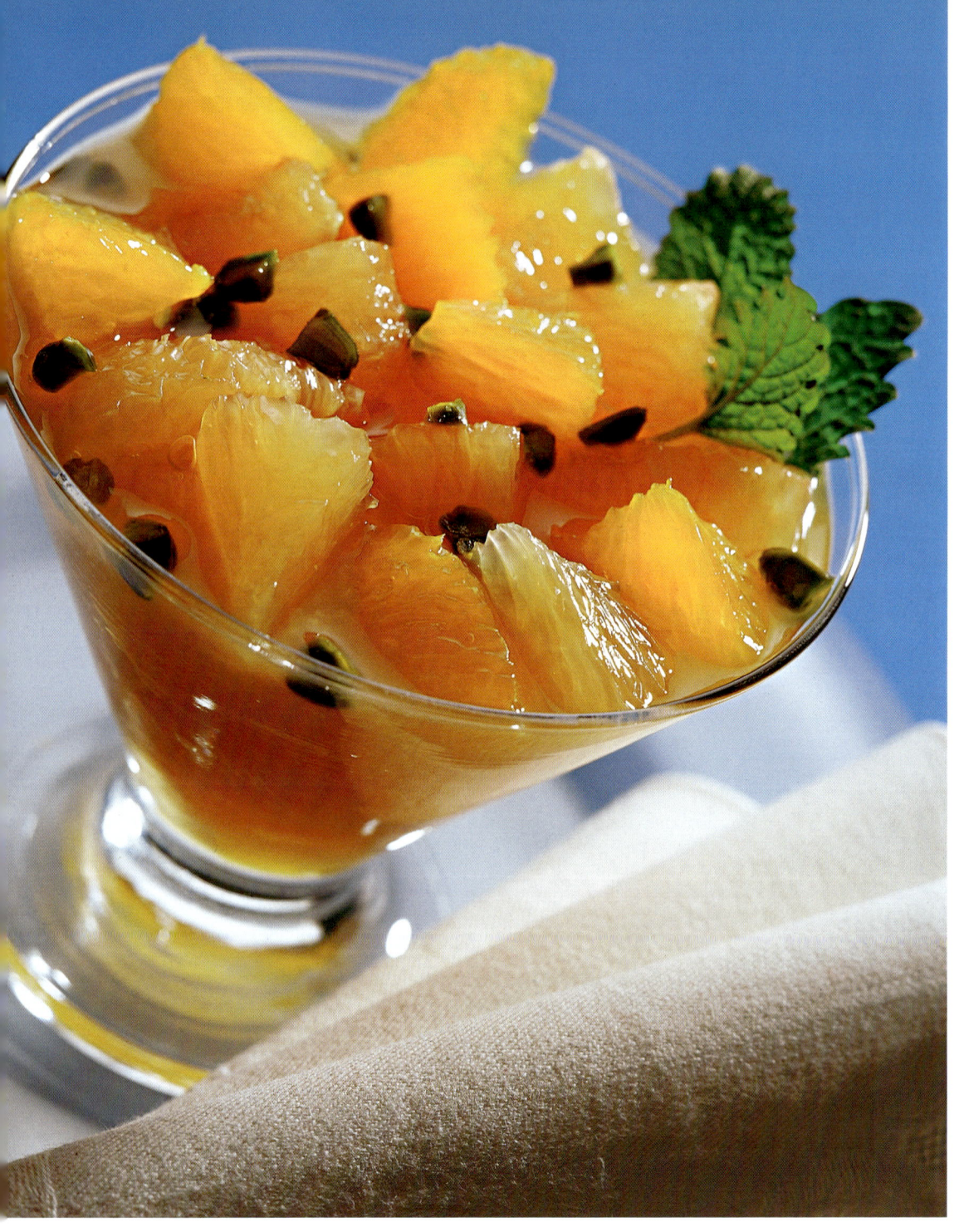

Salat von Zitrusfrüchten

Clementinen, Orangen und Grapefruit mit einem scharfen Messer so schälen, dass auch die weiße Haut unter der Schale entfernt wird. Die Früchte quer halbieren und in mundgerechte Stücke schneiden, dabei den austretenden Saft auffangen. Saft, Honig und Vanille verrühren, mit den Früchten vermischen. Den Fruchtsalat zugedeckt etwas durchziehen lassen.

Zum Servieren auf vier Schälchen verteilen. Die Pistazien grob hacken und darüberstreuen. Den Salat nach Belieben mit Zitronenmelisse garnieren.

Tipp:

Wer keine Pistazien mag, kann selbstverständlich auch gehackte Walnüsse oder Mandeln darüberstreuen.

ZUTATEN

Für 4 Portionen

- 4 Clementinen
- 2 Orangen
- 1 rosa Grapefruit
- 2 TL flüssiger Honig
- 1 Msp. gemahlene Vanille
- 1 EL Pistazienkerne
- evtl. einige Zitronenmelisseblättchen

Pro Portion	
Chol	0,00 mg
MuFS	0,6 g
EuFS	2,2 g
GFS	0,5 g
Kal	111 kcal
E	2,1 g
F	3,5 g
KH	16,0 g
BS	2,6 g

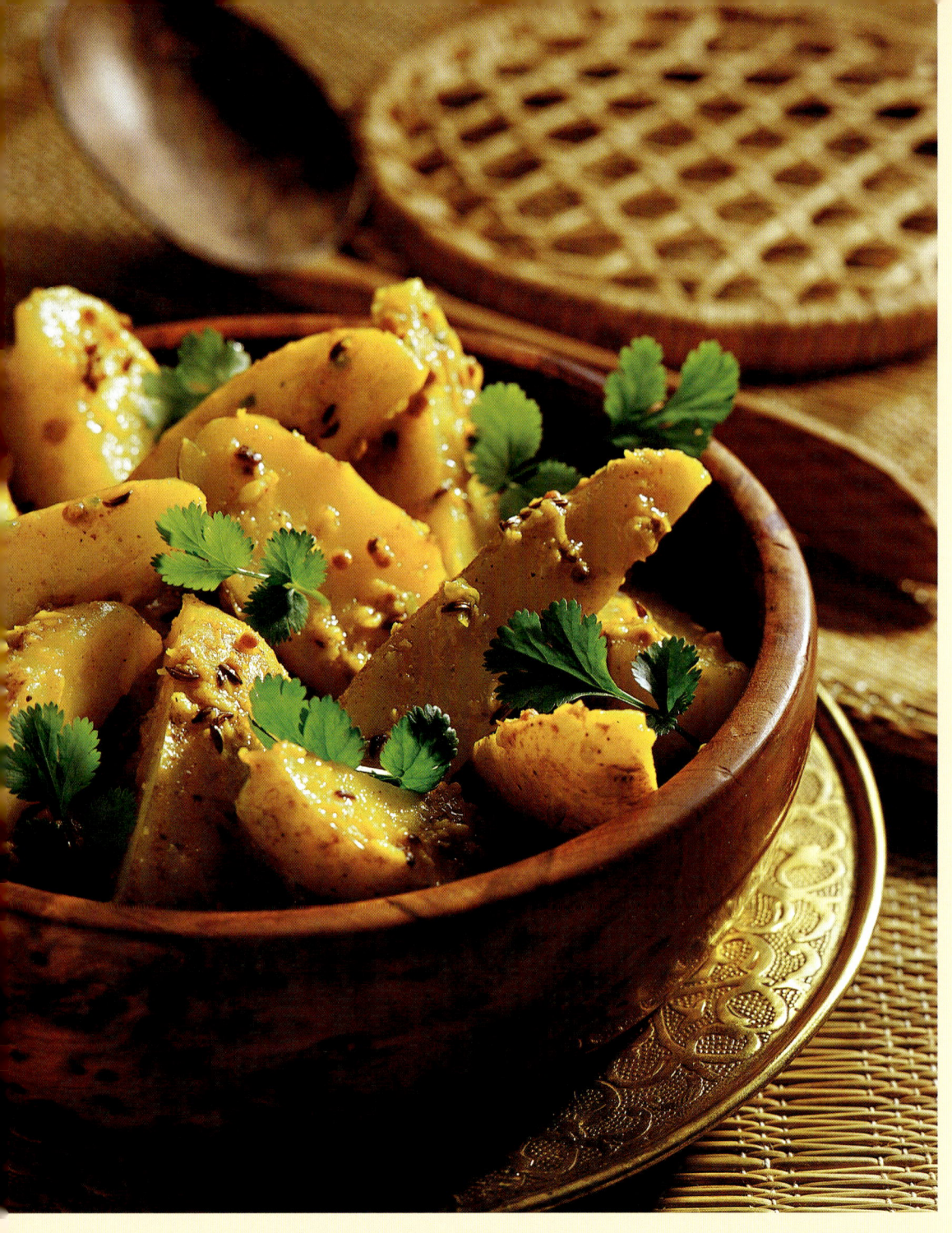

Die Indische Küche

Für einen Ausflug in eine fremde Küche bei einer fettmodifizierten Ernährung bieten sich gerade indische Gerichte an, weil sie sehr viel Obst und Gemüse, insbesondere viele Hülsenfrüchte, verwenden. **Sojaöl**, das sich durch einen hohen Gehalt an **Omega-3-Fettsäuren** auszeichnet, ist ein bevorzugtes Fett der indischen und asiatischen Kochkunst. Es kann aber ebenso gut durch **Rapsöl** ersetzt werden. Die Vielfalt der Gewürze, wie z. B. die Würzmischung Garam Masala, schafft geschmackvolle und abwechslungsreiche Gerichte auch ohne viel Fleisch und Fett. Neben Sojaöl verwendet man in der indischen Küche sehr häufig zum Garen auch Ghee, eine Art Butterschmalz, das Sie selbst ganz einfach herstellen können.

Zum Essen steht immer genügend Brot, insbesondere das Chapati, eine Art Fladenbrot, auf dem Tisch. Auch Chutneys sind eine sehr leckere Ergänzung zu den verschiedenen Hühnchen- und Reisgerichten. Alle genannten Rezepte finden Sie gleich im Anschluss.

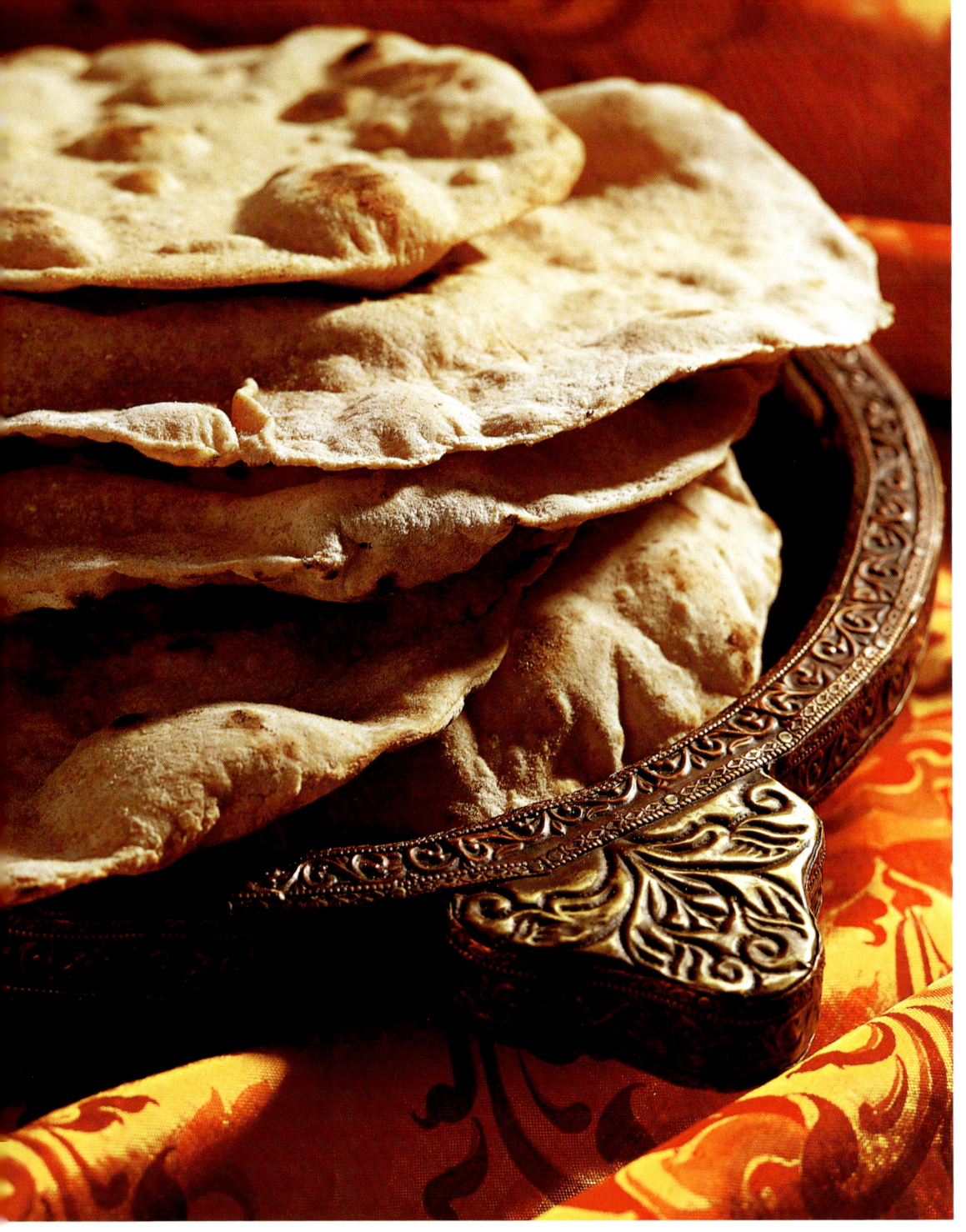

Chapati (Fladenbrot)

Für den Teig beide Mehlsorten mit Öl und Salz vermengen. Nach und nach so viel Wasser unterrühren, dass ein geschmeidiger Teig entsteht. Bei Zimmertemperatur 20 Minuten ruhen lassen. Aus dem Teig etwa 18 Bällchen formen, diese zu dünnen Fladen mit etwa 20 cm Durchmesser ausrollen.

Jeweils in einer sehr heißen Pfanne ohne Fett auf jeder Seite etwa 1 Minute backen, bis sich kleine hellbraune Flecken und Blasen bilden. Fertige Brotfladen in einem ofenfesten Topf mit Deckel legen, im Backofen bei 50 °C warm halten, bis alle Brotfladen zubereitet sind. Sofort warm servieren.

Tipp:

Man kann die Fladenbrote auch schon am Vortag auf Vorrat backen. In Alufolie gewickelt, werden sie dann kurz vor dem Essen im Backofen bei 175°C in etwa 10 Minuten aufgebacken.

Z U T A T E N

Für etwa 18 Stück

- 300 g Chapati-Schrotmehl oder Dinkelmehl
- 200 g Weizenmehl
- 2 EL Rapsöl oder Sojaöl
- 1 TL Salz
- 275 ml Wasser
- etwas geklärte Butter (Rezept s. Seite 258)

Pro Portion

Chol	0,68 mg
MuFS	1,1 g
EuFS	0,4 g
GFS	0,4 g
Kal	102 kcal
E	3,1 g
F	2,2 g
KH	17,2 g
BS	2,6 g

Rezepte

- 500 g ungesalzene Butter

Geklärte Butter (Ghee)

Die Butter in Stücke schneiden und in einem Topf bei schwacher Hitze schmelzen lassen, dabei ab und an umrühren, damit sie nicht braun wird. Die Butter einmal aufkochen lassen, dann bei schwacher Hitze ohne Deckel etwa 20 Minuten leicht köcheln lassen, bis sie unter dem Schaum goldgelb geworden ist. Ein Sieb mit einem feuchten Küchentuch auslegen und die Butter durchgießen (klären).

Die geklärte Butter kann man etwa 3 Monate zugedeckt (ohne Kühlung) aufbewahren. Sie können Ghee auch im indischen Laden kaufen oder ersatzweise Butterschmalz verwenden.

ZUTATEN

Für etwa 50 g Gewürz

- 1 EL Koriandersamen
- 1 EL Kreuzkümmel-samen
- 1 TL schwarze Pfefferkörner
- 5 grüne Kardamom-kapseln
- 5 Gewürznelken
- 1 Stück Stangenzimt (5 cm)

Garam Masala (Gewürzmischung)

Alle Gewürze in einer kleinen Pfanne ohne Fett bei mittlerer Hitze unter Rühren 3 Minuten anrösten, bis sie duften. Auf einen Teller geben und abkühlen lassen. Die Zimtstange grob zerkleinern. Zusammen mit den übrigen Gewürzen portionsweise sehr fein zerstoßen oder mahlen. Das Pulver in einem Schraubverschlussglas aufbewahren.

Die Gewürzmischung hält sich – luftdicht verschlossen – bis zu 3 Monate, ohne dass sie an Aroma verliert.

Hafer-Porridge mit Kardamon

Die Hälfte der Butter in einem kleinen Topf erhitzen und die Haferflocken darin unter Rühren leicht anrösten. Die Milch dazugießen. Den Kardamom und die Kokosflocken unterrühren. Den Porridge kurz weiterköcheln lassen, bis die Masse gebunden ist. Vom Herd nehmen, die restliche Butter unterrühren und den Porridge mit Honig abschmecken.

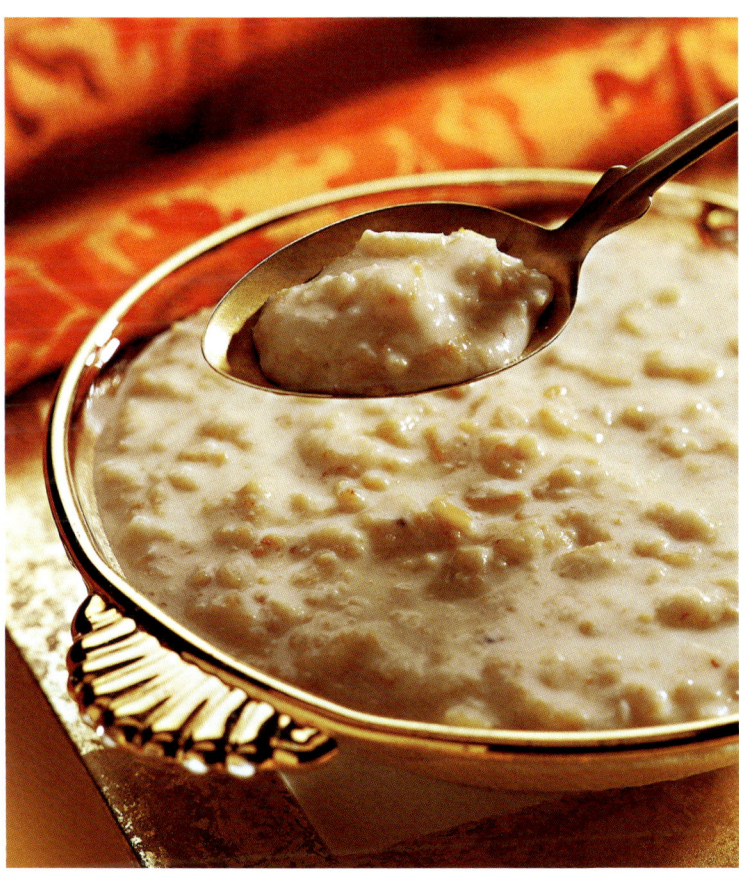

Info:

Porridge ist eigentlich ein traditionelles englisches Frühstücksgericht – eine Art Frühstückshaferbrei, den wir Ihnen hier in seiner indischen Variante vorstellen.

ZUTATEN

Für 1 Portion

- 2 TL geklärte Butter
- 3 EL Haferflocken
- 250 ml fettarme Milch
- ½ TL gemahlener Kardamom
- 1 EL Kokosflocken
- ½–1 EL Honig

Pro Portion	
Chol	39,00 mg
MuFS	1,4 g
EuFS	4,9 g
GFS	13,3 g
Kal	489 kcal
E	13,1 g
F	20,8 g
KH	62,0 g
BS	3,6 g

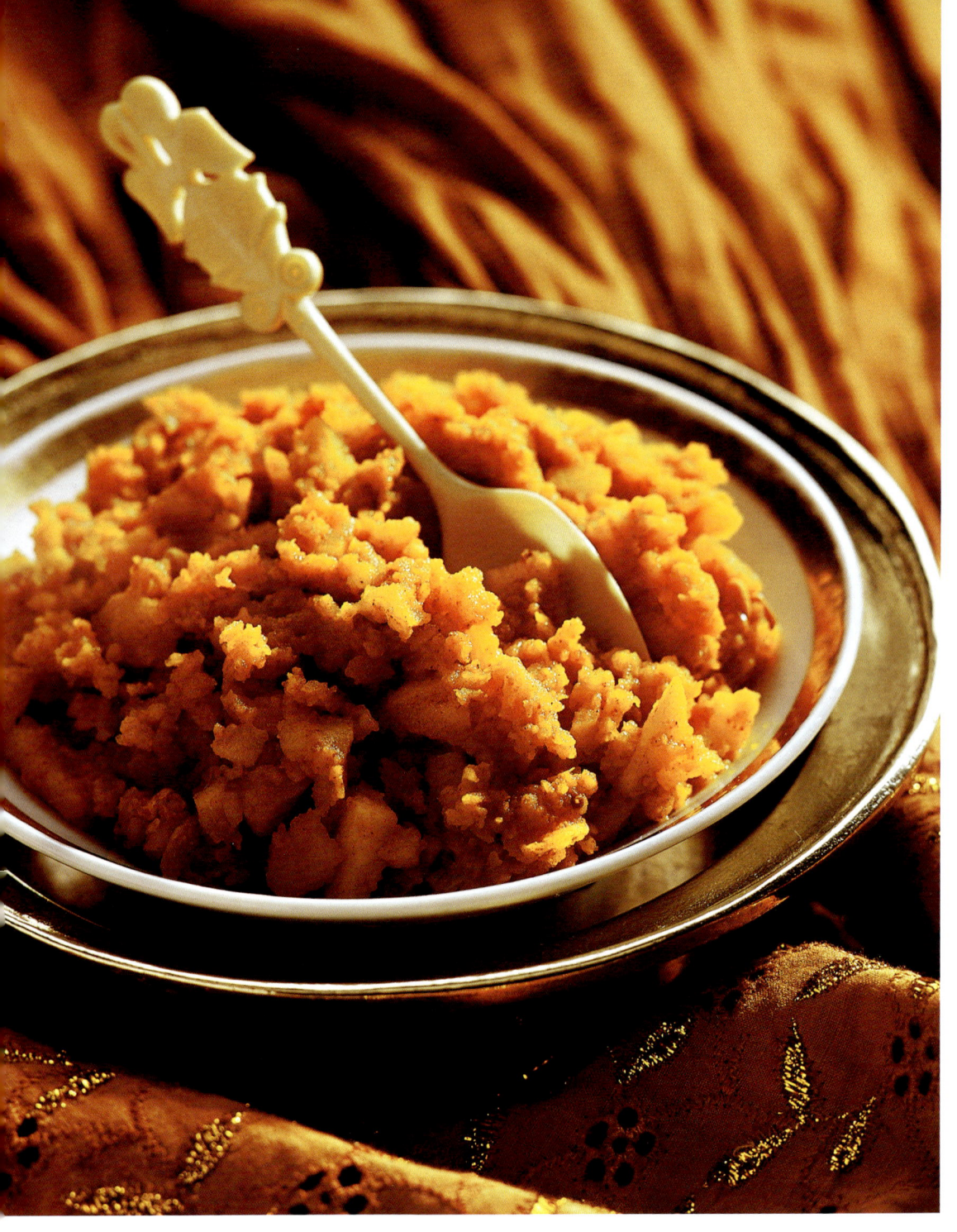

Apfel-Chutney

Die Äpfel schälen, vierteln und entkernen. Die Apfelviertel entweder grob hacken oder pürieren. Das Öl erhitzen. Nach und nach die Gewürze – außer Koriander und Bockshornkleeblätter – zufügen und unter Rühren rösten. Dann das Apfelpüree und die restlichen Gewürze daruntermischen. Mit Salz abschmecken.

Tipp:

Das Chutney lässt sich auch mit anderem Obst zubereiten. Probieren Sie – je nach Saison und Geschmack – auch einmal Mangos oder Aprikosen.

Info:

Chutneys sind scharf, fruchtig oder süß schmeckende Pasten aus zerkleinerten Früchten. Die Rezepte stammen ursprünglich aus Indien – sie passen hervorragend zu allen Fleisch- und Fisch- sowie Reisgerichten. Neben Früchten oder Gemüsesorten wie Auberginen und Tomaten enthalten Chutneys vor allem viele Gewürze, auch Zucker, manchmal Essig.

ZUTATEN

Für 1 Portion

- 2 säuerliche Äpfel
- ½ EL Rapsöl oder Sojaöl
- je ½ TL gemahlener Ingwer, Zimt, Koriander, gemahlenes Chilipulver, Kurkumapulver, Mangopulver (Amchur), Bockshornkleeblätter
- Salz

Pro Portion

Chol	0,12 mg
MuFS	7,7 g
EuFS	2,7 g
GFS	1,6 g
Kal	202 kcal
E	0,6 g
F	12,7 g
KH	21,0 g
BS	3,7 g

Für 1 Portion

- 1 Aubergine
- 1 Tomate
- 1 EL Sonnenblumenöl
- je ½ TL gemahlener und ganzer Kreuzkümmel, ½ TL Senfkörner
- 50 g Palmrohr- oder brauner Zucker
- je ½ TL gemahlener Koriander, gemahlener Ingwer, Kurkumapulver, Bockshornkleeblätter, gemahlener Fenchelsamen, Tandoori Masala
- 1 TL Mangopulver (Amchur)
- 2 EL Tomatenpüree
- Salz

Pro Portion

Chol	0,12 mg
MuFS	7,5 g
EuFS	2,7 g
GFS	1,4 g
Kal	337 kcal
E	1,9 g
F	12,2 g
KH	54,2 g
BS	1,4 g

Auberginen-Chutney

Die Aubergine und die Tomate waschen, putzen und in sehr kleine Stücke schneiden. Das Öl erhitzen, den ganzen Kreuzkümmel und Senfkörner zufügen. Warten, bis sie platzen und springen. Auberginen- und Tomatenstücke dazugeben und bei mittlerer Hitze kochen, bis alles weich ist.

Den Zucker über das Gemüse streuen, alle übrigen Gewürze und das Tomatenpüree unterrühren. Zusammen noch etwa 5 Minuten kochen lassen. Chutney mit Salz abschmecken und abkühlen lassen.

Tipp:

Das Chutney passt gut zu Geflügelgerichten.

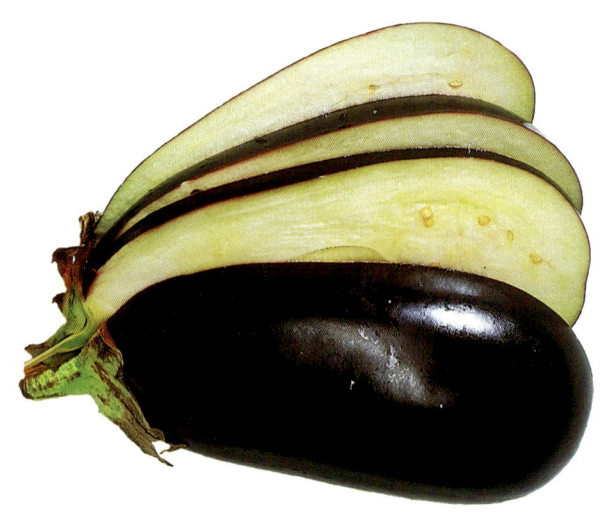

Süß-saures Chutney

Den Zucker und die Tamarinde mit dem Wasser verrühren und 30 Minuten stehen lassen. Dann alle Gewürze und das Öl hinzufügen. Bei mittlerer Hitze 5 Minuten kochen lassen. Das Kichererbsenmehl mit etwas Wasser glatt rühren. Unter das Chutney mischen, aufkochen und bei schwacher Hitze köcheln lassen, bis die Masse dicklich ist.

Info:

Asa foetida (auch Teufelsdreck genannt) ist das Harz der Wurzel einer indischen Steckenkrautart. Es hat einen intensiven, bitter-scharfen Geschmack und wird deshalb nur in kleinen Mengen verwendet.

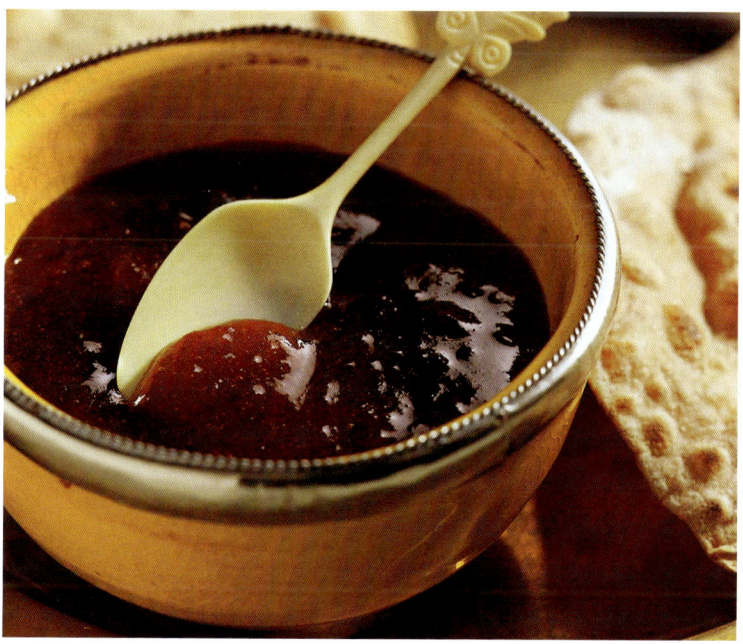

ZUTATEN

Für 4 Portionen

- 250 g Palmrohrzucker oder brauner Zucker
- 100 g Tamarinde, getrocknet
- 300 ml heißes Wasser
- ½ TL gemahlener Kreuzkümmel
- ¼ TL Asa foetida
- ½ TL Salz
- 1 TL Rapsöl
- etwa 1 EL Kichererbsenmehl zum Binden (ersatzweise ein anderes Bindemittel)

Pro Portion

Chol	0,03 mg
MuFS	1,9 g
EuFS	0,7 g
GFS	0,4 g
Kal	282 kcal
E	0,4 g
F	3,2 g
KH	62,1 g
BS	0,3 g

Lassi (Joghurt-Getränk)

Alle Zutaten in einen Mixer geben und kräftig aufmixen. In hohe Bechergläser verteilen. Lassi bei Zimmertemperatur in kleinen Schlucken trinken.

Info:

Lassi ist in Indien ein weit verbreitetes, sehr beliebtes und erfrischendes Getränk. Neben der süßen Variante gibt es auch das salzige Lassi, das Sie mit etwas Kreuzkümmel und Zitronensaft verfeinern können.

ZUTATEN

Für 6 Portionen

- 500 g fettarmer Joghurt
- 100 g Cremequark (0,2 % Fett)
- ¾ l Wasser
- 50 g Palmrohrzucker oder brauner Zucker
- 1 Msp. Zimt
- 1 Msp. gemahlener Kardamom

Pro Portion

Chol	6,83 mg
MuFS	0,1 g
EuFS	0,6 g
GFS	1,2 g
Kal	88 kcal
E	4,6 g
F	2,0 g
KH	12,1 g
BS	0,0 g

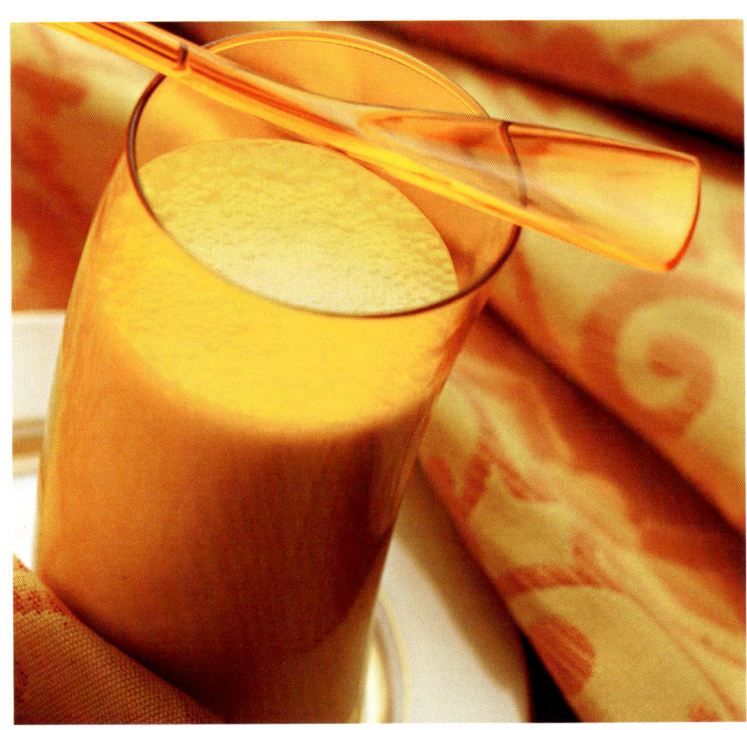

Möhrensalat

Die Möhren waschen und schälen, fein reiben. Das Öl in einer Pfanne erhitzen, alle Gewürze und die Erdnüsse darin kurz anrösten. Dann mit den Möhren und dem Joghurt vermischen. Die Schnittlauchröllchen unterheben und den Salat mit Salz abschmecken.

Info:

Für die Zubereitung von Raitas (Bezeichnung für indische Joghurtsalate) eignet sich am besten der naturbelassene Vollmilchjoghurt (3,5 %).

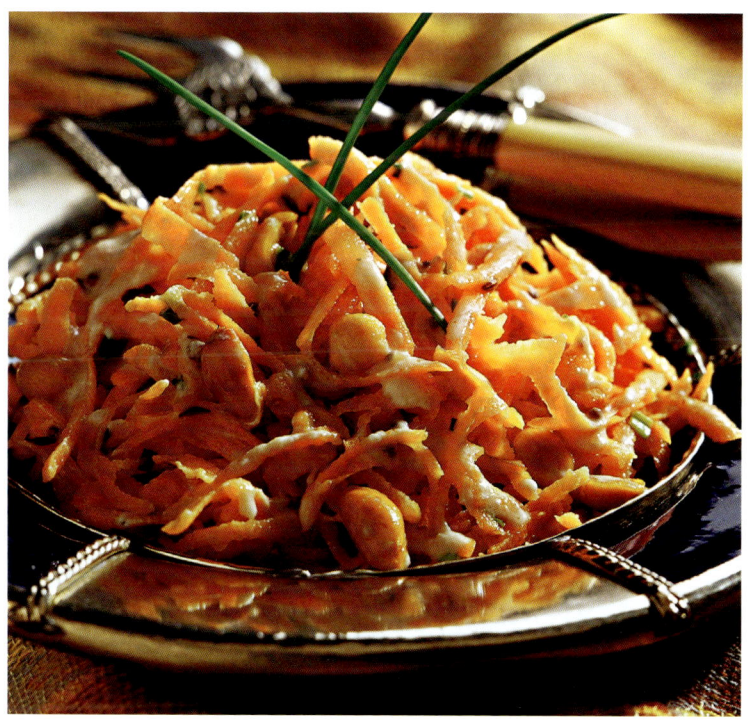

ZUTATEN

Für 2 Portionen

- 250 g Möhren
- 1 EL Rapsöl
- je ½ TL Kreuzkümmel, Senfkörner, Ajwain (Thymiansamen), Palmrohr- oder brauner Zucker
- 1 EL grob gehackte Erdnüsse
- 3 EL Joghurt (3,5 %)
- 1 EL Schnittlauchröllchen
- Salz

Pro Portion

Chol	3,06 mg
MuFS	5,0 g
EuFS	3,5 g
GFS	2,0 g
Kal	158 kcal
E	5,3 g
F	11,0 g
KH	9,1 g
BS	5,4 g

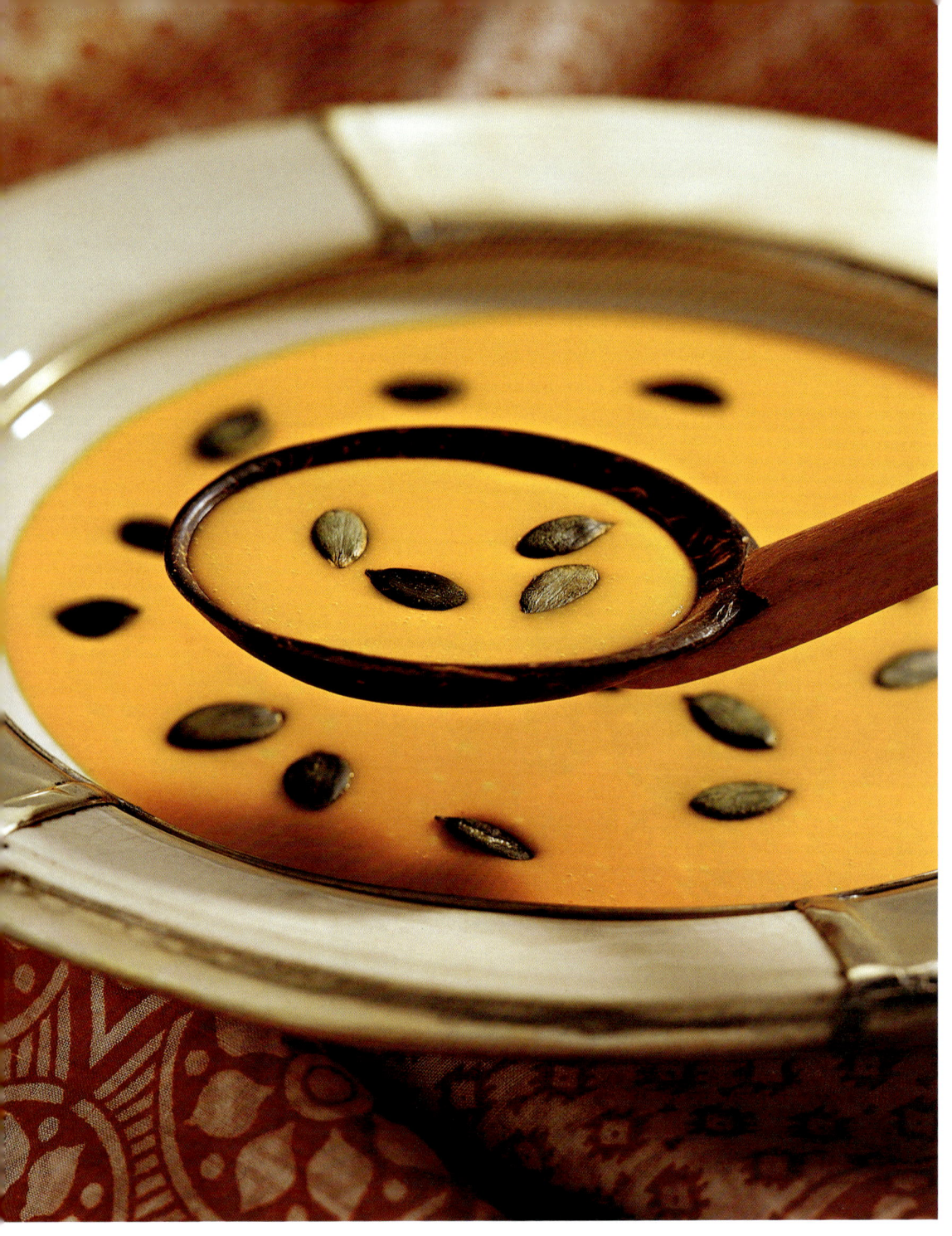

Kürbissuppe

Den Kürbis schälen, entkernen und das Fruchtfleisch in kleine Würfel schneiden. Zwiebel, Knoblauch und Ingwer schälen, fein würfeln. Das Öl in einem Topf erhitzen. Die Zwiebel und den Knoblauch darin anbraten. Die Kürbiswürfel hinzufügen und kurz mitbraten. Mit Wasser ablöschen und den Kürbis zugedeckt in 15–20 Minuten weich kochen. Den gekochten Reis, den Weißwein, den Ingwer, die Gewürze und etwas Salz unterrühren. Alles zu einer cremigen Suppe pürieren. Die Kürbissuppe mit Salz abschmecken und mit den Kürbiskernen bestreut servieren.

Info:

Die fleischigen Früchte der Speise- oder Gartenkürbisse können als Salat oder Gemüse verwendet werden. Das Fruchtfleisch ist – je nach Sorte – von weißer, gelber, orangefarbener oder grünlicher Farbe und von mildem Geschmack. Sommerkürbisse haben ein saftiges, Winterkürbisse ein faseriges, trockenes Fruchtfleisch. Kürbisfleisch ist kalorienarm und enthält viel Betacarotin, Kalium und Eisen. Der Muskatkürbis eignet sich besonders für cremige Kürbissuppen. Übrigens: Auch die Zucchini gehören zur Gruppe der Kürbisse.

ZUTATEN

Für 4 Portionen

- 1,2 kg Muskatkürbis
- 1 Zwiebel
- 1 Knoblauchzehe
- 1 Stück frischer Ingwer (2 cm)
- 2 TL Rapsöl
- ½ l Wasser
- 1 Tasse gekochter Reis
- ⅛ l trockener Weißwein
- je ¼ TL Kurkuma und Currypulver
- Salz
- 1 EL geschälte Kürbiskerne

Pro Portion

Chol	0,03 mg
MuFS	2,8 g
EuFS	1,0 g
GFS	0,8 g
Kal	145 kcal
E	3,6 g
F	5,0 g
KH	15,4 g
BS	4,8 g

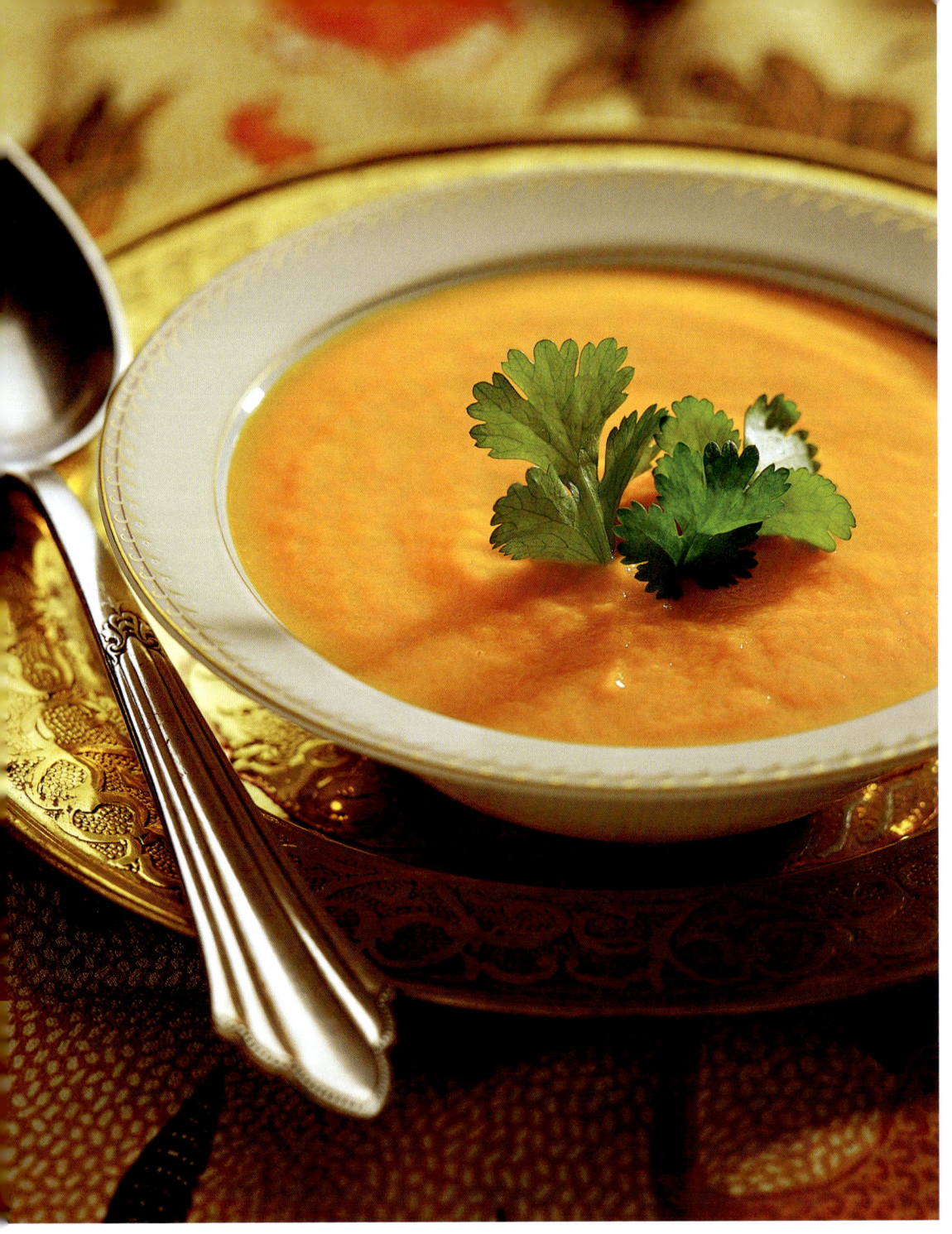

Möhren-Ingwer-Suppe

Die Zwiebel schälen und hacken. Den Ingwer schälen, fein würfeln. Die Möhren waschen, schälen und in Scheiben schneiden. Alles in einen Topf geben und mit so viel Brühe aufgießen, dass das Gemüse gerade bedeckt ist. Aufkochen lassen und zugedeckt bei mittlerer Hitze in etwa 20 Minuten weich kochen.

Das Gemüse pürieren. So viel von der übrigen Brühe dazugießen, dass die Suppe eine sämige Konsistenz hat. Nochmals aufkochen lassen. Den Orangensaft dazugießen. Die Suppe mit Salz und frisch gemahlenem Pfeffer abschmecken, mit Koriander oder Dill garniert servieren.

Info:

Ingwer ist die knollige Wurzel einer asiatischen Staude, die vor allem in Indien und China von alters her als Heilmittel und Gewürz verwendet wird. Er riecht und schmeckt scharf-würzig und ist Bestandteil des Currypulvers. Aufgrund seiner ätherischen Öle und Bitterstoffe ist er appetitanregend und hilft bei Verdauungsstörungen.

Zutaten

Für 6 Portionen

- 1 Zwiebel
- 1 Stück frischer Ingwer (4 cm)
- 800 g Möhren
- 1–1½ l Gemüsebrühe
- 100 ml Orangensaft
- Salz, Pfeffer
- einige Korianderblättchen oder Dillzweige

Pro Portion

Chol	0,00 mg
MuFS	0,2 g
EuFS	0,0 g
GFS	0,06 g
Kal	44 kcal
E	1,5 g
F	0,3 g
KH	8,2 g
BS	5,0 g

Gurken-Tomaten-Salat

Die Gurke und die Tomate waschen und in kleine Würfel schneiden. Die saure Sahne mit dem Joghurt verrühren und mit den Gewürzen glatt rühren. Mandeln, Gurken- und Tomatenwürfel untermischen. Den Salat in eine Schüssel füllen und mit Koriander- oder
Petersilienblättchen garniert servieren.

Tipp:

Dieses für die indische Küche typische Raita-Gericht können Sie sowohl als
Vorspeise als auch zu einem Reisgericht genießen. Stellen Sie den Salat vorher kalt – dann ist er besonders erfrischend.

ZUTATEN

Für 4 Portionen

- 1 Gurke
- 1 Tomate
- 200 g saure Sahne
- 200 g fettarmer
  Joghurt
- 1 TL fein gehackter
  Ingwer
- 1 TL Salz
- ½ TL gemahlener
  Kreuzkümmel
- 1 EL gehackte Mandeln
- 1 TL Koriander- oder
  Petersilienblättchen

Pro Portion

Chol	21,00 mg
MuFS	0,6 g
EuFS	2,9 g
GFS	3,7 g
Kal	111 kcal
E	4,4 g
F	7,7 g
KH	5,5 g
BS	1,0 g

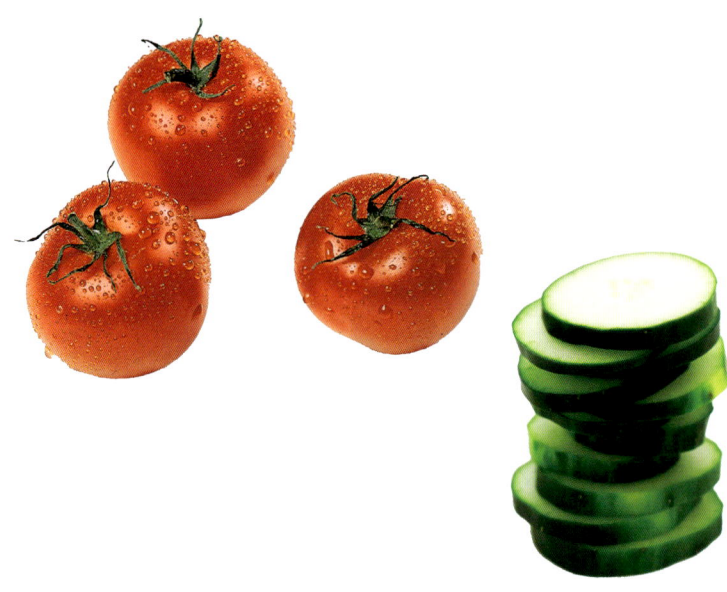

Gewürzreis

Das Wasser zum Kochen bringen. Den Reis waschen und mit Kurkuma, Kardamom und den Nelken in das kochende Wasser geben. Zugedeckt bei schwacher Hitze in 15–20 Minuten garen. Inzwischen die Möhren schälen und reiben und 5 Minuten vor Garzeitende unter den Reis mischen. Salzen. Den fertigen Reis in einem Sieb abtropfen lassen. In eine Schüssel füllen, auflockern und die Butter untermischen.

Info:

Basmatireis gehört zu den ältesten Reissorten auf der Erde. Er wurde vor rund 3 000 Jahren im Kaschmirhochland gefunden. Basmatireis wächst im Himalayagebirge, wo das Schmelzwasser die Talterrassen der Hochebene überflutet. Selbst ohne Zutaten hat er einen unvergleichlich aromatischen Duft.

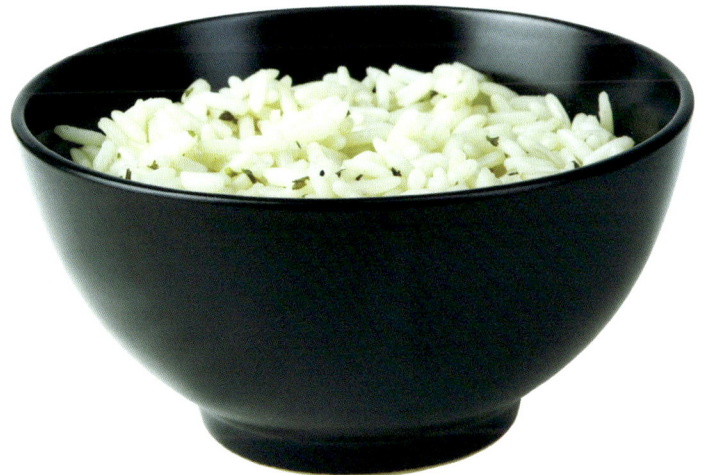

ZUTATEN

Für 4 Portionen

- 1½ l Wasser
- 400 g Basmatireis
- ½ TL Kurkuma
- 4 Kardamomkapseln
- 4 Gewürznelken
- 2 Möhren
- Salz
- 1 EL geklärte Butter
  (Rezept s. Seite 258)

Pro Portion

Chol	3,0 mg
MuFS	0,8 g
EuFS	0,9 g
GFS	1,2 g
Kal	364 kcal
E	7,4 g
F	3,3 g
KH	75,1 g
BS	3,0 g

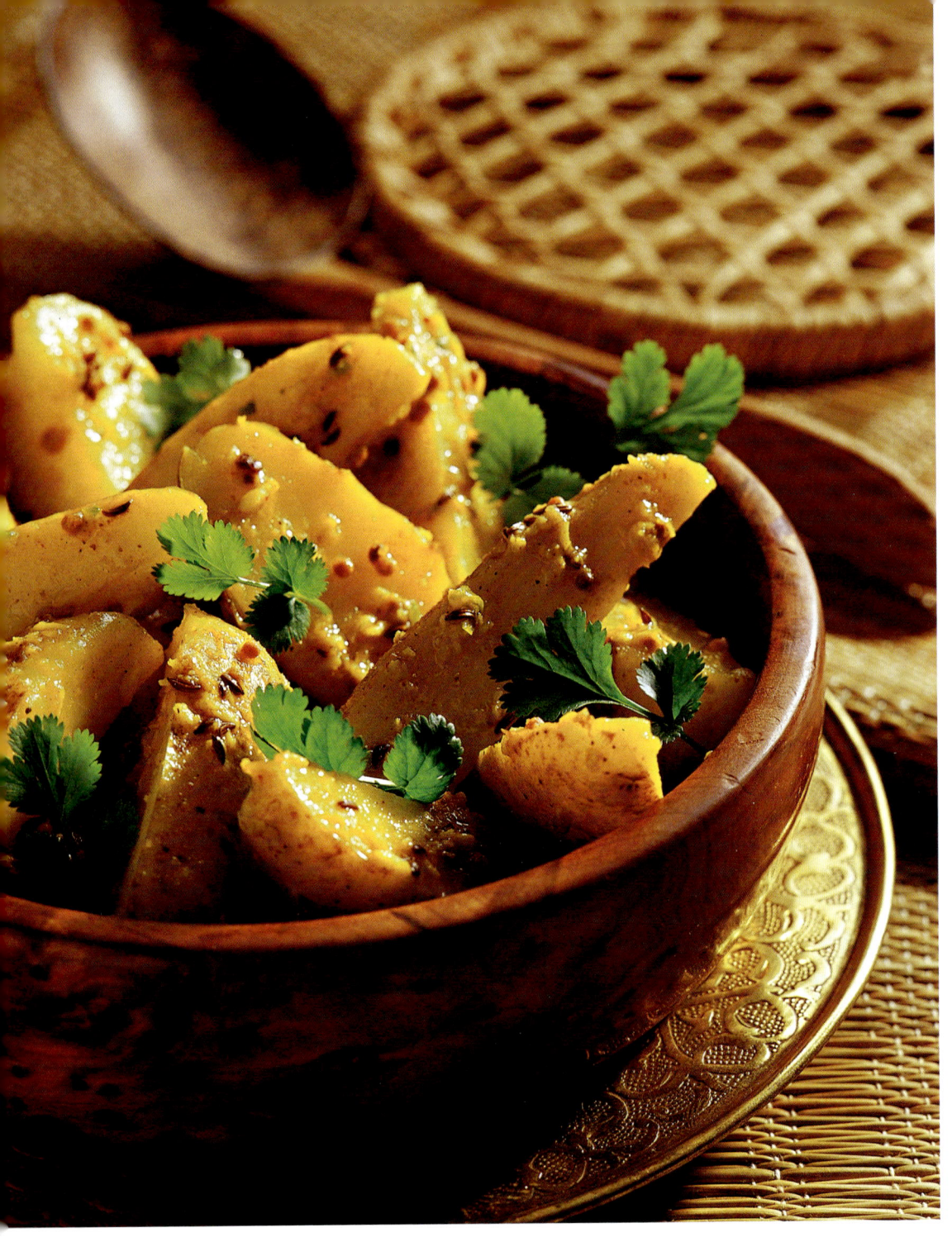

Für 2 Portionen

- 4–5 fest kochende Kartoffeln
- ½ TL Salz
- ½ TL gemahlener Kreuzkümmel
- ½ TL brauner Zucker
- 2 EL geklärte Butter
- je ½ TL Kreuzkümmel und Senfkörner
- 6–8 Curryblätter (nach Belieben)
- 1 TL fein gehackte grüne Chilischote
- 1 TL frisch geriebener Ingwer
- je 1 Msp. Asa foetida und Kurkuma
- 1 EL Wasser
- Saft einer ½ Zitrone
- 1 EL Kokosflocken
- 1 EL Korianderblättchen

Indische Kartoffeln

Die Kartoffeln unter Wasser gründlich abbürsten, in wenig Wasser weich kochen und anschließend in Viertel schneiden. Salz, gemahlener Kreuzkümmel und Zucker hinzufügen, die Kartoffeln beiseite stellen.

1 EL Butter erhitzen, darin den ganzen Kreuzkümmel, die Senfkörner, die Curryblätter, die Chilischote, den Ingwer und die übrigen Gewürze kurz anrösten.

Die Kartoffelviertel zusammen mit 1 EL Wasser unter die Gewürzmischung geben und vorsichtig bei schwacher Hitze vermischen. Mit Zitronensaft, Kokosflocken und der restlichen Butter abschmecken. Mit Korianderblättchen bestreuen und sofort servieren.

Tipp:

Die Kartoffeln passen als Beilage gut zu einem Gemüse- oder Hühnchenrezept. Sie können sie aber auch zusammen mit einem Naturjoghurt und einem kleinen Salat als vegetarisches Hauptgericht genießen.

Pro Portion

Chol	24,00 mg
MuFS	0,5 g
EuFS	2,9 g
GFS	10,6 g
Kal	287 kcal
E	4,8 g
F	14,9 g
KH	32,8 g
BS	6,5 g

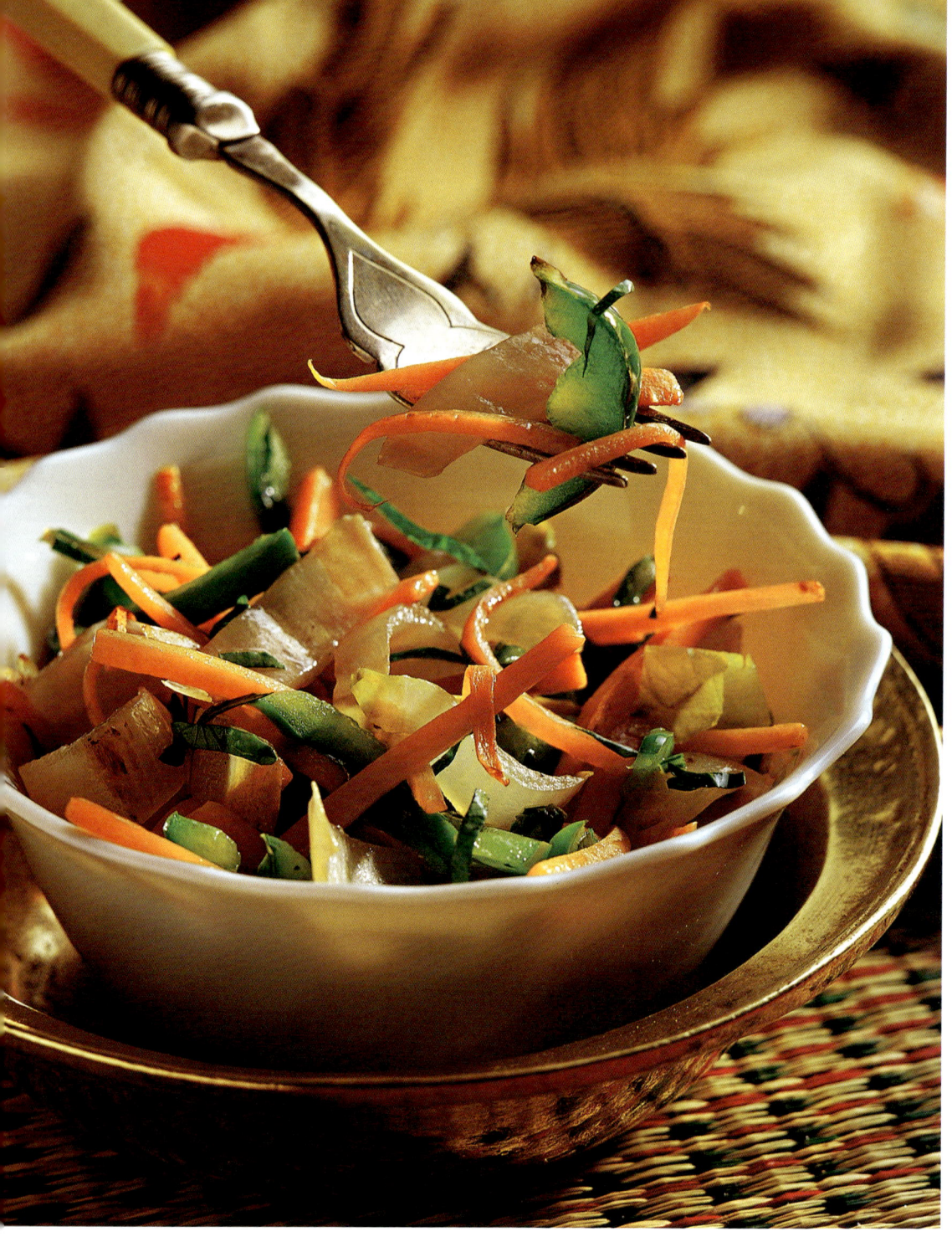

Gemüse mit Walnussöl

Die Möhren waschen, schälen, putzen und in dünne, lange Streifen schneiden. Paprikaschoten und Chicorée waschen, putzen und ebenfalls in dünne Streifen schneiden.

Die Butter erhitzen und die Möhren hinzufügen, das Wasser angießen und die Möhren 3–4 Minuten kochen lassen. Dann das übrige Gemüse, die Sojasauce, den Oregano und etwas Salz dazugeben. Alles zugedeckt bei mittlerer Hitze noch etwa 2–3 Minuten köcheln lassen. Das Gemüse abschmecken. Vor dem Servieren mit dem Walnussöl beträufeln und die gehackte Petersilie darüber streuen.

Tipp:

Dazu passt ein Gewürzreis (Rezept s. Seite 269) oder auch das Chapati-Brot (Rezept s. Seite 257).

ZUTATEN

Für 4 Portionen

- 4 Möhren
- 2 grüne Paprikaschoten
- 1 Staude Chicorée (oder etwas Chinakohl)
- 1 EL geklärte Butter
- ¼ Tasse Wasser
- 1 TL Sojasauce
- ½ TL Oregano
- Salz
- 2 TL Walnussöl
- 1 TL gehackte Petersilie

Pro Portion

Chol	7,22 mg
MuFS	2,0 g
EuFS	1,2 g
GFS	1,8 g
Kal	69 kcal
E	1,3 g
F	5,3 g
KH	4,0 g
BS	3,6 g

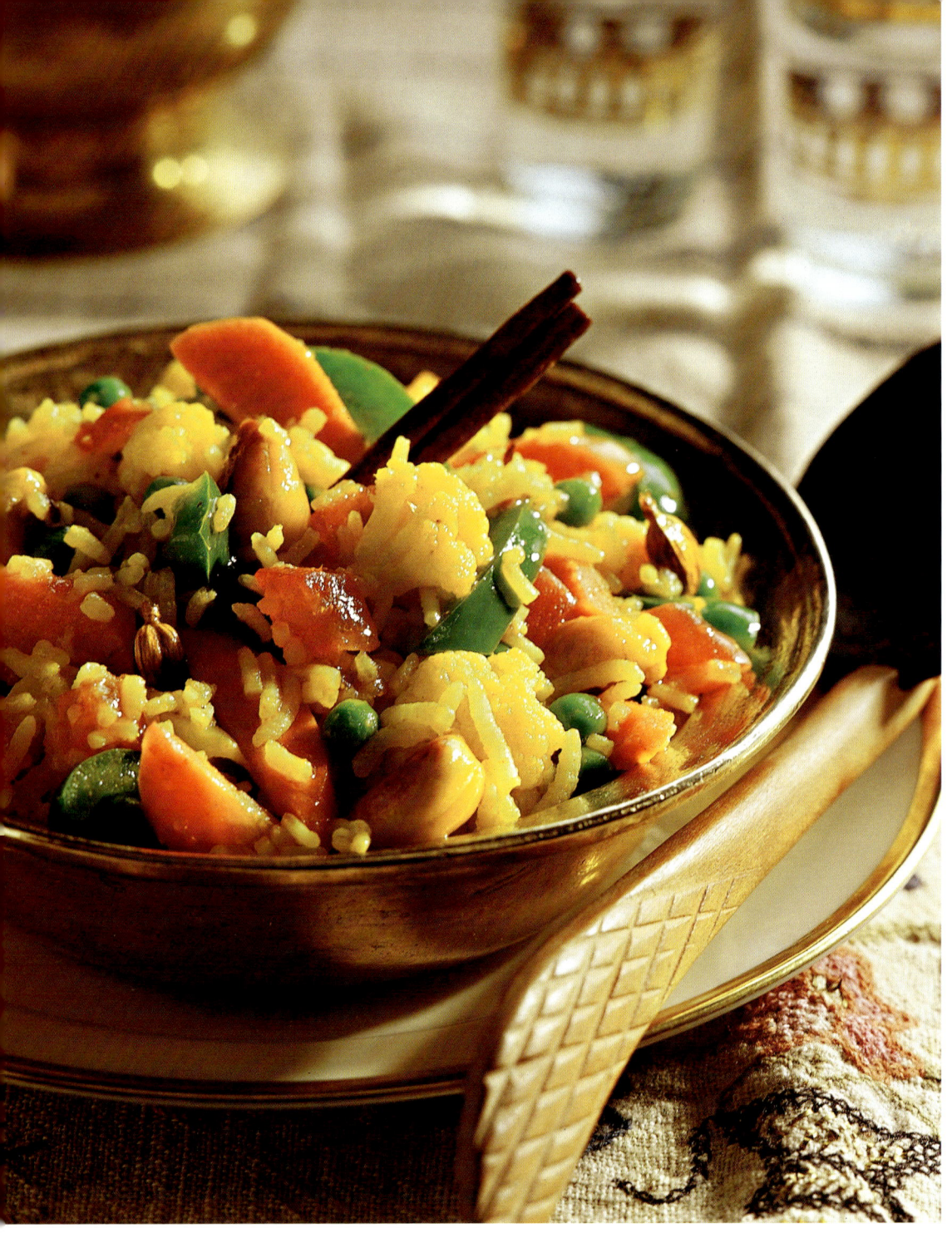

Basmati mit Gemüse

Den Reis in kaltem Wasser waschen, 20 Minuten einweichen, dann in einem Sieb abtropfen lassen. Das Gemüse waschen, putzen und in kleine Stücke schneiden. Die Chilischote waschen, putzen, entkernen und fein hacken. Das Öl in einem beschichteten Topf erhitzen, den Ingwer, alle Gewürze, die Chilischote und die Nüsse 2 Minuten darin rösten. Dann das vorbereitete Gemüse und die Erbsen hinzufügen und weitere 5 Minuten braten.

Den Reis untermischen, 1 Liter Wasser und das Salz zugeben. Aufkochen und zugedeckt bei schwacher Hitze köcheln lassen, bis der Reis das gesamte Wasser aufgesogen hat.

Die Tomaten waschen, putzen, würfeln und mit der Butter unter den Reis heben. Den Reis mit Zitronenvierteln garnieren und warm servieren.

ZUTATEN

Für 4 Portionen

- 350 g Basmatireis
- 1 grüne Paprikaschote
- 100 g Blumenkohl
- 1 große Möhre
- 1 grüne Chilischote
- 2 EL Rapsöl
- ½ EL frischer Ingwer
- 6 Kardamomkapseln
- 1 TL Kreuzkümmel
- 4 kleine Zimtstangen
- je ½ TL Asa foetida und Kurkuma
- 1 EL Garam Masala
- 2 EL Cashewnüsse
- 100 g junge Erbsen (tiefgekühlt)
- 2 TL Salz
- 2 Tomaten
- 2 TL Butter
- 1 Zitrone (unbehandelt)

Pro Portion

Chol	6,06 mg
MuFS	5,0 g
EuFS	5,9 g
GFS	3,7 g
Kal	487 kcal
E	11,5 g
F	15,6 g
KH	74,3 g
BS	5,8 g

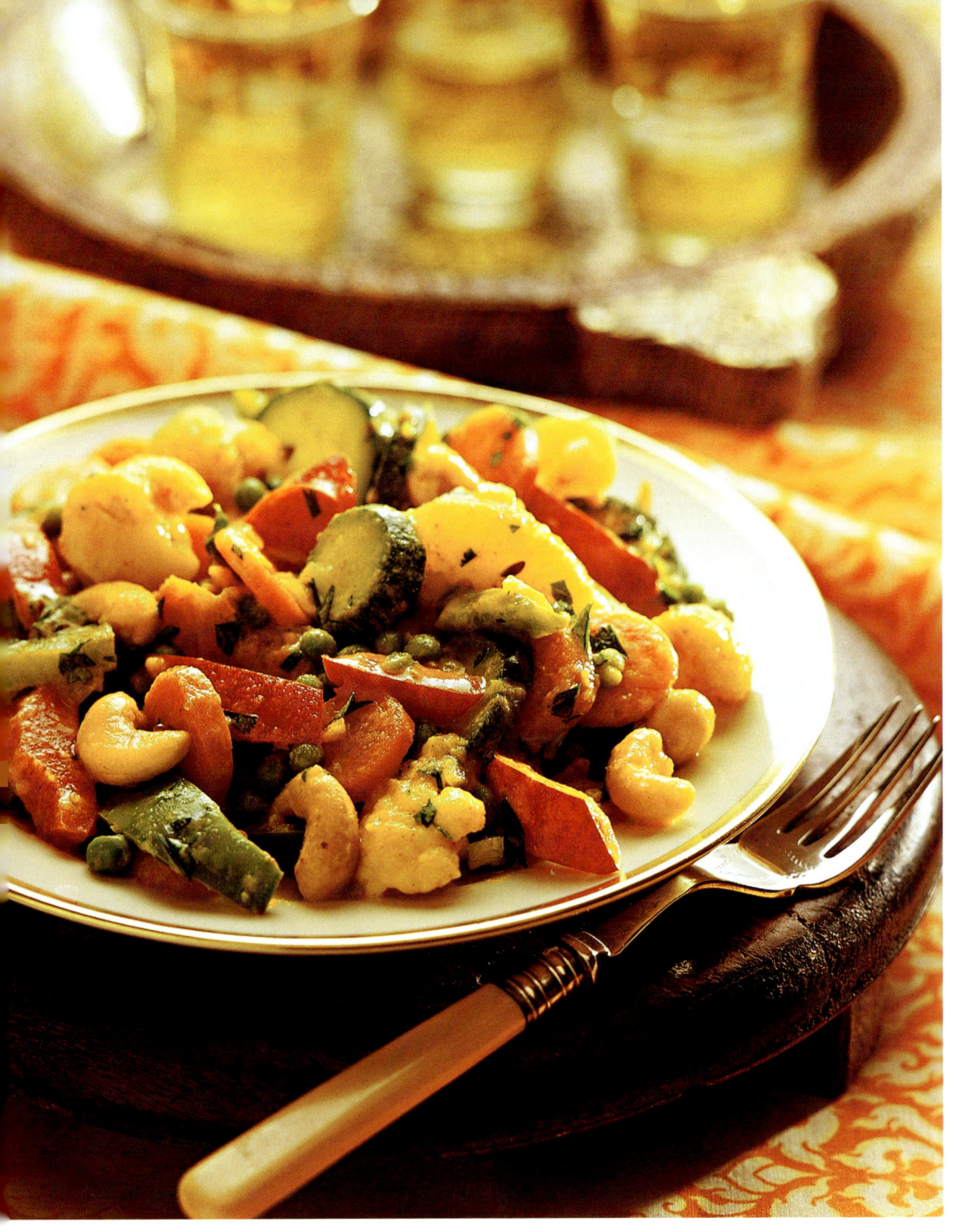

Für 4 Portionen

- ½ Blumenkohl
- 4 Möhren
- 1 Zucchino
- 2 Kartoffeln
- 1 Tomate
- je 1 grüne und rote Paprikaschote
- 1 kleine Zwiebel
- 2 TL geklärte Butter
- je 1 TL Kreuzkümmel, Senfkörner und Ajwain
- 4 EL Sahne
- 6 Curryblätter
- 1 TL frischer Ingwer
- 1 Msp. Asa foetida
- ½ TL Kurkuma
- ½ TL gemahlener Fenchel
- 100 ml ungesüßte Kokosmilch (aus der Dose)
- 1 EL Currypulver
- 50 g tiefgekühlte Erbsen
- 50 g Cashewnüsse
- ½ EL Zitronensaft
- Salz
- Cayennepfeffer
- Koriander- oder Petersilienblättchen

Gemüsecurry

Das Gemüse je nach Sorte waschen oder putzen. Den Blumenkohl in kleine Röschen zerteilen. Die Möhren und den Zucchino in Scheiben schneiden, die Kartoffeln und die Tomate achteln. Die Paprikaschoten in Streifen schneiden. Die Zwiebel hacken.

Geklärte Butter in einem Topf erhitzen, Kreuzkümmel, Senfkörner und Ajwain (Thymiansamen) dazugeben und so lange anbraten, bis die Körner platzen. Die Zwiebel unterrühren und 2–3 Minuten mitbraten.

Die Sahne in eine Tasse geben, mit warmem Wasser auffüllen und in den Topf gießen. Curryblätter, geriebenen Ingwer, Asa foetida (s. Seite 263) und Kurkuma unterrühren. Kartoffeln in den Topf geben und 10 Minuten garen, dann die Möhren unterrühren, weitere 5 Minuten garen. Den Blumenkohl hinzufügen und nochmals 2 Minuten köcheln. Gemahlener Fenchel, Kokosmilch und Curry unterrühren. Erbsen, Zucchini und Paprika dazugeben und kurz mitgaren.

Zum Schluss die Tomate, die Nüsse und den Zitronensaft hinzufügen. Das Curry mit Salz und Cayennepfeffer abschmecken. Mit Kräuterblättchen garniert servieren.

Pro Portion

Chol	19,50 mg
MuFS	1,1 g
EuFS	5,5 g
GFS	5,4 g
Kal	229 kcal
E	8,4 g
F	12,7 g
KH	19,8 g
BS	8,5 g

Für 2 Portionen

- 150 g Munglinsen
  (geschälte halbierte
  Mungbohnen)
- 1 Zwiebel
- je ½ TL Kurkuma und
  Asa foetida
- 1 EL frisch gehackter
  Ingwer
- 2 TL geklärte Butter
- 1 TL Salz
- je 1 TL Garam Masala,
  gemahlener Kreuz-
  kümmel und Koriander
- 2 EL Kokosflocken
- 2 Knoblauchzehen
- 2 Tomaten
- 1 EL Rapsöl
- je 1 TL Senfkörner und
  Kreuzkümmel
- 6 Curryblätter
- 1 EL Palmrohrzucker
  oder brauner Zucker
- 1 EL Zitronensaft
- frischer Koriander
  oder Petersilie

Pro Portion

Chol	6,06 mg
MuFS	4,5 g
EuFS	2,7 g
GFS	10,4 g
Kal	425 kcal
E	19,2 g
F	18,7 g
KH	44,4 g
BS	11,5 g

Gelbe Munglinsen mit Gewürzen

Die Linsen waschen und mit ½ l Wasser bedeckt über Nacht einweichen. Am nächsten Tag abgießen und abtropfen lassen. Die Zwiebel schälen, in dünne Scheiben schneiden. Die Linsen mit ½ l Wasser sowie Kurkuma, Asa foetida, Ingwer, 1 TL Butter, der Hälfte der Zwiebel und dem Salz aufkochen und zugedeckt bei schwacher Hitze etwa 30 Minuten kochen lassen. Dann Garam Masala, gemahlenen Kreuzkümmel und Koriander sowie die Kokosflocken untermischen und weitere 5 bis 10 Minuten köcheln lassen.

Inzwischen den Knoblauch schälen. Die Tomaten waschen, putzen und in Stücke schneiden. Das Öl in einer Pfanne erhitzen, Senfkörner und Kreuzkümmel zufügen und rösten, bis sie platzen. Curryblätter, Zucker und Tomaten dazugeben, den Knoblauch dazupressen, kurz anbraten. Diese Mischung mit dem Zitronensaft und der übrigen Butter unter die gekochten Linsen geben. Die Linsen mit den gehackten Kräuterblättchen bestreuen und heiß servieren.

Info:

Dals (Hülsenfrüchte) sind die Grundnahrungsmittel in Indien. Die Sorten sind zahlreich und bei uns in Spezialläden erhältlich. Die Linsen des oben genannten Gerichts sind eigentlich Bohnen, und zwar geschälte halbierte Mungbohnen, die auch als Munglinsen verkauft werden (Moong Dal).

Fischfilet im Gewürzmantel

Die Fischfilets kurz waschen und gut trockentupfen. Den Knoblauch schälen. In einer Schüssel Tandoori Masala, Korma Masala, Ingwer, Zitronensaft, Kichererbsenmehl, Wasser und etwas Salz verrühren. Die Knoblauchzehe dazupressen und alles gründlich vermischen. Die Fischfilets damit rundherum einreiben und zugedeckt 1 Stunde im Kühlschrank durchziehen lassen.

Den Backofen auf 190°C (Umluft 170°C) vorheizen. Die Fischfilets nebeneinander in eine ofenfeste Form legen und im heißen Ofen je nach Dicke 15–20 Minuten garen. Wichtig: Stellen Sie eine kleine ofenfeste Schüssel mit Wasser mit in den Ofen, damit der Fisch beim Backen nicht austrocknet. Anschließend noch 3–4 Minuten grillen, bis eine knusprige Kruste entsteht. Den Fisch auf Tellern anrichten und mit frischer Minze garniert servieren.

Tipp:

Dazu passt Basmatireis und – je nach Geschmack – ein Chutney (Rezepte dazu finden Sie auf den Seiten 261 bis 263). Die Gewürzmischungen Tandoori Masala und Korma Masala erhalten Sie in jedem Asialaden.

Zutaten

Für 4 Portionen

- 4 Fischfilets von
  je 150–200 g
  (z. B. Rotbarsch,
  Seelachs, Kabeljau)
- 1 Knoblauchzehe
- je 1 TL Tandoori Masala
  und Korma Masala
- 1 TL gemahlener Ingwer
- 1 TL Zitronensaft
- 1 EL Kichererbsenmehl
- 4 EL Wasser
- Salz
- frische Minzeblätter
  zum Garnieren

Pro Portion

Chol	84,00 mg
MuFS	1,5 g
EuFS	2,3 g
GFS	1,8 g
Kal	181 kcal
E	28,3 g
F	6,2 g
KH	2,7 g
BS	0,4 g

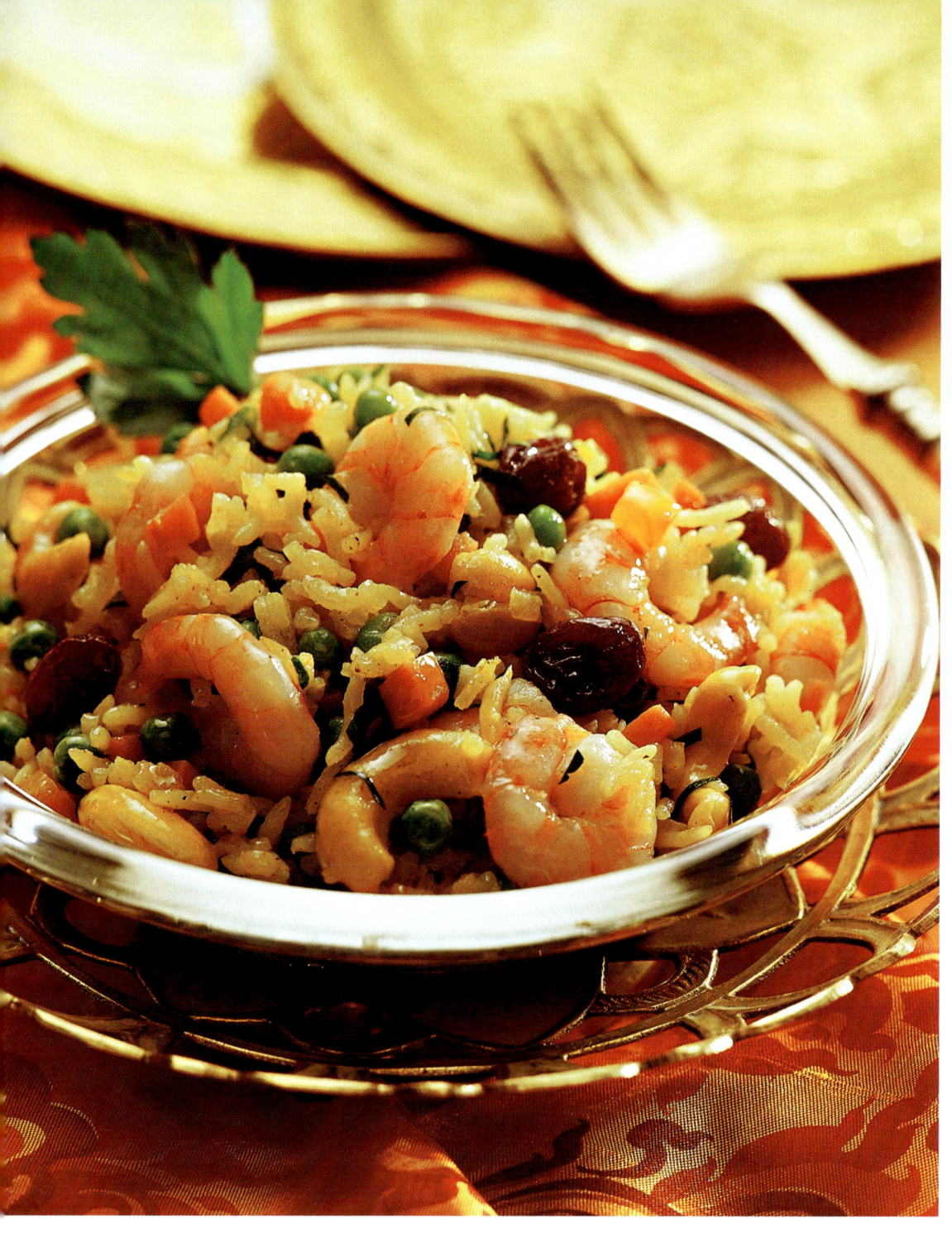

Shrimps mit Gemüse und Reis

Den Reis in einem Sieb waschen, in eine Schüssel füllen, mit Wasser bedecken und 15 Minuten quellen lassen. Inzwischen Zwiebel, Knoblauch und Ingwer schälen, alles fein hacken. Die Möhre schälen, putzen und in kleine Würfel schneiden.

Das Rapsöl erhitzen. Zwiebel, Knoblauch und Ingwer darin hellgelb anbraten. Shrimps, Möhre, Garam Masala und Tandoori Masala dazugeben und bei schwacher Hitze weiterbraten.

Dann Nelken, Pfefferkörner und den gut abgetropften Reis hinzufügen, alles zusammen 5 Minuten dünsten. Das Wasser angießen. Zitronensaft, Rosinen, Nüsse und Salz unterrühren. Zugedeckt weitere 10 Minuten köcheln lassen. Die Erbsen dazugeben und gar werden lassen. Zum Schluss das Olivenöl einrühren, abschmecken und mit frisch gehackter Petersilie garnieren.

Tipp:

Als Alternative zu den kleineren Shrimps eignen sich auch Riesengarnelen (King Prawns), die Sie am besten roh und frisch kaufen und geschält sowie geputzt zum Gericht geben. Übrigens: Je größer die Garnele, desto länger die Garzeit.

ZUTATEN

Für 4 Portionen

- 150 g Basmatireis
- 1 Zwiebel
- 2 Knoblauchzehen
- 1 TL frischer Ingwer
- 1 Möhre
- 1 EL Raps- oder Sojaöl
- 200 g Shrimps
  (oder Prawns)
- 1 EL Garam Masala
- 1 TL Tandoori Masala
- je ¼ TL Gewürznelken
  und Pfefferkörner
- ½ l Wasser
- 1 EL Zitronensaft
- je 1 EL Rosinen und
  Cashewnüsse
- Salz
- 50 g junge Erbsen
- 1 EL Olivenöl
- 1 EL gehackte Petersilie

Pro Portion

Chol	72,56 mg
MuFS	2,8 g
EuFS	3,9 g
GFS	1,4 g
Kal	272 kcal
E	13,6 g
F	8,7 g
KH	34,3 g
BS	2,2 g

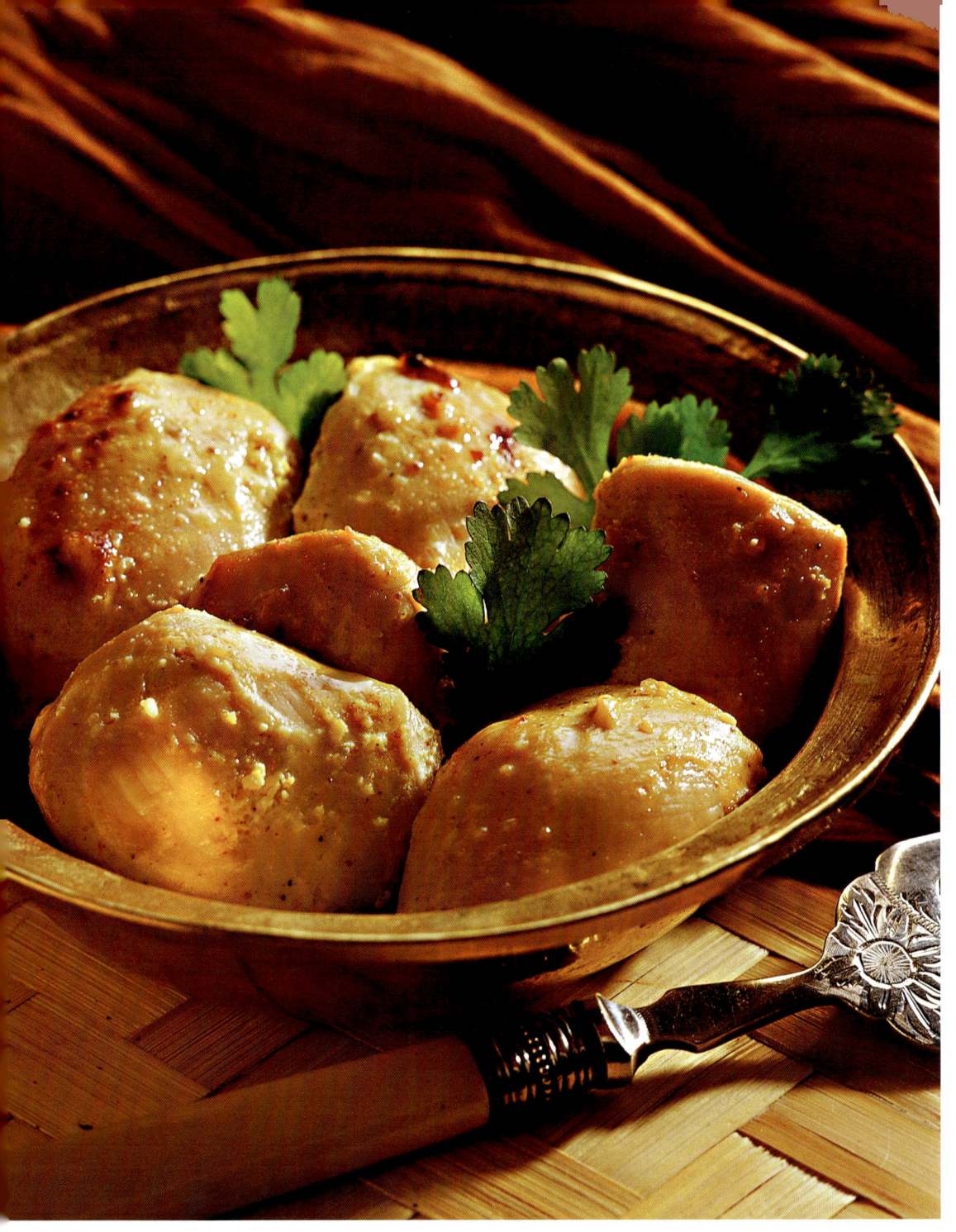

Gegrilltes Tandoori-Huhn

Jedes Hähnchenbrustfilet in 4–6 Stücke schneiden, in eine Schüssel legen. Den Joghurt mit allen Gewürzen verrühren und über das Fleisch geben. Den Knoblauch schälen und durch eine Presse dazudrücken. Alles gut vermischen. Das Fleisch in der Joghurtmarinade mindestens 3 Stunden, höchstens 15 Stunden, zugedeckt im Kühlschrank marinieren.

Den Backofen auf 200°C (Umluft 180°C) vorheizen. Das marinierte Fleisch nebeneinander in eine flache ofenfeste Form legen. Im heißen Ofen etwa 30 Minuten garen. Zum Schluss noch etwa 2–3 Minuten übergrillen.

Info:

Tandoor ist die Bezeichnung für einen gemauerten, fassförmigen Lehmofen, der mit Holz bzw. Holzkohle beheizt wird und in Indien ursprünglich als Brotbackofen diente. Inzwischen wird im Tandoor bevorzugt Fleisch und Geflügel zubereitet, das zuvor in Joghurt mariniert wurde: Es bleibt saftig und erhält durch den Lehmofen ein besonderes Aroma.

ZUTATEN

Für 6 Portionen

- 500 g Hähnchenbrustfilet
- 200 g fettarmer Joghurt
- 1 EL Tandoori Masala
- 1 TL Korma Masala
- ½ TL gemahlener Ingwer
- 1 Msp. Cayennepfeffer
- 1 TL Zitronensaft
- 1 Msp. Kurkuma
- ½ TL Zucker
- ½ TL Salz
- 1 Knoblauchzehe

Pro Portion

Chol	56,67 mg
MuFS	0,2 g
EuFS	0,4 g
GFS	0,5 g
Kal	100 kcal
E	20,8 g
F	1,1 g
KH	1,4 g
BS	0,0 g

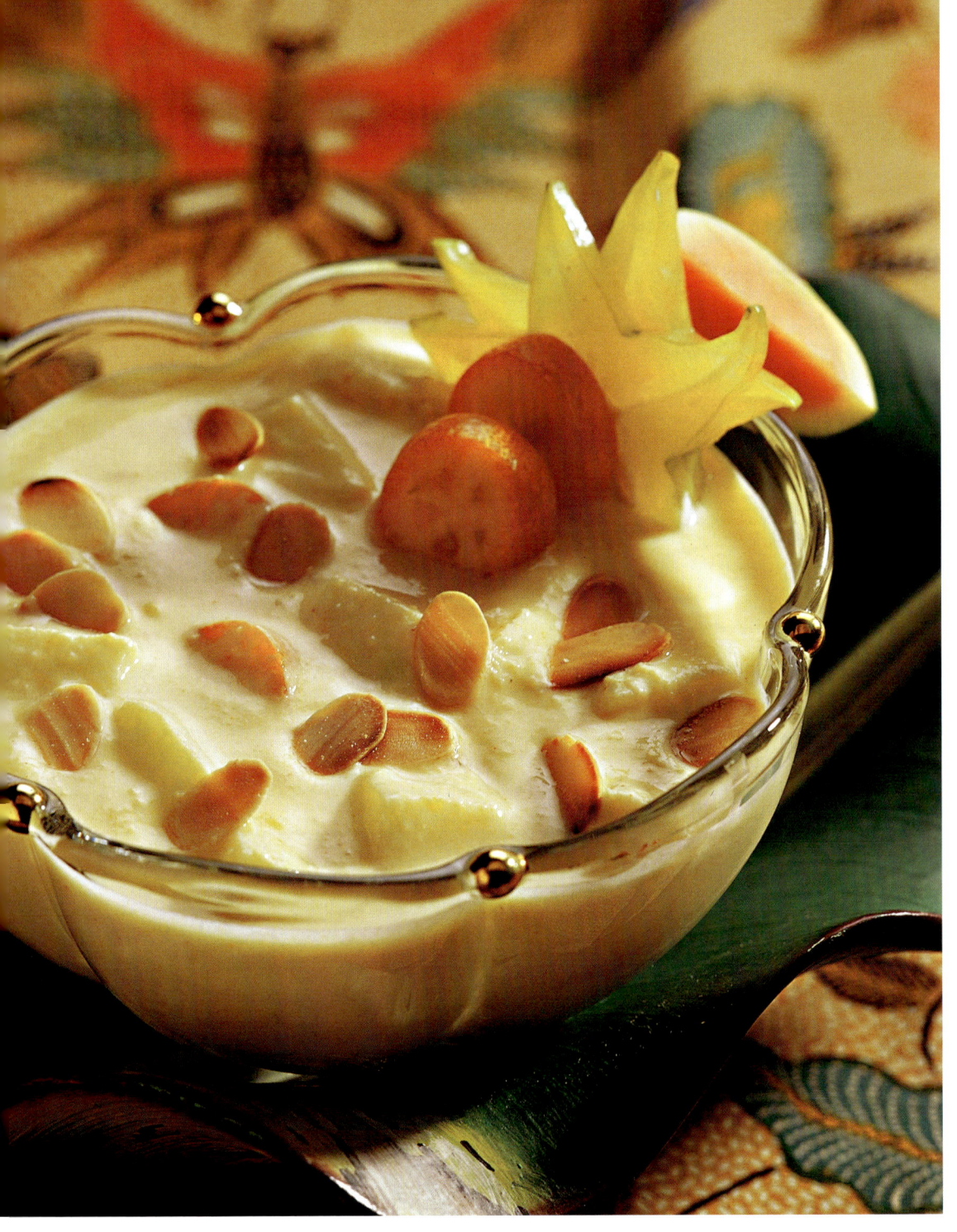

Exotische Quarkspeise

Die Mandelblättchen in einer Pfanne ohne Fett goldgelb rösten. Den Safran mit 1 Esslöffel warmem Wasser verrühren. Die Mango schälen und das Fruchtfleisch in großen Stücken vom Kern schneiden.

Das Fruchtfleisch grob würfeln, dann fein pürieren. Die übrigen Früchte waschen, putzen und in mundgerechte Stücke schneiden.

Den Quark mit Joghurt, Honig oder Zucker verrühren, das Mangopüree untermischen. Dann das Obst, die gehackten Mandeln, das Rosenwasser, den Kardamom und den aufgelösten Safran unterrühren. Die Quarkspeise mit den gerösteten Mandelblättchen garnieren.

Info:

Safranfäden sind die getrockneten Blütennarben (Stempel) einer Wildkrokusart, die in der Küche als Färbe- und Gewürzmittel dienen. Safran enthält den intensiv-gelben Farbstoff Crocin, der ihm zu seiner Bedeutung als Färbemittel verhalf. Safran schmeckt leicht bitter würzig und gehört zu den teuersten Gewürzen der Welt: Um 1 kg Safran zu erhalten, sind rund 100 000 Blütennarben notwendig.

Z U T A T E N

Für 4 Portionen

- 2 EL Mandelblättchen
- 1 Msp. gemahlener Safran
- 1 große Mango
- 200 g Früchte der Saison
- 500 g Magerquark
- 150 g fettarmer Joghurt
- 2 EL Honig oder brauner Zucker
- 2 EL gehackte Mandeln
- 2 EL Rosenwasser
- 1 Prise gemahlener Kardamom

Pro Portion

Chol	3,13 mg
MuFS	1,5 g
EuFS	5,2 g
GFS	1,2 g
Kal	275 kcal
E	21,4 g
F	8,4 g
KH	26,0 g
BS	4,7 g

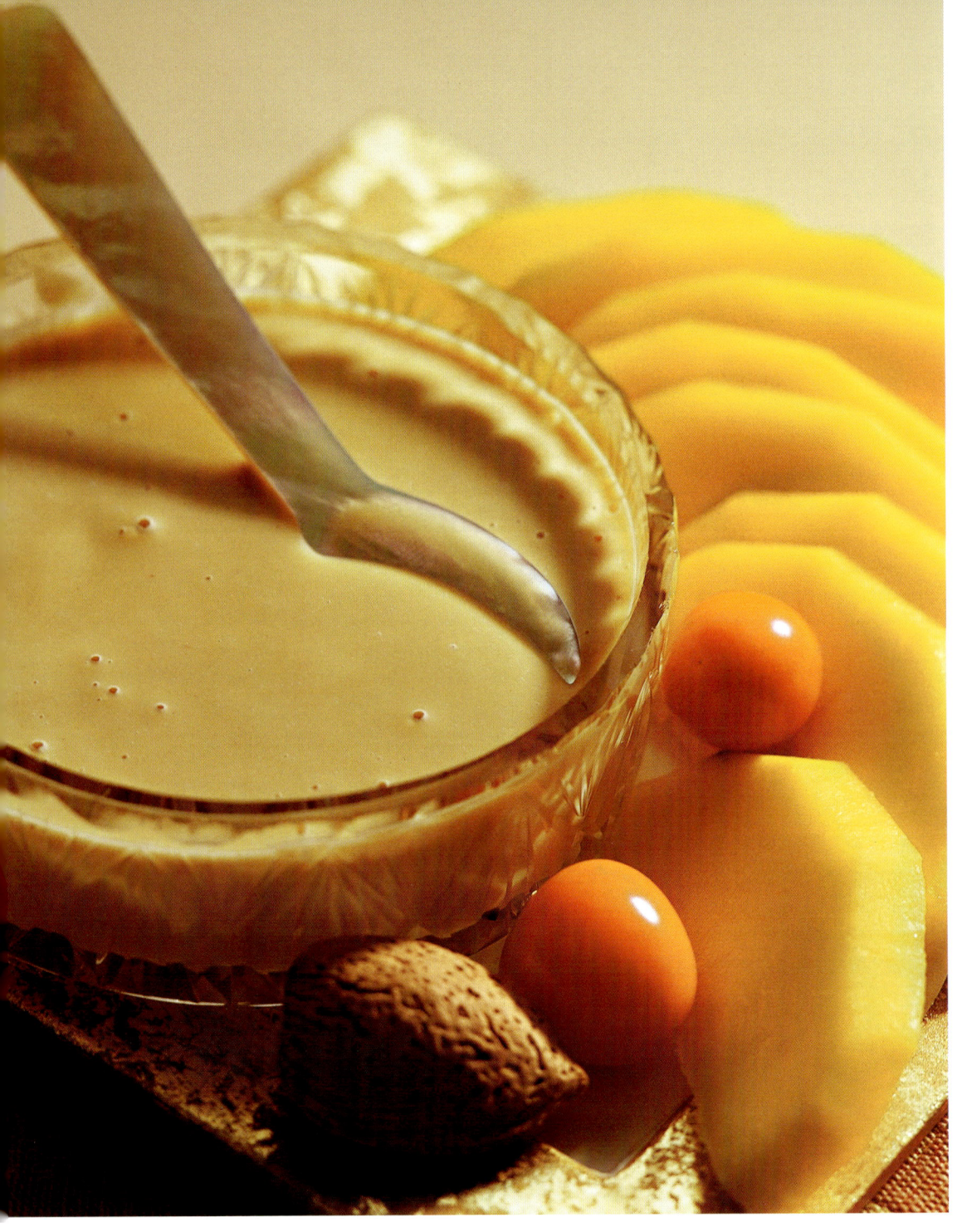

Mandelmus

Am Vorabend die Mandeln in einer Pfanne ohne Fett goldgelb rösten. In eine Schüssel füllen. 100 ml Wasser und den Zucker dazugeben, alles verrühren und die Mandeln zugedeckt über Nacht einweichen. Am nächsten Tag in einen Mixer füllen und fein pürieren. Das Mandelmus bei Zimmertemperatur servieren. Dazu schmeckt frisches Obst.

Info:

Mandeln sind die Samen der Steinfrüchte des Mandelbaums. Neben der Süßmandel gibt es außerdem die Bittermandel und die Knackmandel.

ZUTATEN

Für 4 Portionen

- 100 g ganze geschälte Mandeln
- 50 g Palmrohrzucker oder brauner Zucker

Pro Portion

Chol	0,00 mg
MuFS	2,6 g
EuFS	9,2 g
GFS	1,1 g
Kal	192 kcal
E	4,7 g
F	13,5 g
KH	13,1 g
BS	3,8 g

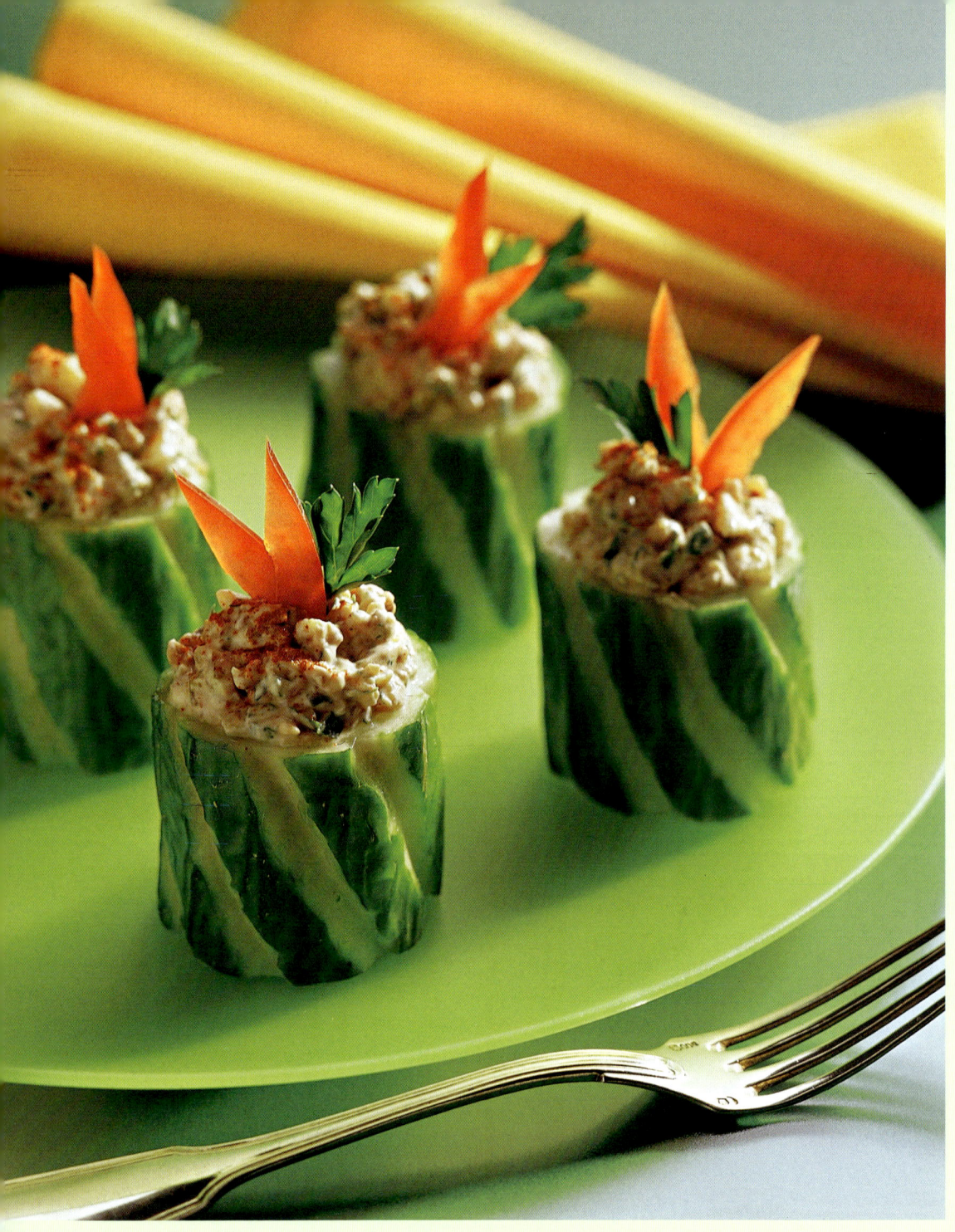

Die Vegetarische Küche

Mit einem Ausflug in die vegetarische Welt wollen wir unseren Rezeptteil abschließen. **Obst** und **Gemüse**, aber auch wertvolle **Kohlenhydrate** in Form von Getreideprodukten sind die Hauptakteure dieser Küche – sie üben, wie Sie ja bereits wissen, einen äußerst günstigen Einfluss auf Herz und Gefäße aus.

Doch darüber hinaus sind vegetarische Gerichte aufgrund ihres Ideenreichtums und ihrer Kreativität eine echte Bereicherung für jede Küche. Lassen Sie sich von der Vielfalt der Garten- und Feldfrüchte und ihrer Zubereitung begeistern.

Rezepte

Tipp:

Einen Buttermilch-Shake können Sie natürlich mit jeder Art von Obst zubereiten – je nach Geschmack und Saison.

Frucht-Buttermilch-Shake

Die Nektarinen oder Pfirsiche waschen, halbieren und den Stein entfernen. Das Fruchtfleisch erst in grobe Stücke schneiden, dann pürieren. Den Quark mit der Buttermilch schaumig rühren. Honig, Zimt und das Fruchtpüree dazugeben. Alles nochmals kräftig verrühren. Den Shake in hohe Gläser füllen.

ZUTATEN

Für 4 Portionen

- 5 Nektarinen oder Pfirsiche
- 50 g Magerquark
- 150 ml Buttermilch
- 1 TL flüssiger Honig
- 1 Prise Zimt

Pro Portion

Chol	1,25 mg
MuFS	0,0 g
EuFS	0,1 g
GFS	0,1 g
Kal	42 kcal
E	3,1 g
F	0,2 g
KH	6,4 g
BS	0,7 g

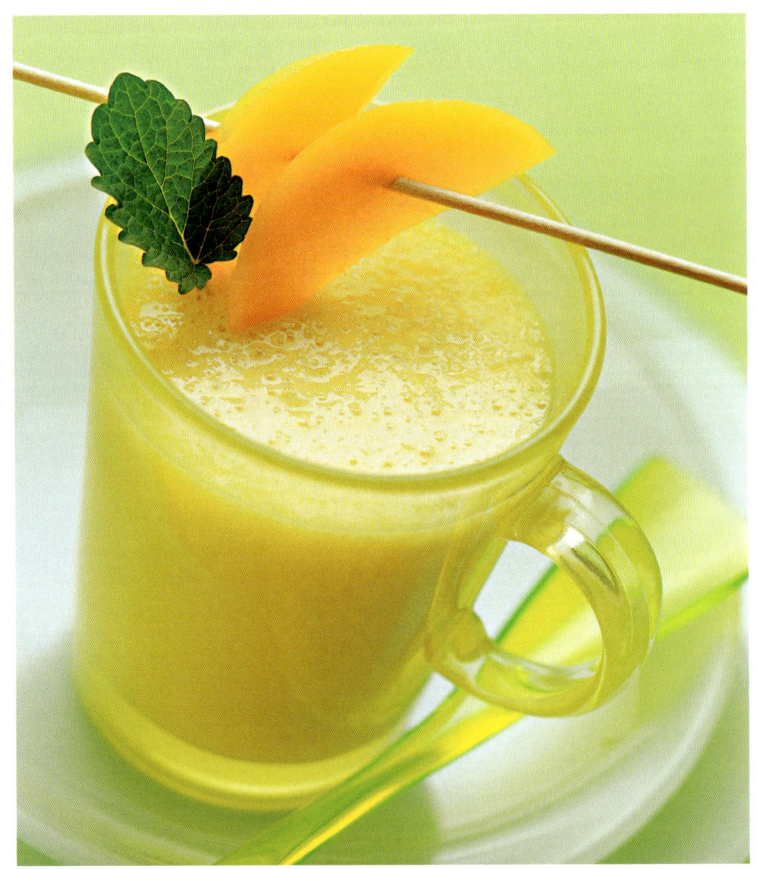

Kürbiskern-Aufstrich

Die Kürbiskerne in einem Blitzhacker fein mahlen. Mit der Margarine, dem Honig und dem Zitronensaft verrühren.

Tipp:

Für eine herzhafte Variante statt mit Honig mit Kräutersalz würzen, dann aber etwas mehr Margarine nehmen, damit die Masse streichfähig wird.

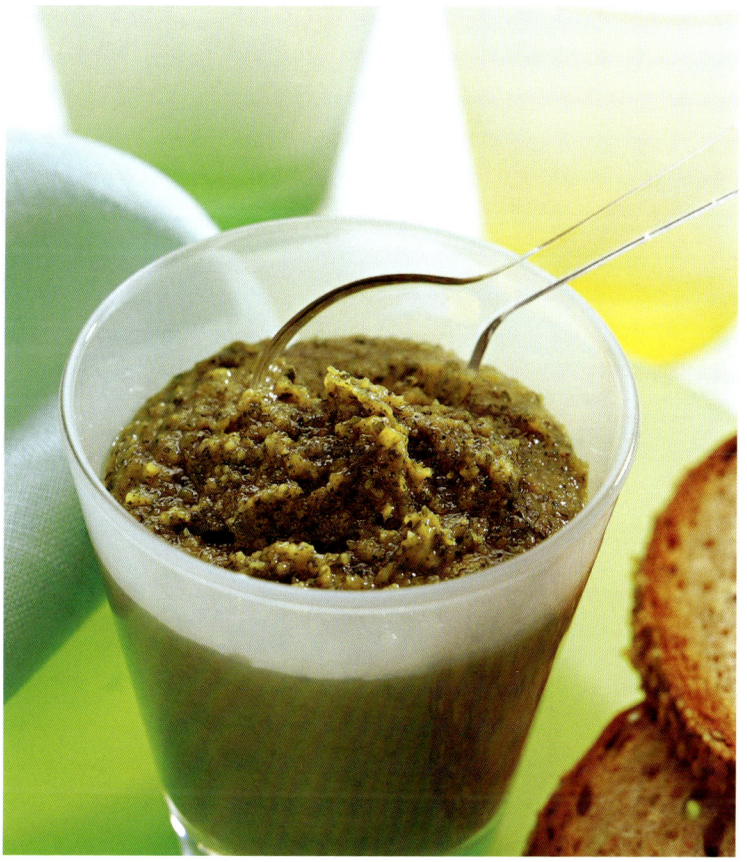

ZUTATEN

Für 4 Portionen

- 150 g geschälte Kürbiskerne
- 150 g weiche Pflanzenmargarine
- 1–2 EL flüssiger Honig
- 1 TL Zitronensaft

Pro Portion	
Chol	43,13 mg
MuFS	16,2 g
EuFS	17,7 g
GFS	11,1 g
Kal	507 kcal
E	9,3 g
F	47,1 g
KH	13,0 g
BS	3,3 g

Rezepte

Tipp:

Dieses Gericht eignet
sich zum Frühstück,
aber auch als kleine
Zwischenmahlzeit. Vor-
sicht: Backpflaumen
haben bei vielen Men-
schen eine leicht abfüh-
rende Wirkung.

Backpflaumen mit Joghurtsauce

Am Vorabend die Backpflaumen mit Wasser bedecken und über
Nacht zugedeckt einweichen. Am anderen Tag die eingeweichten
Pflaumen kurz aufkochen, dann abkühlen lassen.

Für die Sauce Joghurt, Milch und so viel von dem Backpflaumen-
wasser aufschlagen, bis sie cremig wird. Mit Zimt würzen.

ZUTATEN

Für 2 Portionen

– 200 g Backpflaumen
– 100 g fettarmer
  Joghurt
– 50 ml fettarme Milch
– 1 Msp. gemahlener
  Zimt

Pro Portion

Chol	4,00 mg
MuFS	0,6 g
EuFS	0,5 g
GFS	0,9 g
Kal	296 kcal
E	5,9 g
F	2,3 g
KH	59,8 g
BS	9,4 g

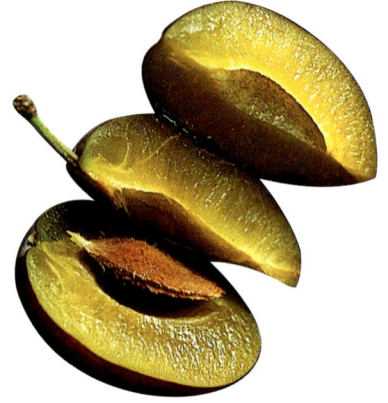

Petersiliencreme

Die Mandeln in einer Pfanne ohne Fett leicht anrösten. Abkühlen lassen und fein mahlen. Die Zwiebel schälen und möglichst fein würfeln. Die Petersilie waschen, trockenschütteln und fein hacken. Den Frischkäse mit der Milch cremig rühren. Mandeln, Zwiebel und Petersilie hinzufügen, alles gründlich vermischen und die Creme mit Salz und Pfeffer abschmecken.

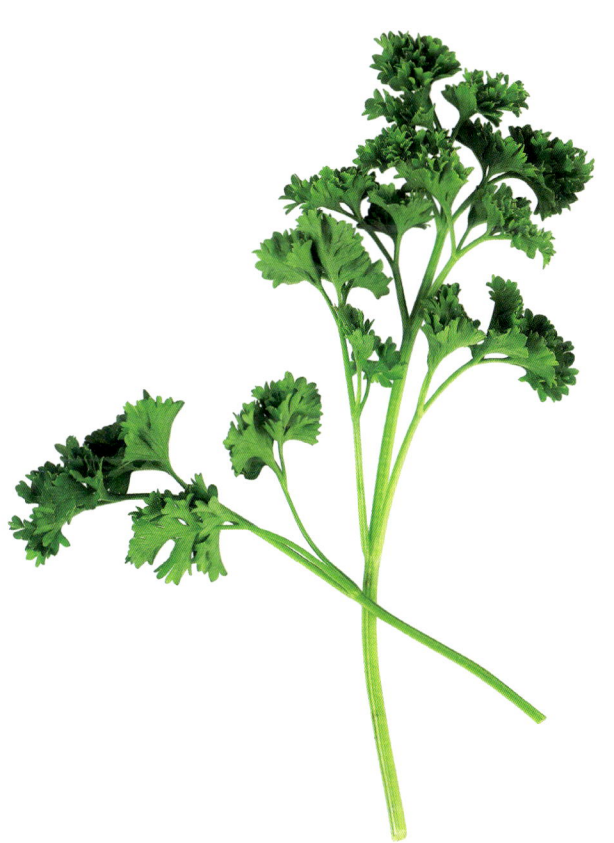

Tipp:

Alle Cremes und Pasten, die wir Ihnen vorstellen, eignen sich hervorragend als Brotaufstrich oder zu Kartoffelgerichten.

Z U T A T E N

Für 4 Portionen

- 70 g geschälte Mandeln
- 1 kleine Zwiebel
- ½ Bund Petersilie
- 200 g Frischkäse aus Buttermilch (8 g Fett absolut)
- 3–4 EL fettarme Milch
- Salz, weißer Pfeffer

Pro Portion

Chol	52,10 mg
MuFS	2,4 g
EuFS	11,2 g
GFS	10,5 g
Kal	275 kcal
E	9,2 g
F	25,4 g
KH	2,8 g
BS	2,8 g

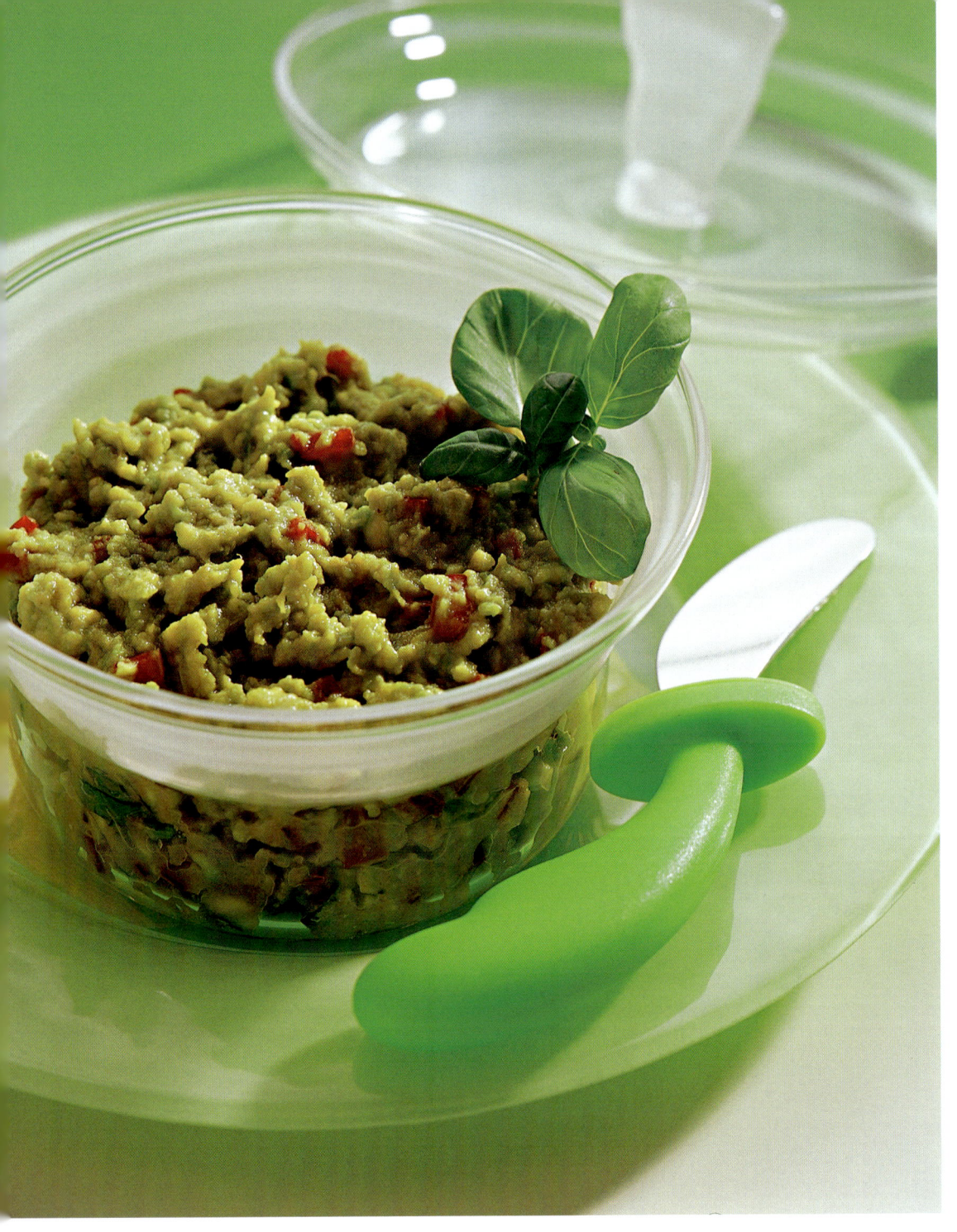

Avocado-Aufstrich

Die Paprikaschote waschen, putzen und sehr klein würfeln. Die Zwiebel und den Knoblauch schälen, fein hacken. Das Basilikum waschen, trockenschütteln und bis auf ein paar Blättchen in Streifen schneiden.

Die Avocado längs halbieren, schälen und vom Stein befreien. Das Fruchtfleisch pürieren oder mit einer Gabel sehr fein zerdrücken und sofort mit dem Zitronensaft vermischen. Das Avocadopüree mit Paprika, Zwiebel, Knoblauch, Basilikum, Tomatenmark und Hefeflocken verrühren, mit frisch geriebener Muskatnuss und frisch gemahlenem Pfeffer abschmecken.

Tipp:

Probieren Sie diesen Aufstrich auch einmal als Dip mit Gemüsestiften wie z. B. Gurken-, Sellerie- oder Karottenstreifen.

ZUTATEN

Für 2 Portionen

- 1 rote Paprikaschote
- ½ Zwiebel
- 1 Knoblauchzehe
- 3 Zweige Basilikum
- 1 kleine reife Avocado
- 1 EL Zitronensaft
- 1 TL Tomatenmark
- 1–2 TL Hefeflocken
- Muskatnuss
- Pfeffer

Pro Portion

Chol	0,00 mg
MuFS	2,8 g
EuFS	18,8 g
GFS	4,0 g
Kal	305 kcal
E	5,8 g
F	26,8 g
KH	10,8 g
BS	6,3 g

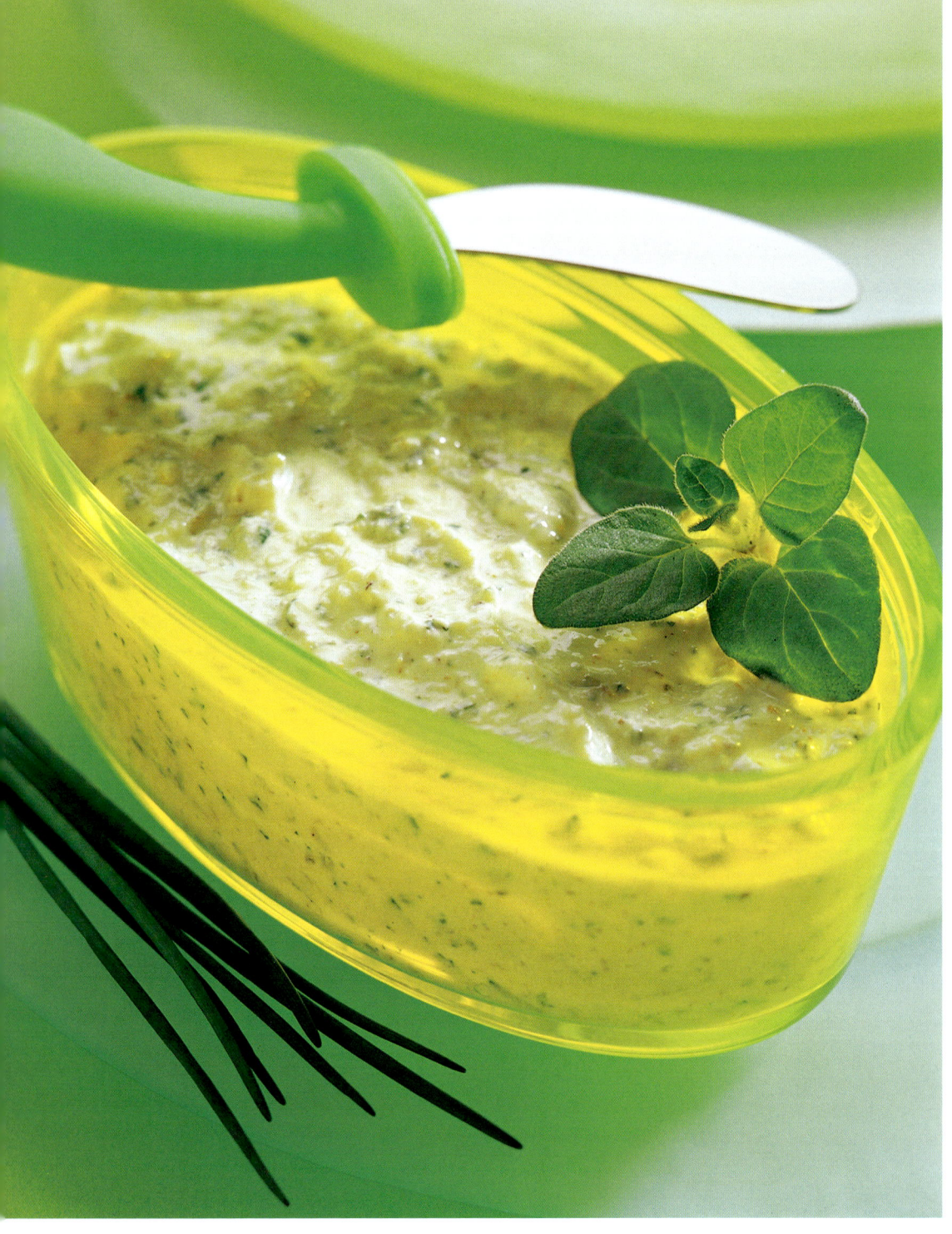

Käsecreme

Den Knoblauch schälen. Die Kapern fein hacken. Den Quark mit der Margarine, dem geriebenen Käse, den Nüssen, den Kräutern und den Kapern verrühren. Die Knoblauchzehe dazudrücken und untermischen. Die Käsecreme mit Currypulver, Pfeffer und wenig Salz abschmecken, da Kapern ohnehin sehr salzig sind.

Tipp:

Die Käsecreme passt ausgezeichnet zu Pellkartoffeln. Als Käse eignen sich Sorten wie Edamer oder fettarmer Leerdamer. Statt der Haselnüsse können Sie auch Walnüsse ausprobieren.

ZUTATEN

Für 4 Portionen

- 250 g Magerquark
- 50 g Margarine
- 60 g geriebener Schnittkäse (fettarm)
- 2 EL gemahlene Haselnüsse
- 1 Knoblauchzehe
- 3 EL gehackte Kräuter
- 1 TL Kapern (nach Belieben)
- ½ TL Currypulver
- Salz, Pfeffer

Pro Portion

Chol	15,23 mg
MuFS	1,7 g
EuFS	9,6 g
GFS	4,3 g
Kal	286 kcal
E	26,9 g
F	16,4 g
KH	6,9 g
BS	1,3 g

Rezepte

Oliven-Petersilien-Paste

Die Petersilie waschen, trockenschütteln und die Blättchen von den Stielen zupfen. Den Spinat waschen und trockentupfen. Die Oliven vierteln. Petersilie, Spinat, Oliven, Nüsse und Wein in einen Mixer geben und alles zu einer streichfähigen Paste pürieren. Die Oliven-Petersilien-Paste mit Salz abschmecken.

Info:

Auch schwarze Oliven eignen sich für dieses Rezept. Die unterschiedlichen Farben von Oliven sind übrigens nicht auf verschiedene Sorten zurückzuführen, sondern entsprechen den unterschiedlichen Reifegraden. Reife Oliven sind von dunkeloliver bis schwarzer Farbe.

ZUTATEN

Für 2 Portionen

- 1 Bund Petersilie
- 2–3 Blätter Spinat
- 10 entsteinte grüne Oliven
- 25 g gehackte Walnüsse
- 40 cl Weißwein
- Salz

Pro Portion

Chol	0,00 mg
MuFS	5,6 g
EuFS	3,5 g
GFS	1,3 g
Kal	129 kcal
E	2,2 g
F	11,0 g
KH	2,1 g
BS	1,9 g

Grünkerncreme

Den Grünkern in der Gemüsebrühe einmal aufkochen lassen, vom Herd nehmen, zugedeckt quellen und kalt werden lassen. Die Zwiebel und den Knoblauch schälen und sehr fein würfeln. Die Kräuter waschen, trockenschütteln und fein hacken. Alles mit dem Grünkern vermischen. Margarine, Öl und Hefeflocken unterrühren. Die Creme mit Senf, Salz, Pfeffer, Muskatnuss und Zitronensaft abschmecken.

Info:

Grünkern ist das unreif geerntete und geräucherte Korn des Dinkels, einer Weizenart, die erst in den letzten 20 Jahren als Getreidesorte wiederentdeckt wurde. Es ist würzig und nussig im Geschmack und eignet sich vorzüglich als Zutat für Klöße und Aufläufe.

ZUTATEN

Für 4 Portionen

- 100 g fein geschroteter Grünkern
- 400 ml Gemüsebrühe
- 1 Zwiebel
- 2 Knoblauchzehen
- 2 Bund gemischte Kräuter
- 50 g Margarine
- 1 EL Sonnenblumenöl
- 4 EL Hefeflocken
- Senf
- Salz, Pfeffer, Muskatnuss
- Zitronensaft

Pro Portion

Chol	14,38 mg
MuFS	2,8 g
EuFS	4,7 g
GFS	2,6 g
Kal	172 kcal
E	2,8 g
F	10,7 g
KH	16,3 g
BS	2,4 g

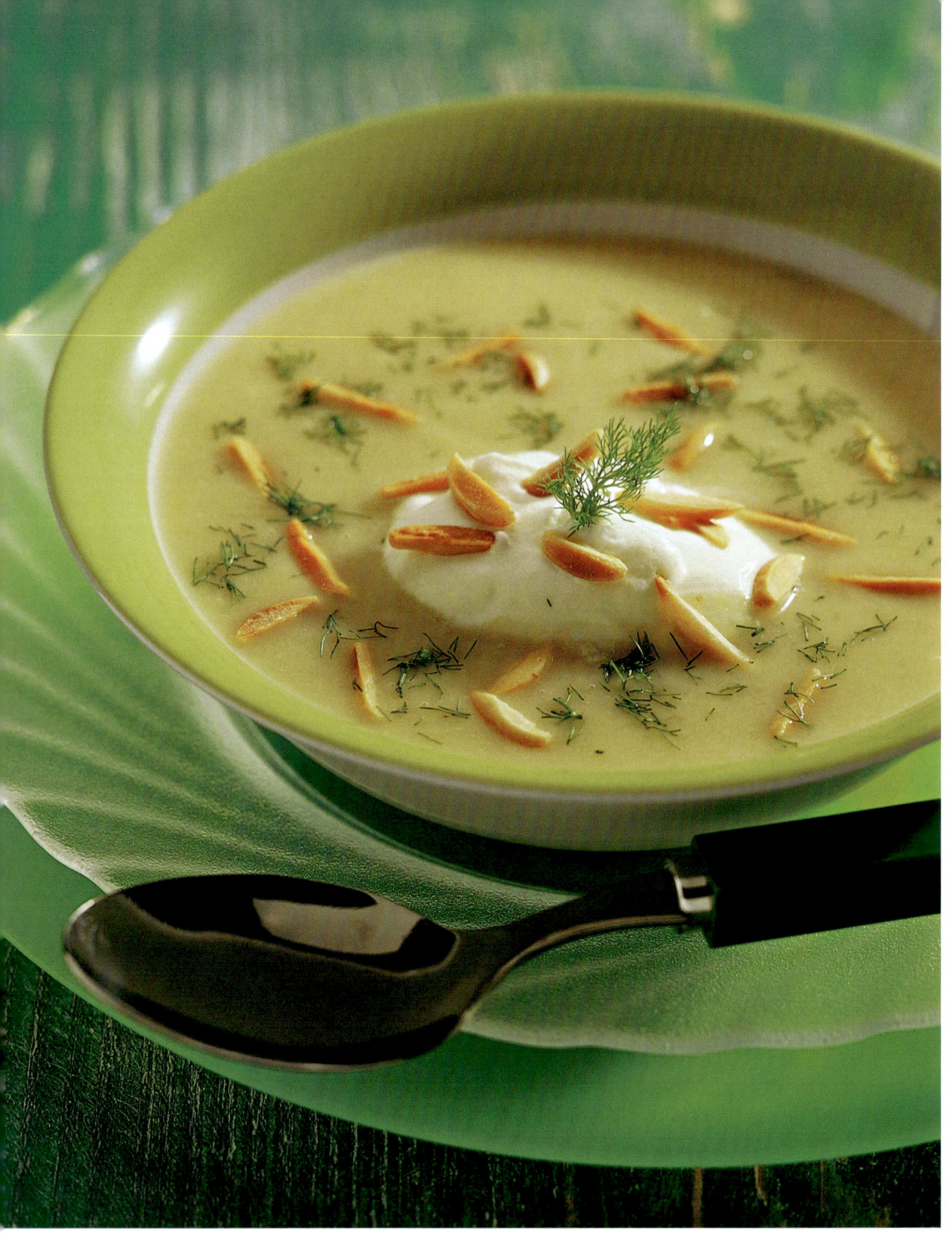

Fenchelcremesuppe mit Mandeln

Die Zwiebel schälen und fein würfeln. Den Fenchel waschen, putzen, vierteln und in dünne Scheiben schneiden. Das zarte Fenchelgrün beiseite legen. Die Kartoffeln waschen, schälen, vierteln und in Scheiben schneiden.

Das Öl in einem Topf erhitzen und die Zwiebel darin anbraten. Die Brühe angießen. Den Fenchel und die Kartoffeln dazugeben. Alles aufkochen und zugedeckt bei mittlerer Hitze in etwa 20 Minuten weich kochen. Die Suppe pürieren. Mit frisch gemahlenem Pfeffer und Koriander abschmecken.

Die Suppe in Teller füllen und jeweils ein Esslöffel Schlagsahne obenauf setzen. Mit Mandelsplittern und Fenchelgrün garniert servieren.

Tipp:

Cremesuppen, die durch das Pürieren der Gemüseeinlage sowie der Kartoffeln gebunden werden, lassen sich hervorragend variieren. Probieren Sie statt des Fenchels z. B. Zucchini oder auch Brokkoli.

ZUTATEN

Für 4 Portionen

- 1 große Zwiebel
- 1 große Fenchelknolle
- 2 große Kartoffeln
- 2 TL Olivenöl
- 1 l Gemüsebrühe
- schwarzer Pfeffer
- gemahlener Koriander
- 4 EL geschlagene Sahne
- 2 EL geröstete Mandelsplitter

Pro Portion

Chol	13,53 mg
MuFS	1,2 g
EuFS	5,9 g
GFS	3,5 g
Kal	146 kcal
E	3,3 g
F	11,2 g
KH	8,0 g
BS	3,5 g

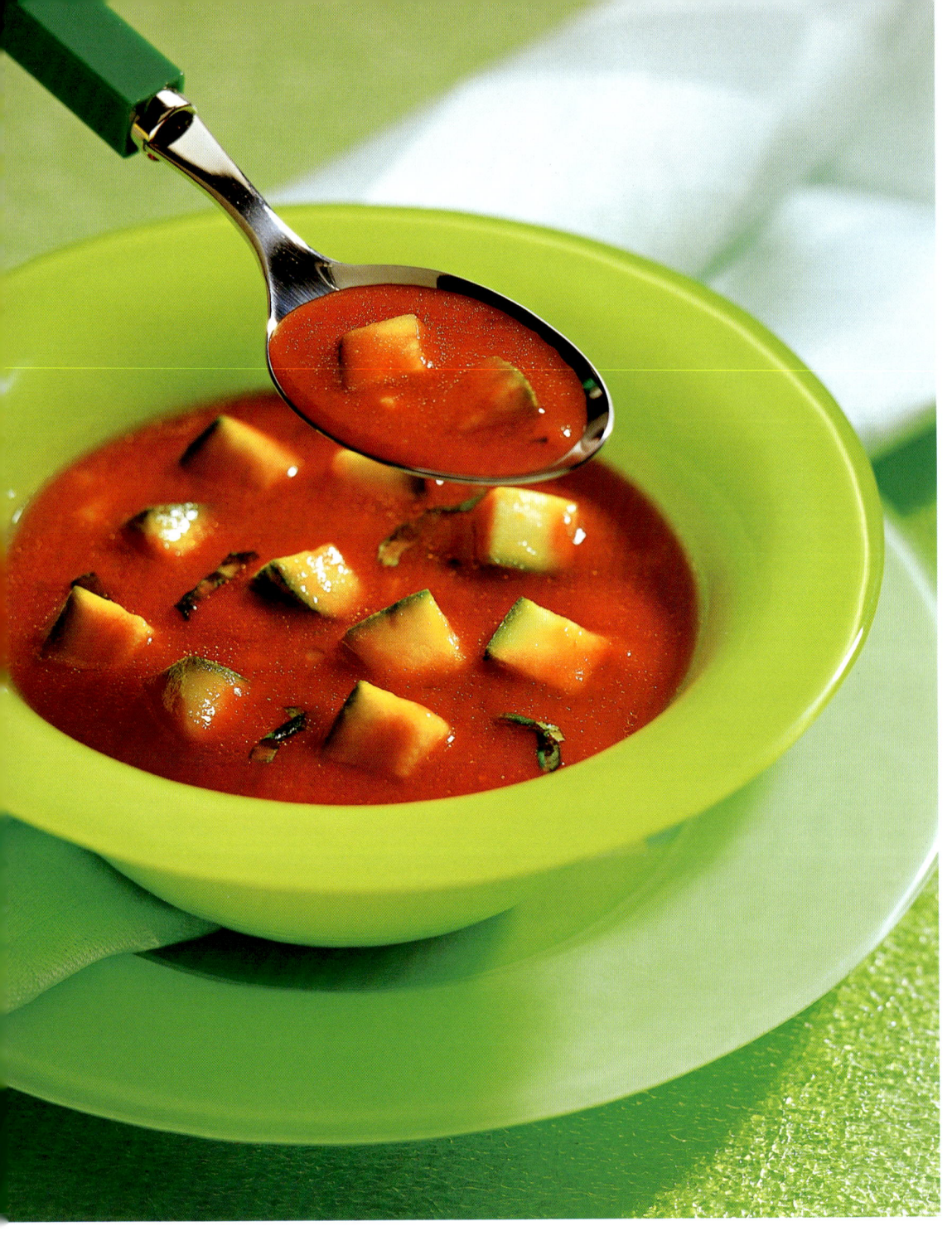

Schnelle Tomatensuppe

Zwiebeln und Knoblauch schälen und fein würfeln. Den Zucchino waschen, putzen und ebenfalls in Würfel schneiden. Das Öl in einem Topf erhitzen, Zwiebel-, Knoblauch- und Zucchiniwürfel darin anbraten. Die Tomaten und die Brühe dazugeben. Mit Salz und Pfeffer würzen.

Alles aufkochen und zugedeckt bei schwacher Hitze 10 Minuten köcheln lassen. Die Tomatensuppe abschmecken. Das Basilikum waschen, trockenschütteln und die Blättchen grob zerzupfen, unter die Suppe heben.

Tipp:

Natürlich können Sie die Suppe auch mit frischen Tomaten zubereiten. Das ist entsprechend aufwändiger, da Sie die Tomaten vorher häuten müssen.

ZUTATEN

Für 4 Portionen

- 2 Zwiebeln
- 2 Knoblauchzehen
- 1 kleiner Zucchino
- 2 EL Raps- oder Olivenöl
- 200 g passierte Tomaten (Fertigprodukt)
- ½ l Gemüsebrühe
- Salz, Pfeffer
- 2 Zweige Basilikum

Pro Portion

Chol	0,06 mg
MuFS	0,7 g
EuFS	4,3 g
GFS	0,9 g
Kal	101 kcal
E	3,0 g
F	6,3 g
KH	8,0 g
BS	2,1 g

Dinkelsuppe

ZUTATEN

Für 4 Portionen

- 300 g getrocknete toskanische weiße Bohnen
- 250 g Dinkel
- 2 Knoblauchzehen
- einige Salbeiblätter
- 3 EL Olivenöl
- 1 kleine Möhre
- 1 Stange Sellerie
- Salz, Pfeffer
- 2 EL geriebener Pecorino oder Parmesan
- Petersilie zum Garnieren

Pro Portion

Chol	10,74 mg
MuFS	2,5 g
EuFS	8,1 g
GFS	4,5 g
Kal	548 kcal
E	28,3 g
F	16,5 g
KH	70,6 g
BS	19,4 g

Am Vorabend die getrockneten Bohnen und den Dinkel jeweils getrennt in Wasser einweichen und über Nacht quellen lassen. Am anderen Tag die Bohnen abgießen und mit reichlich Wasser in einen Topf geben. Die geschälten Knoblauchzehen, 1 EL Öl und die Salbeiblätter dazugeben. Aufkochen und die Bohnen zugedeckt in etwa 1½ Stunden weich werden lassen.

Die Möhre und den Sellerie waschen, putzen und klein würfeln. In einem Topf 2 EL Öl erhitzen, das Gemüse darin anrösten. Die Bohnen abgießen, dabei das Kochwasser auffangen. Die Bohnen mit 2 Tassen Bohnenkochwasser pürieren, nach Belieben durch ein Sieb passieren und das Püree zum angerösteten Gemüse geben. Salzen.

Den eingeweichten Dinkel in ein Sieb gießen und abtropfen lassen, zu den Bohnen geben. So viel vom Bohnenkochwasser dazugießen, dass die Suppe eine sämige Konsistenz hat. Aufkochen und bei schwacher Hitze etwa 45 Minuten köcheln lassen.

Währenddessen öfter umrühren, damit die Suppe nicht ansetzt. Bei Bedarf noch Bohnenkochwasser dazugeben. Die Dinkelsuppe mit dem übrigen Olivenöl und Pfeffer abschmecken. Heiß in Teller füllen, mit dem Käse bestreuen und mit Petersilie garnieren.

Rettichsalat

Die Rettiche und die Gurke gründlich waschen, abtrocknen und auf einer Gemüsereibe grob raspeln. In eine Schüssel füllen, salzen und 10 Minuten stehen lassen. Anschließend die entstandene Flüssigkeit abgießen, das Gemüse gut ausdrücken.

Den Apfel waschen, vierteln, entkernen und raspeln. Unter die Rettich-Gurken-Mischung heben. Den Dill waschen, trockenschütteln und bis auf ein paar Spitzen fein hacken.

Saure Sahne und Joghurt glatt rühren. Den gehackten Dill hinzufügen und die Sauce mit dem Salat vermischen. Den Rettichsalat mit frisch gemahlenem Pfeffer abschmecken und mit Dillspitzen garnieren.

Tipp:

Ein sehr erfrischender Salat, der vorzüglich zu Gegrilltem oder Folienkartoffeln passt.

ZUTATEN

Für 4 Portionen

- 2 große weiße Rettiche
- ¼ Salatgurke
- Salz
- 1 großer Apfel
- 1 Bund Dill
- 125 g saure Sahne
- 125 g fettarmer Joghurt
- schwarzer Pfeffer

Pro Portion

Chol	13,13 mg
MuFS	0,4 g
EuFS	1,1 g
GFS	2,3 g
Kal	103 kcal
E	4,9 g
F	4,2 g
KH	10,5 g
BS	6,5 g

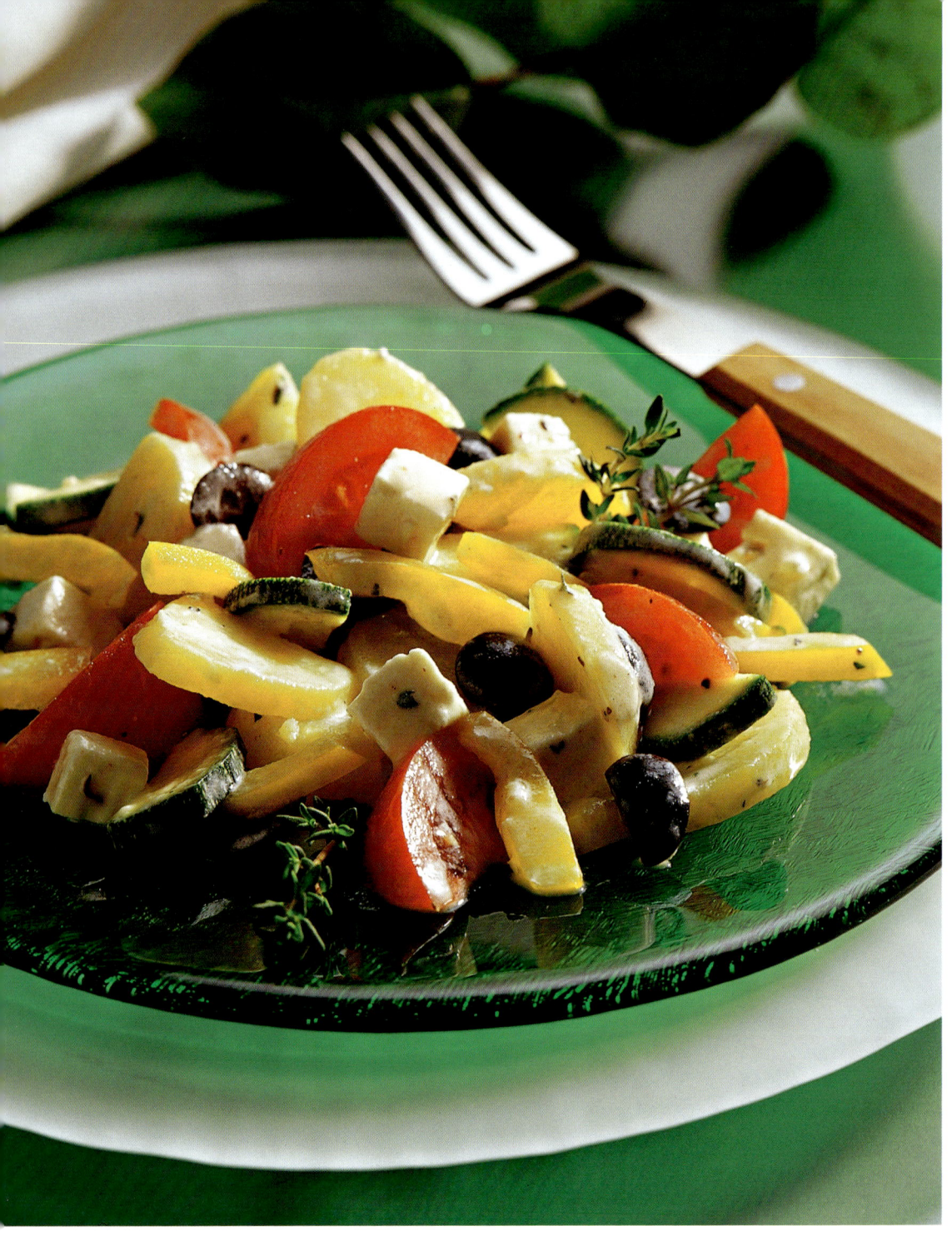

Bunter Kartoffelsalat

Die Kartoffeln waschen, in einem Topf mit Wasser bedecken und je nach Größe 25–30 Minuten garen. Dann abgießen, kurz kalt abschrecken und pellen. Die Kartoffeln in Scheiben schneiden, in eine Schüssel füllen und mit der Gemüsebrühe begießen. Das Gemüse je nach Sorte waschen oder putzen. Die Tomaten vierteln, die Zucchini in Scheiben schneiden und die Paprikaschoten klein würfeln. Oliven vierteln, den Schafskäse würfeln. Gemüse, Oliven und Käse mit den Kartoffeln vermischen.

Aus Joghurt, Öl, Essig, 1½ EL Thymianblättchen, Salz und frisch gemahlenem Pfeffer eine Sauce rühren und unter den Salat ziehen. Den Kartoffelsalat mindestens 2 Stunden zugedeckt ziehen lassen. Vor dem Servieren nochmals abschmecken und mit dem übrigen Thymian garnieren.

Tipp:

Verwenden Sie für einen Kartoffelsalat immer »speckige«, d. h. fest kochende Kartoffeln. Mehlige Kartoffeln zerfallen leicht und sind, nachdem sie gekocht werden, nicht mehr so gut schnittfähig.

ZUTATEN

Für 6 Portionen

- 1 kg fest kochende Kartoffeln
- 150 ml heiße Gemüsebrühe
- 4 Tomaten
- 2 kleine Zucchini
- 2 gelbe Paprikaschoten
- 100 g schwarze Oliven ohne Stein
- 100 g weicher Schafskäse (Feta)
- 300 g fettarmer Joghurt
- 2 EL Rapsöl
- 3–4 EL Weißweinessig
- 2 EL Thymianblättchen
- Salz, schwarzer Pfeffer

Pro Portion

Chol	10,04 mg
MuFS	3,1 g
EuFS	3,5 g
GFS	3,4 g
Kal	258 kcal
E	9,6 g
F	10,5 g
KH	29,7 g
BS	6,6 g

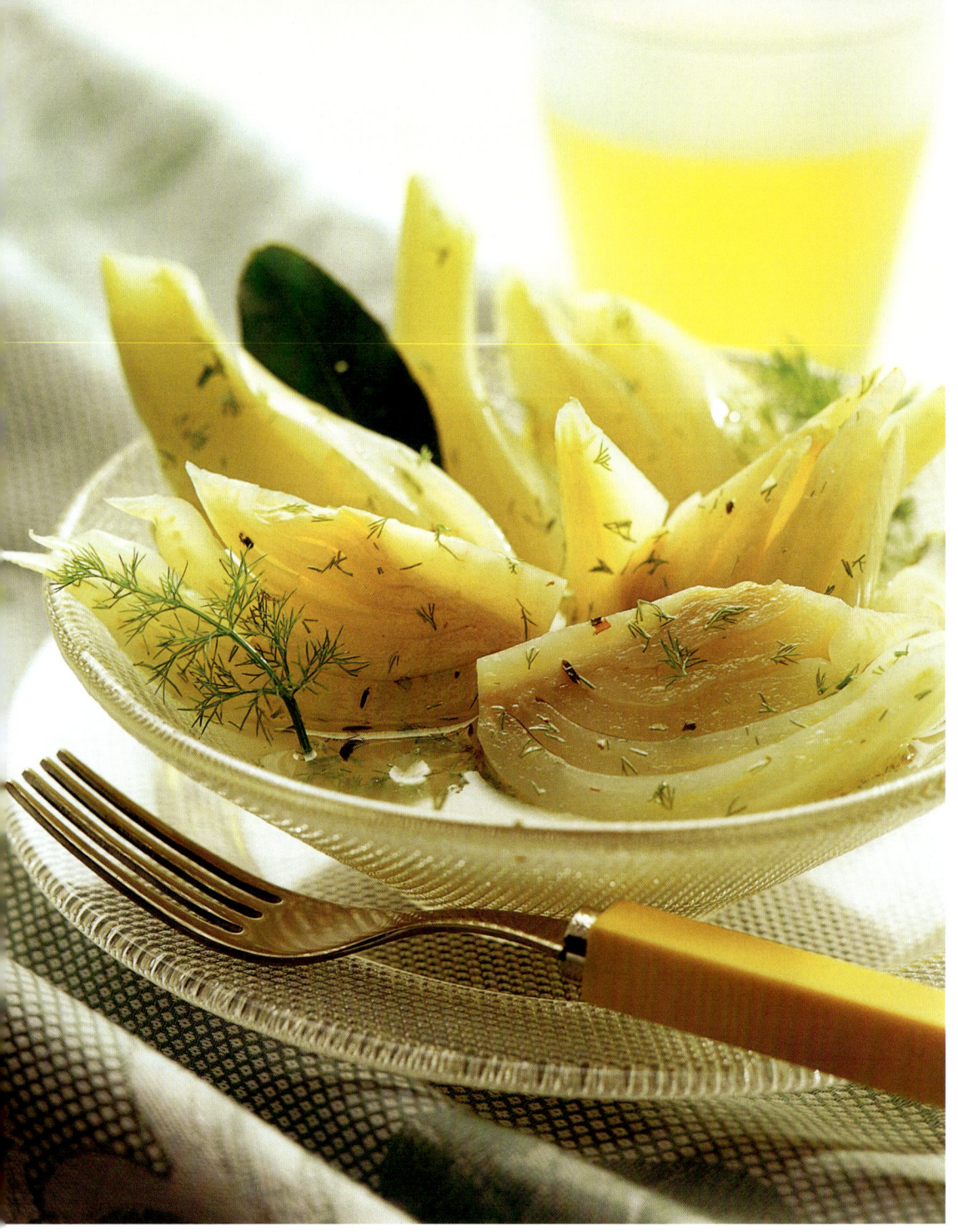

Marinierter Fenchel

Die Fenchelknollen waschen, putzen und je nach Größe der Länge nach vierteln oder sechsteln. Das Fenchelgrün beiseite legen. Die Fenchelstücke in leicht gesalzenem Wasser 5–7 Minuten vorkochen. Anschließend gut abtropfen lassen. Den Sellerie waschen, putzen und sehr klein würfeln.

In einem flachen Topf 2 Esslöffel Wasser mit dem Öl, den Selleriewürfeln, dem Thymian, dem Lorbeerblatt, den Pfefferkörnern, dem Koriander, dem Zitronensaft sowie etwas Salz und frisch gemahlenem Pfeffer aufkochen und zugedeckt 6 Minuten köcheln lassen. Den Fenchel dazugeben und zugedeckt garen, bis er bissfest ist. Fenchel auskühlen lassen, mit dem Sud anrichten und mit Fenchelgrün garniert servieren.

Info:

Zwei Sorten von Fenchel sind zu unterscheiden: der Gewürzfenchel, dessen Samen zum Würzen und auch als Tee Verwendung finden, und der Gemüsefenchel oder Knollenfenchel, der vor allem in Italien angebaut und als Gemüse und Salat gegessen wird. Er schmeckt mild-süßlich und leicht nach Anis. Gemüsefenchel ist sehr reich an Vitaminen und Mineralstoffen.

ZUTATEN

Für 4 Portionen

- 4 Fenchelknollen
- Salz
- ½ Stange Sellerie
- 4 EL Olivenöl
- 1 Prise Thymian
- 1 Lorbeerblatt
- 5 Pfefferkörner
- ½ TL Koriander
- Saft von 2 Zitronen
- schwarzer Pfeffer aus der Mühle

Pro Portion

Chol	0,12 mg
MuFS	1,4 g
EuFS	8,6 g
GFS	1,9 g
Kal	150 kcal
E	4,0 g
F	12,5 g
KH	5,2 g
BS	7,3 g

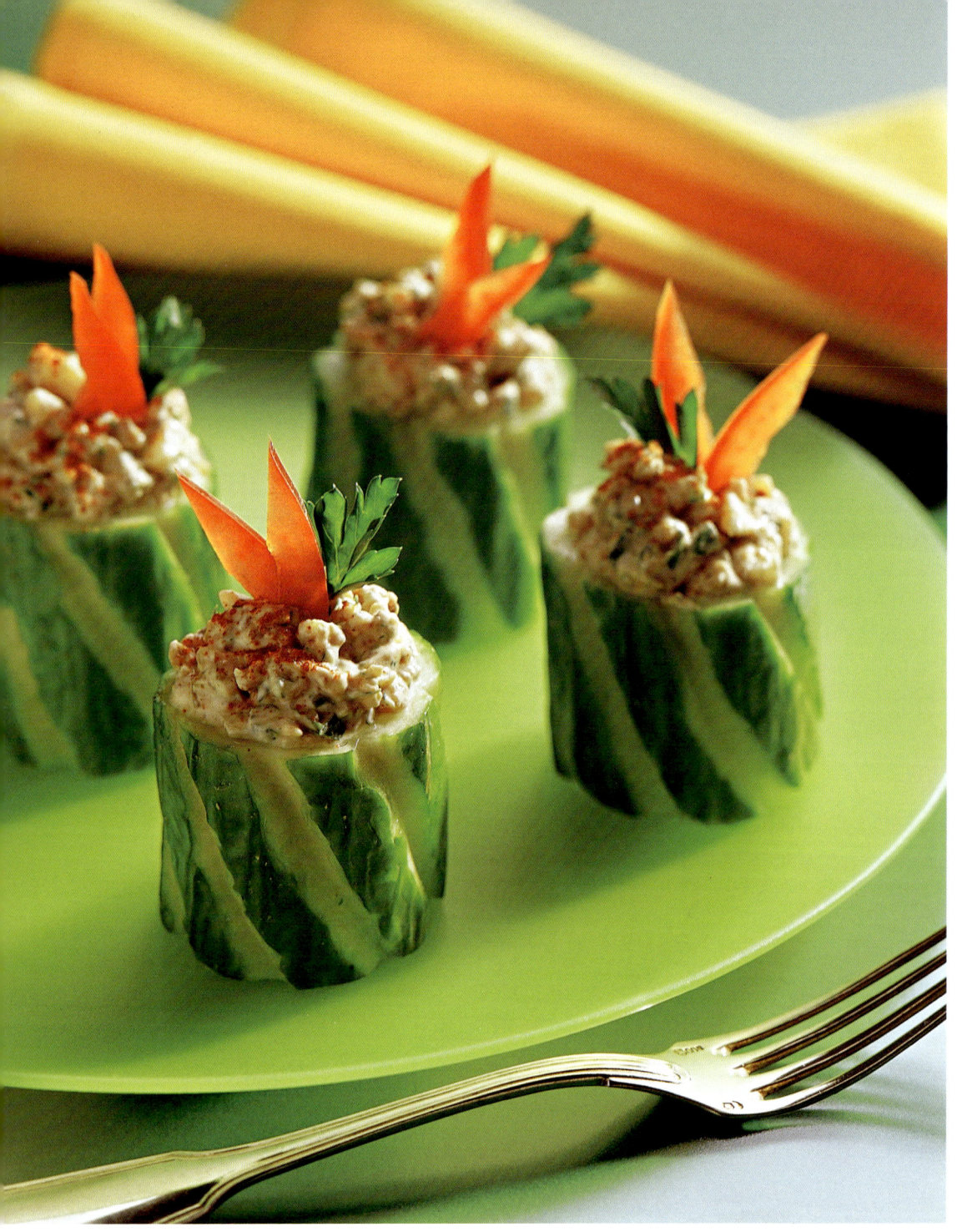

Gefüllte Gurke

Die Gurke waschen, zebrastreifenähnlich schälen (s. Bild) und in 3 cm dicke Stücke schneiden. Jedes Gurkenstück mit einem Teelöffel auf einer Seite etwas aushöhlen.

Für die Füllung die Champignons putzen und vierteln. Die Birne schälen, vierteln, entkernen und das Fruchtfleisch grob würfeln. Den Knoblauch schälen und halbieren. Die Petersilie waschen trockenschütteln und bis auf einige Blättchen zum Garnieren grob hacken.

Pilze, Birne, gekochter Grünkern, Mandeln, Knoblauch und Petersilie im Mixer grob zerkleinern. Den Quark mit etwas Milch cremig rühren und mit der Pilzmischung vermengen. Die Füllung mit Salz, frisch gemahlenem Pfeffer und Paprikapulver abschmecken. In die Mulden der Gurkenstücke verteilen und mit der übrigen Petersilie garnieren.

ZUTATEN

Für 2 Portionen

- 1 Salatgurke
- 100 g Champignons
- 1 kleine Birne
- 1 Knoblauchzehe
- 1 Bund Petersilie
- 30 g gekochter Grünkern (Dinkel)
- 20 g gemahlene Mandeln
- 50 g Magerquark
- etwas fettarme Milch
- Salz, schwarzer Pfeffer
- Paprikapulver mild

Pro Portion

Chol	0,25 mg
MuFS	1,5 g
EuFS	3,8 g
GFS	0,7 g
Kal	180 kcal
E	9,4 g
F	6,4 g
KH	21,1 g
BS	6,3 g

Chinakohl mit Kartoffeldressing

Für das Dressing die Kartoffeln waschen, mit Wasser bedecken und je nach Größe 25–30 Minuten kochen. Anschließend pellen und durch eine Presse drücken. Mit der Brühe, dem Essig, etwas Salz, frisch gemahlenem Pfeffer und frisch gemahlener Muskatnuss würzen.

Den Schinken ohne Fettrand in feine Streifen schneiden. Die Zwiebel schälen, halbieren und in hauchdünne Ringe schneiden. Den Schnittlauch waschen, trockenschütteln und in Röllchen schneiden. Den Chinakohl waschen, putzen, der Länge nach halbieren oder vierteln und in Streifen schneiden.

Chinakohl mit den Zwiebeln vermischen, auf Tellern anrichten. Das Kartoffeldressing darüber verteilen. Die Schinkenstreifen und die Schnittlauchröllchen darüber streuen. Die Kartoffeln Schinken, Schnittlauchröllchen und Zwiebeln dazugeben. Den Chinakohl in Streifen geschnitten auf Teller anrichten, Dressing darübergeben, mit Petersilie garnieren.

Zutaten

Für 4 Portionen

- 3 mehlig kochende Kartoffeln (300 g)
- 50 ml Gemüsebrühe
- 2 EL Weißweinessig
- Salz, Pfeffer
- Muskatnuss
- 50 g Lachsschinken (ohne Fettrand)
- 1 weiße Gemüsezwiebel
- ½ Bund Schnittlauch
- 1 kleiner Chinakohl

Pro Portion

Chol	8,75 mg
MuFS	0,3 g
EuFS	0,4 g
GFS	0,4 g
Kal	81 kcal
E	5,4 g
F	1,1 g
KH	11,3 g
BS	3,7 g

Gemüse mit zweierlei Dips

Für den Senf-Kräuter-Dip alle Zutaten kräftig miteinander verrühren. Den Dip mit Salz und Pfeffer abschmecken. Für den Petersilien-Nuss-Dip die Nüsse in einer Pfanne ohne Fett anrösten. Alle übrigen Zutaten miteinander verrühren und mit den Nüssen vermengen. Das Gemüse waschen und putzen, in lange Streifen schneiden. Zusammen mit den Dips servieren.

Tipp:

Auch bei diesem als Zwischen- oder Vorspeise vorzüglich geeigneten Rohkostgericht sind den Varianten keine Grenzen gesetzt. Salatgurken, Raddicchio- oder Kohlrabistreifen sind leckere Alternativen.

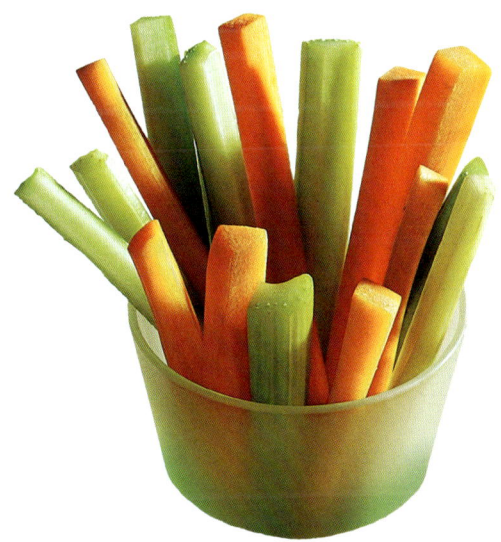

ZUTATEN

Für 4 Portionen

Für den Senf-Kräuter-Dip:
- 1 EL scharfer Senf
- 1 EL Olivenöl
- 1 EL Balsamessig
- 1 EL Wasser
- 1 EL gehackter Dill
- 1 EL Schnittlauch-röllchen
- Kräutersalz
- schwarzer Pfeffer

Für den Petersilien-Nuss-Dip:
- 2 EL gemahlene Haselnüsse
- 2 EL gehackte Petersilie
- 2 EL Magerquark
- 2 EL fettarmer Joghurt

Gemüse:
- 1 dicke Möhre
- 1 dicker Zucchino
- 1 Staude Chicorée
- 3 Stangen Sellerie

Pro Portion

Chol	0,18 mg
MuFS	0,8 g
EuFS	5,8 g
GFS	0,8 g
Kal	87 kcal
E	3,1 g
F	7,7 g
KH	1,5 g
BS	0,7 g

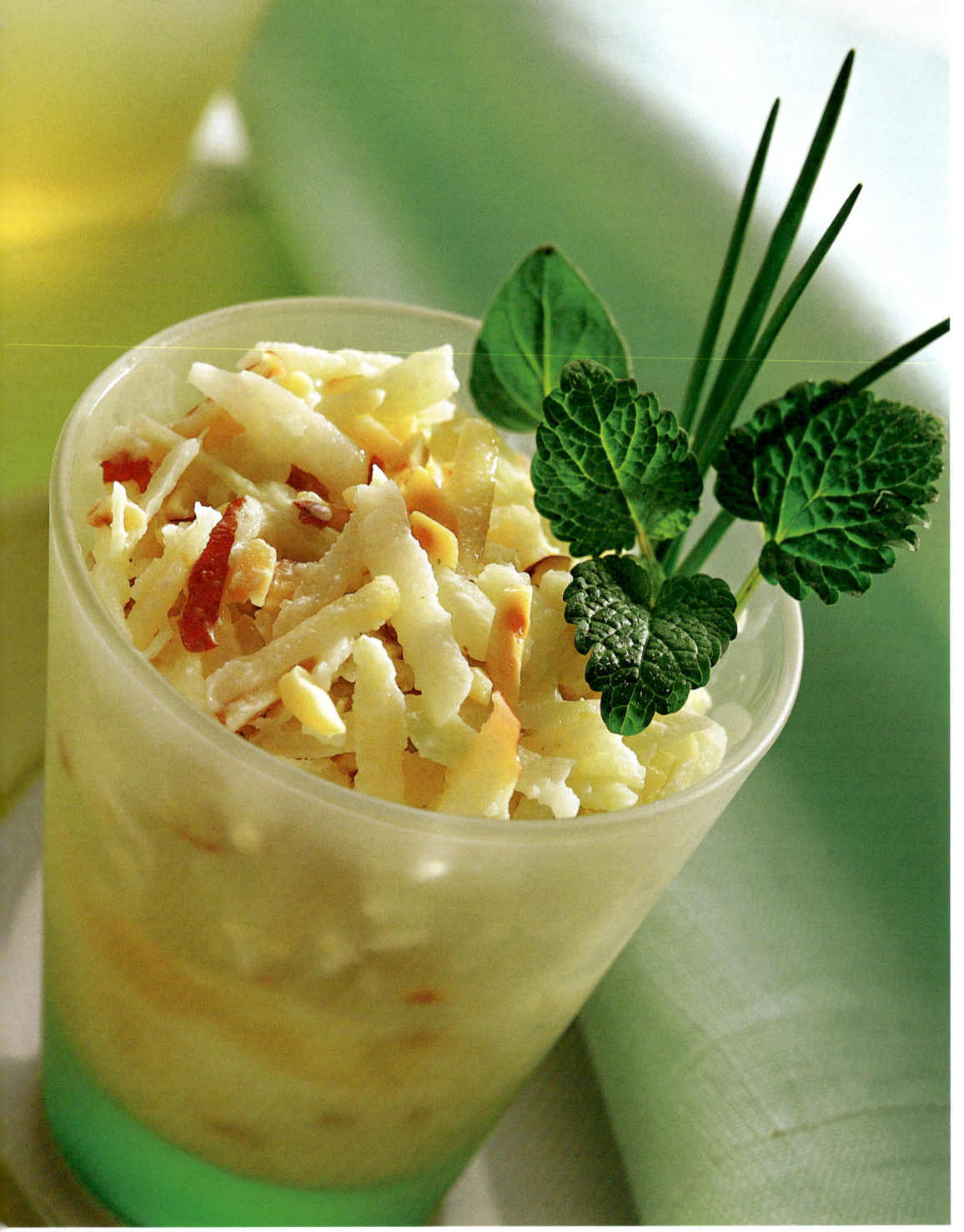

Kohlrabi-Rohkost

Joghurt, Zitronenschale, Nüsse, Öl und Essig gut verrühren, die Sauce mit Salz und Pfeffer würzen. Den Kohlrabi waschen, schälen und grob raspeln. Die Äpfel waschen, trockenreiben, vierteln, entkernen und ebenfalls grob raspeln. Kohlrabi- und Apfelraspel sofort mit der Sauce vermengen. Die Rohkost abschmecken und mit den frischen Kräutern auf Tellern anrichten.

Tipp:

Als Alternative zu den Haselnüssen können Sie natürlich auch Walnüsse wählen. Dazu passt dann auch ein Walnussöl und – wenn Sie gerne verschiedene Essigsorten ausprobieren wollen – ein Weißweinessig mit Walnussgeschmack oder ein Apfelessig.

ZUTATEN

Für 2 Portionen

- 150 g fettarmer Joghurt
- 1 TL abgeriebene Zitronenschale (unbehandelt)
- 50 g gehackte Haselnüsse
- 2 TL Rapsöl oder Nussöl
- 2 EL Essig
- Salz, schwarzer Pfeffer
- 1 Kohlrabi
- 2 rotschalige Äpfel
- frische Kräuter zum Garnieren

Pro Portion

Chol	3,87 mg
MuFS	8,1 g
EuFS	6,6 g
GFS	2,5 g
Kal	248 kcal
E	4,8 g
F	18,1 g
KH	16,2 g
BS	3,2 g

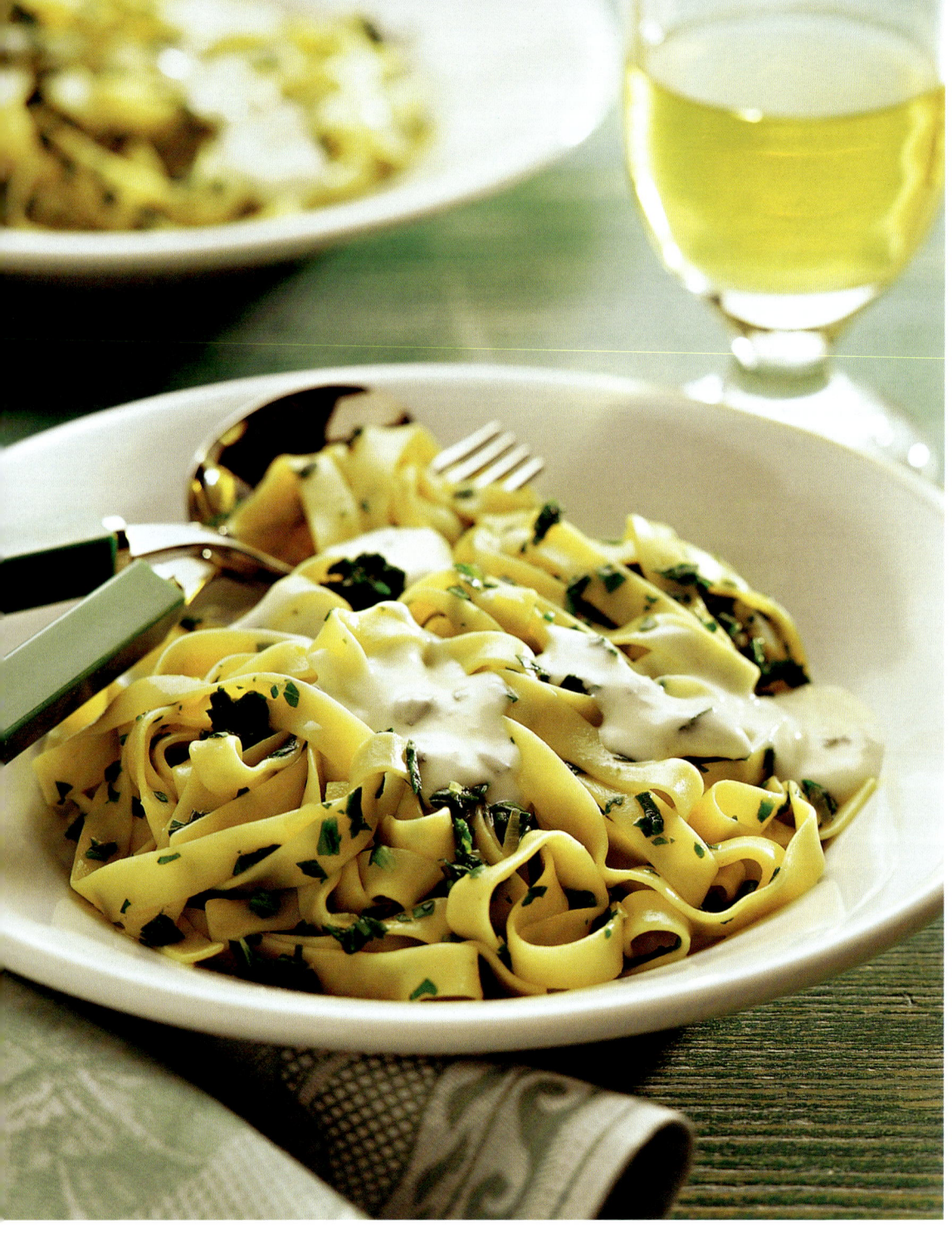

Spinatnudeln mit Edelpilzsauce

Die Zwiebeln und den Knoblauch schälen und sehr fein würfeln. Den Spinat ohne Fett nach Packungsangabe mit den Zwiebel- und Knoblauchwürfeln zubereiten. Inzwischen die Nudeln in Salzwasser bissfest kochen.

Den Gorgonzola würfeln. Die Milch erhitzen. Gorgonzola und Frischkäse dazugeben und glatt rühren. Die Käsesauce mit Pfeffer und frisch gemahlener Muskatnuss abschmecken. Die Nudeln abtropfen lassen.

Den Spinat mit Salz, Pfeffer und Muskatnuss würzen. Bandnudeln und Spinat vermischen, in tiefen Tellern anrichten und die Käsesauce darüber verteilen.

Tipp:

Sie können sich natürlich auch die Mühe machen und frischen Spinat kaufen. Das Putzen und Sortieren nimmt jedoch leider viel Zeit in Anspruch. Tiefkühlkost steht übrigens der Frischware in Sachen Vitamine und Mineralstoffe in nichts nach. Sie ist tatsächlich in vielen Fällen, gerade wenn das Angebot aus saisonalen Gründen stark eingeschränkt ist, eine wertvolle Alternative.

ZUTATEN

Für 4 Portionen

- 2 Zwiebeln
- 2 Knoblauchzehen
- 600 g tiefgekühlter Blattspinat
- 600 g Bandnudeln
- Salz
- 200 g Gorgonzola
- 100 ml fettarme Milch
- 100 g Frischkäse aus Buttermilch (5–8 % Fett absolut)
- schwarzer Pfeffer
- Muskatnuss

Pro Portion

Chol	61,50 mg
MuFS	1,9 g
EuFS	6,8 g
GFS	13,5 g
Kal	810 kcal
E	37,0 g
F	23,9 g
KH	109,3 g
BS	11,9 g

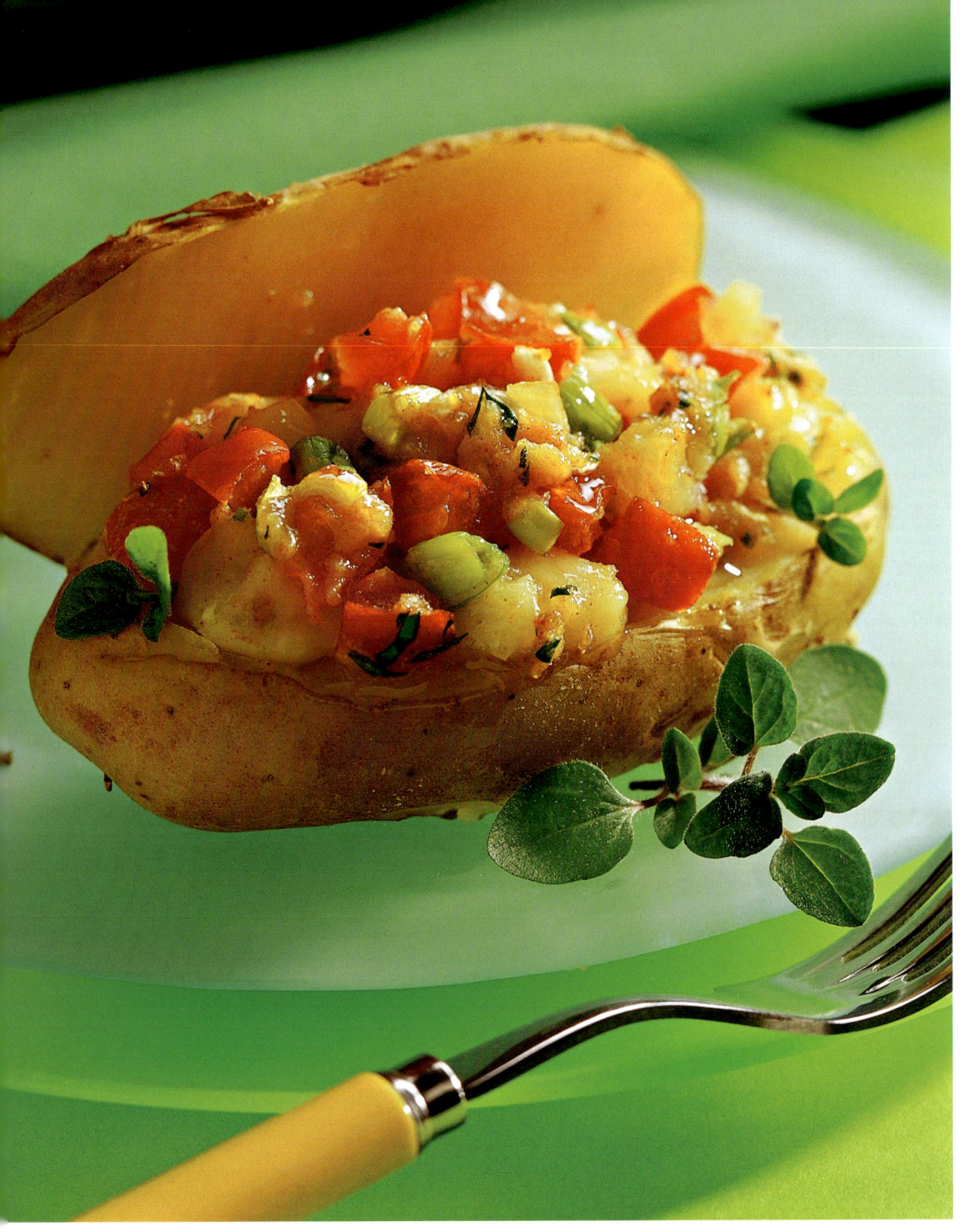

Gefüllte Kartoffeln

Die Kartoffeln unter Wasser gut abbürsten, mit Wasser bedecken, salzen und je nach Größe 25–30 Minuten vorgaren.

Für die Füllung die Tomaten waschen, putzen und klein würfeln. Die Frühlingszwiebeln waschen, putzen und sehr fein hacken, den Knoblauch schälen. Den Käse in kleine Würfel schneiden. Tomaten, Zwiebeln, Käse und Semmelbrösel vermischen. Den Knoblauch dazugeben. Die Eiweiße unter die Füllung rühren.

Die Kartoffeln abgießen und kurz abkühlen lassen. Jeweils einen Deckel abschneiden und die Kartoffeln bis auf einen 1 cm dicken Rand aushöhlen. Das Kartoffelinnere zerdrücken und unter die Füllung mischen. Mit Oregano, Salz, Pfeffer und Paprika kräftig würzen.

Die Füllung in die ausgehöhlten Kartoffeln verteilen, die Deckel aufsetzen. Die gefüllten Kartoffeln auf ein gefettetes Backblech setzen. Im vorgeheizten Ofen bei 200°C noch 20–25 Minuten backen.

ZUTATEN

Für 4 Portionen

- 8 große, fest kochende Kartoffeln
- Salz
- 6 Tomaten
- 4 Frühlingszwiebeln
- 2 Knoblauchzehen
- 250 g fettarmer Hartkäse
- 4 EL Semmelbrösel
- 3 Eiweiß
- 2 TL Oregano
- schwarzer Pfeffer
- Paprikapulver, edelsüß

Pro Portion

Chol	33,13 mg
MuFS	0,8 g
EuFS	4,3 g
GFS	8,7 g
Kal	400 kcal
E	32,3 g
F	14,7 g
KH	33,3 g
BS	5,2 g

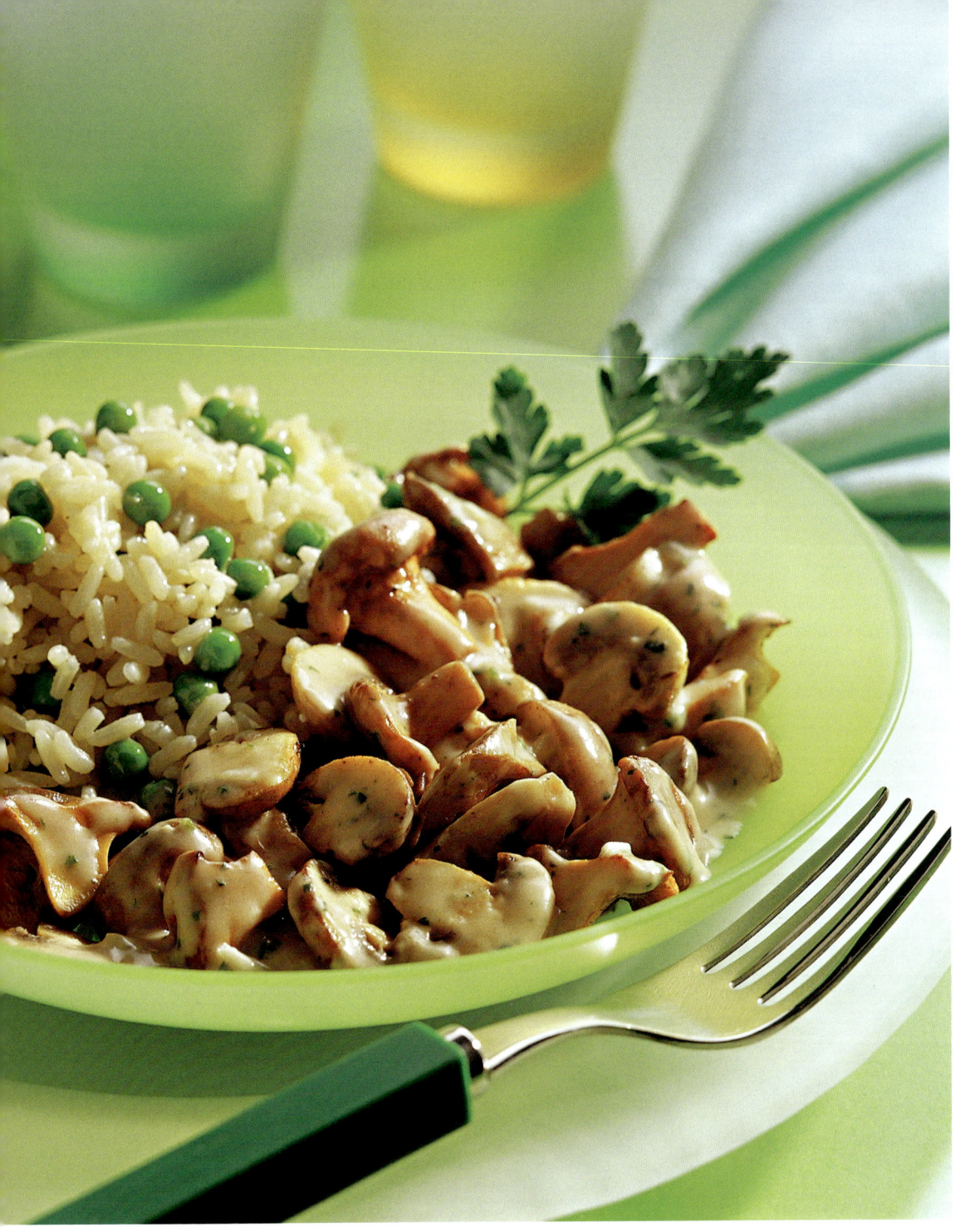

Erbsenreis mit Pilzsauce

Die Zwiebeln und den Knoblauch schälen und fein würfeln. In einem Topf 1½ EL Öl erhitzen und 1 Zwiebel darin andünsten. Den Reis dazugeben unter ständigem Rühren glasig werden lassen. Brühe oder Wasser angießen, die Erbsen dazugeben, alles aufkochen und zugedeckt bei schwacher Hitze kochen lassen, bis der Reis gar, aber nicht zu weich ist.

Inzwischen für die Sauce die Pilze putzen und in Stücke schneiden. In einer großen Pfanne das übrige Öl erhitzen, die übrige Zwiebel und den Knoblauch darin anbraten. Die Pilze dazugeben und mitbraten.

Salzen und pfeffern. Den Zitronensaft, 4 EL Wasser und die Schlagsahne zu den Pilzen geben. Die Sauce sämig köcheln lassen. Vom Herd nehmen. Dann den Joghurt unterziehen. Die Pilzsauce mit Sojasauce und frisch gemahlenem Pfeffer abschmecken. Die Petersilie darüber streuen. Den Erbsenreis mit der Pilzsauce anrichten.

Tipp:

Nehmen Sie für die Pilzmischung immer frische Ware. Sie schmeckt im Gegensatz zur Konserve unvergleichlich nach Erde oder auch nach Wald – je nach Sorte. Frische Pilze (allen voran Champignons und Egerlinge) sind inzwischen ja das ganze Jahr über erhältlich.

ZUTATEN

Für 4 Portionen

- 2 Zwiebeln
- 1 Knoblauchzehe
- 3 EL Rapsöl
- 2 Tassen Langkornreis
- 4 Tassen Gemüsebrühe oder Wasser
- 125 g tiefgekühlte grüne Erbsen
- 500 g Pilze (z. B. Champignons, Egerlinge, Austernpilze, Pfifferlinge)
- Salz, schwarzer Pfeffer
- Saft einer ½ Zitrone
- 125 g Schlagsahne
- 125 g Magerjoghurt
- Sojasauce
- 4 EL gehackte Petersilie

Pro Portion	
Chol	29,00 mg
MuFS	6,0 g
EuFS	5,0 g
GFS	7,1 g
Kal	259 kcal
E	9,1 g
F	18,1 g
KH	14,0 g
BS	4,6 g

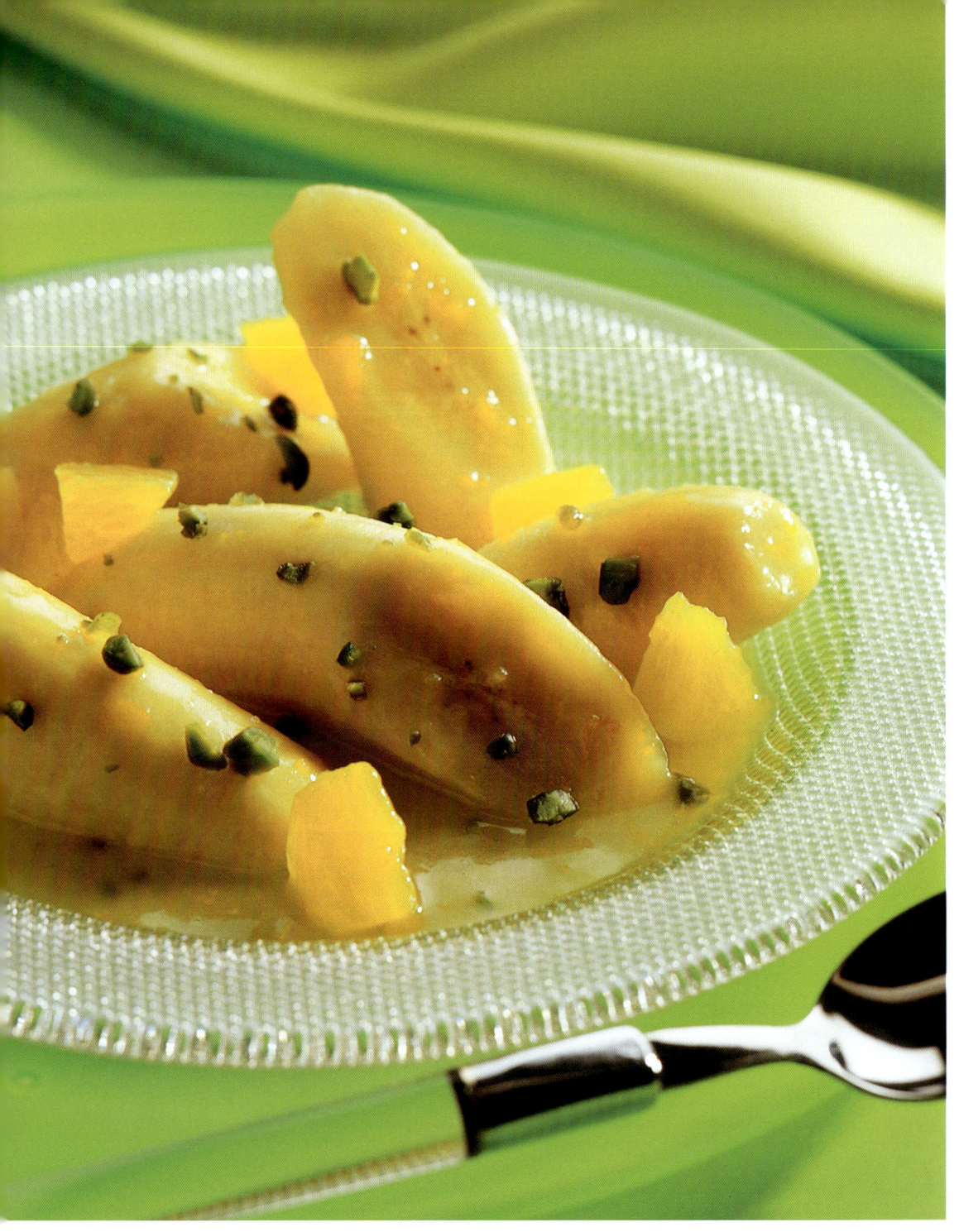

Bananen im Honigsud

Die unbehandelte Orange heiß waschen, abtrocknen und die Schale fein abreiben. Alle beide Orangen halbieren, drei Hälften auspressen, die vierte Hälfte schälen und klein würfeln. Den Orangensaft mit der Orangenschale in einer kleinen Pfanne erhitzen.

Die Bananen schälen, mit dem Zitronensaft bepinseln und in den Orangensaft in der Pfanne legen. Zugedeckt heiß werden lassen. Bananen herausheben und warm stellen. Honig zum Sud geben und bei starker Hitze etwas einkochen lassen.

Vom Herd nehmen, Orangenstücke und Likör einrühren. Die Bananen jeweils schräg dritteln. Mit dem Honigsud auf Tellern anrichten, mit Pistazien bestreuen und sofort servieren.

Tipp:

Statt der Pistazien können Sie auch gehackte Walnüsse oder Sesamsamen auf die Bananen streuen.

ZUTATEN

Für 2 Portionen

- 2 Orangen (davon 1 unbehandelt)
- 2 kleine Bananen
- 1 EL Zitronensaft
- 1–2 EL flüssiger Honig
- 1 EL Orangenlikör (nach Belieben)
- 1 EL gehackte Pistazienkerne

Pro Portion

Chol	0,00 mg
MuFS	0,2 g
EuFS	0,1 g
GFS	0,1 g
Kal	278 kcal
E	2,8 g
F	0,5 g
KH	57,9 g
BS	5,2 g

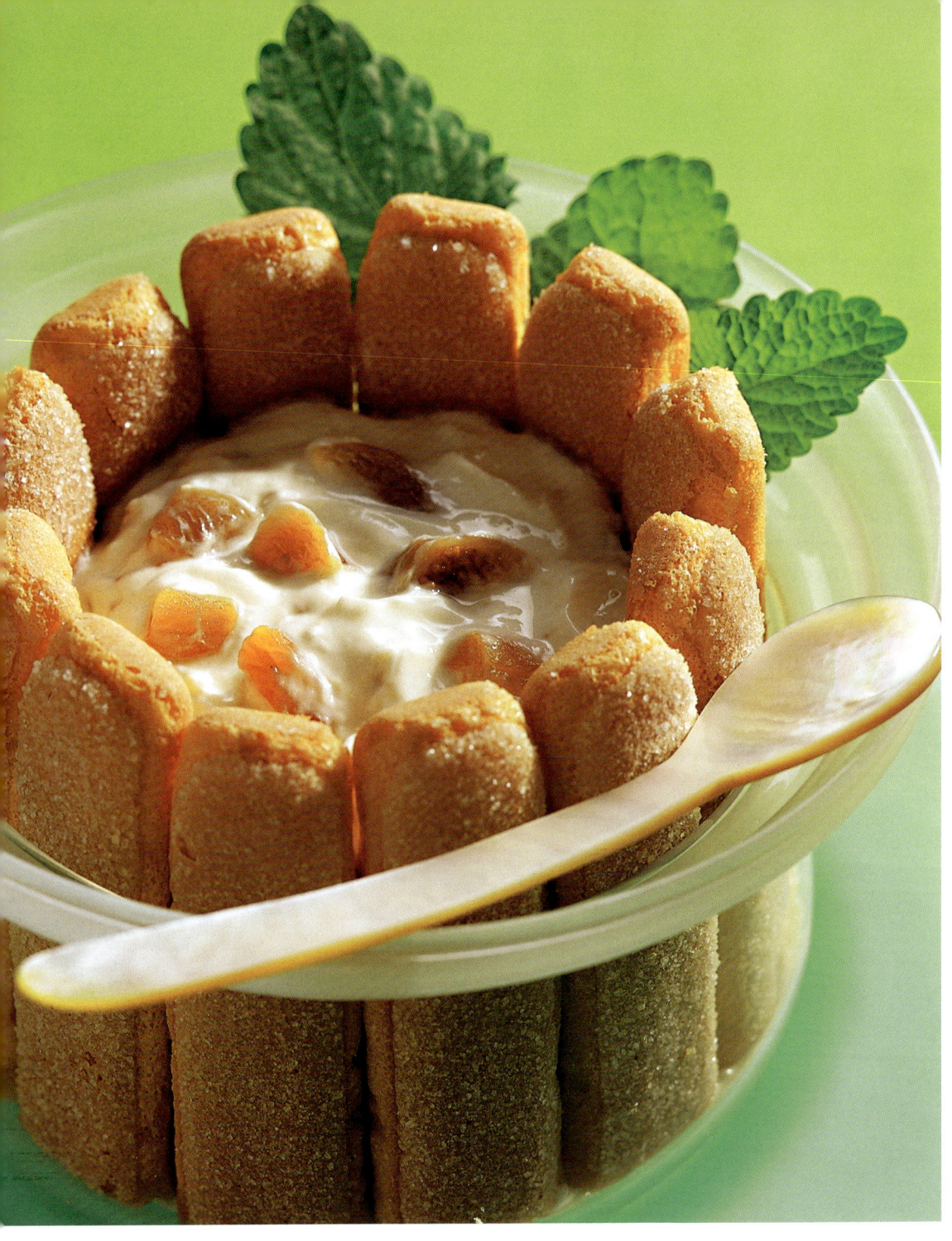

Früchte-Quark

Die Trockenfrüchte in kleine Würfel schneiden. In einer Schüssel mit Rum und Weißwein oder Apfelsaft vermischen. Zugedeckt 1 Stunde einweichen. Die Früchte mit dem Quark und dem Vanillezucker vermischen. Wände und Boden einer Schüssel mit hohem Rand mit Löffelbisquits auslegen und den Früchte-Quark hineinfüllen. Bis zum Servieren zugedeckt kalt stellen. Nach Belieben mit frischem Obst garnieren.

Tipp:

Je nach Saison und Zusammensetzung der Trockenfrüchte eignen sich zum Garnieren frische Aprikosen, Feigen oder Pflaumen.

ZUTATEN

Für 4 Portionen

- 200 g gemischte Trockenfrüchte
- 2 EL Rum (nach Belieben)
- ½ l Weißwein oder Apfelsaft
- 500 g Magerquark
- 1 Päckchen Vanillezucker
- etwa 15 Löffelbisquits (je nach Größe der Form)

Pro Portion

Chol	53,94 mg
MuFS	0,5 g
EuFS	0,8 g
GFS	0,7 g
Kal	348 kcal
E	20,9 g
F	2,4 g
KH	46,7 g
BS	5,0 g

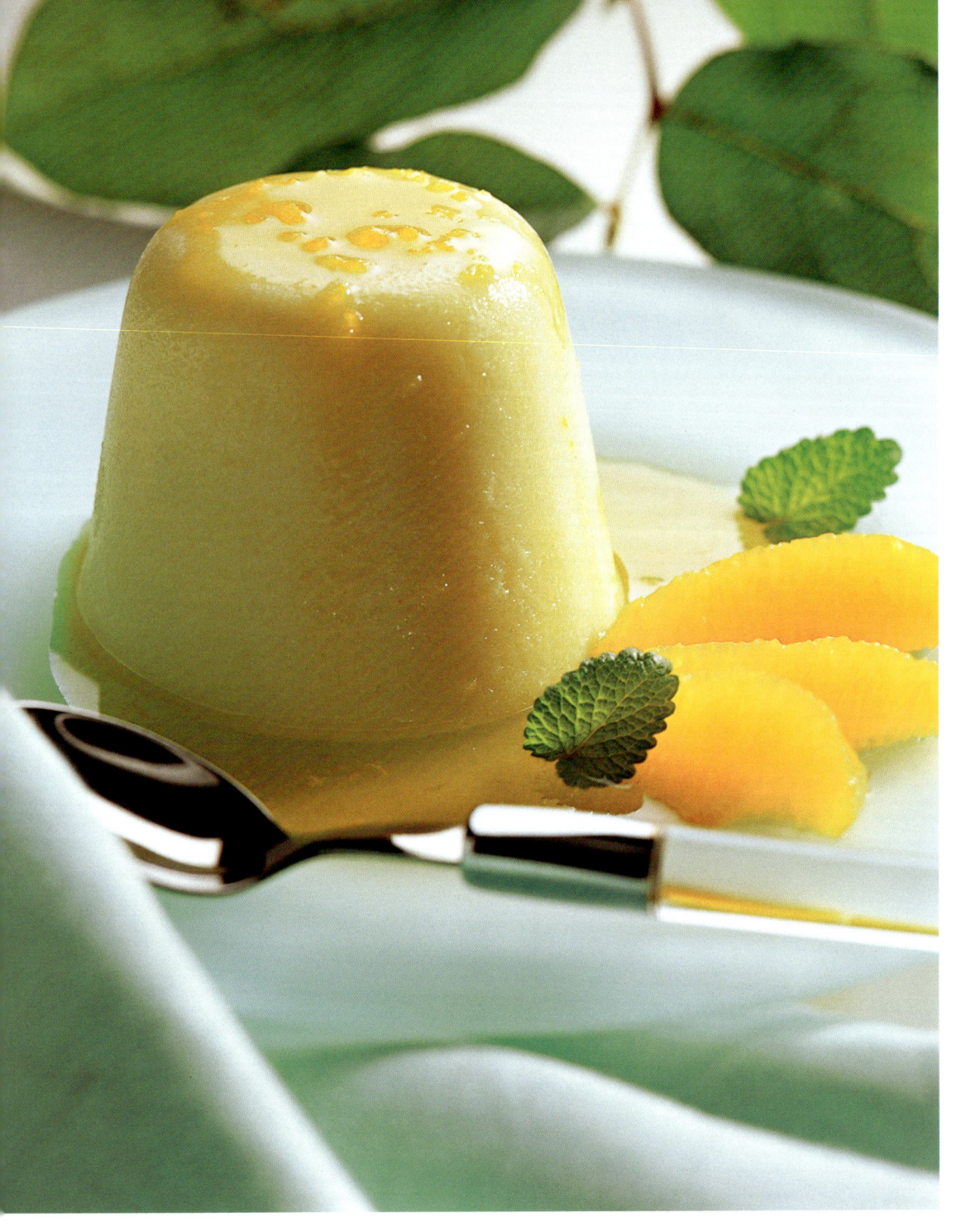

Grießpudding mit Zitronensauce

Die Milch oder das Wasser in einem Topf zum Kochen bringen. Den Grieß unter Rühren einstreuen und unter gelegentlichem Rühren 15 Minuten leicht köcheln lassen.

Inzwischen die Zitronen heiß waschen, abtrocknen und die Schale fein abreiben. Die Zitronen auspressen. Zitronensaft, Zitronenschale, Honig und Apfeldicksaft verrühren. Bis auf 4 Esslöffel unter den fertigen Grießpudding mischen. Den Pudding in kalt ausgespülte Portionsförmchen füllen und kalt werden lassen.

Zum Servieren den Pudding auf Dessertteller stürzen und mit der übrigen Zitronensauce beträufeln. Mit Melissenblättchen garniert servieren.

ZUTATEN

Für 4 Portionen

- 1 l fettarme Milch (1,5 % Fett)
- 100 g Weizengrieß
- 2 unbehandelte Zitronen
- 2 EL flüssiger Honig
- 2 EL Apfeldicksaft
- Zitronenmelissen- blättchen zum Garnieren

Pro Portion

Chol	15,00 mg
MuFS	0,2 g
EuFS	1,2 g
GFS	2,5 g
Kal	261 kcal
E	10,9 g
F	4,2 g
KH	44,1 g
BS	1,9 g

Orientalische Orangen

Die Orangen schälen und in etwa 1 cm dicke Scheiben schneiden, den austretenden Saft dabei auffangen. In einem flachen Topf Honig, Walnussöl, Zucker, Zimt, Nelke, Vanille und den aufgefangenen Orangensaft verrühren und bei schwacher Hitze heiß werden lassen.

Die Orangenscheiben hineingeben und erhitzen, dabei einmal wenden. Die Scheiben auf Desserttellern anrichten. Den Weißwein in den Topf geben, die Sauce kurz aufkochen lassen und über die Orangenscheiben gießen. Mit Minzeblättchen garnieren.

ZUTATEN

Für 4 Portionen

- 3 Orangen
- 1 EL Walnussöl
- 1 EL Honig
- 1 EL brauner Zucker
- 1 Prise gemahlener Zimt
- 1 Prise gemahlene Gewürznelken
- 1 Msp. Naturvanille
- 1 Schuss Weißwein
- Minzeblättchen zum Garnieren

Pro Portion

Chol	0,03 mg
MuFS	2,1 g
EuFS	0,5 g
GFS	0,4 g
Kal	80 kcal
E	0,8 g
F	3,2 g
KH	11,3 g
BS	1,8 g

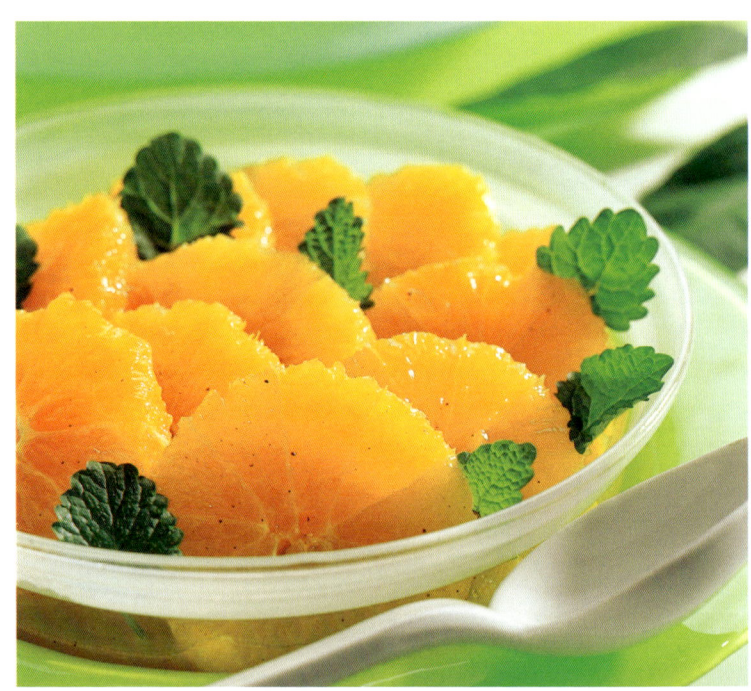

Apfelstrudel

Für den Teig alle Zutaten vermischen und gut durchkneten, bis er geschmeidig ist. Zugedeckt 1 Stunde ruhen lassen. Inzwischen für die Füllung die Äpfel waschen, schälen, vierteln, entkernen und klein würfeln. Mit dem Apfelsaft in einen Topf geben. Rosinen, Zimt und Vanille hinzufügen und alles einmal aufkochen, dann abkühlen lassen. Den Quark mit dem Zitronensaft cremig rühren, den Honig untermischen. Den Teig auf einer bemehlten Arbeitsfläche zu einem Rechteck ausrollen. Teigplatte mit der Quarkcreme bestreichen. Die Apfelmasse darüber verteilen und den Teig zusammenrollen. Apfelstrudel auf ein mit Backpapier ausgelegtes Backblech legen. Im vorgeheizten Ofen bei 175°C etwa 40 Minuten goldgelb backen. Der Strudel schmeckt warm oder kalt.

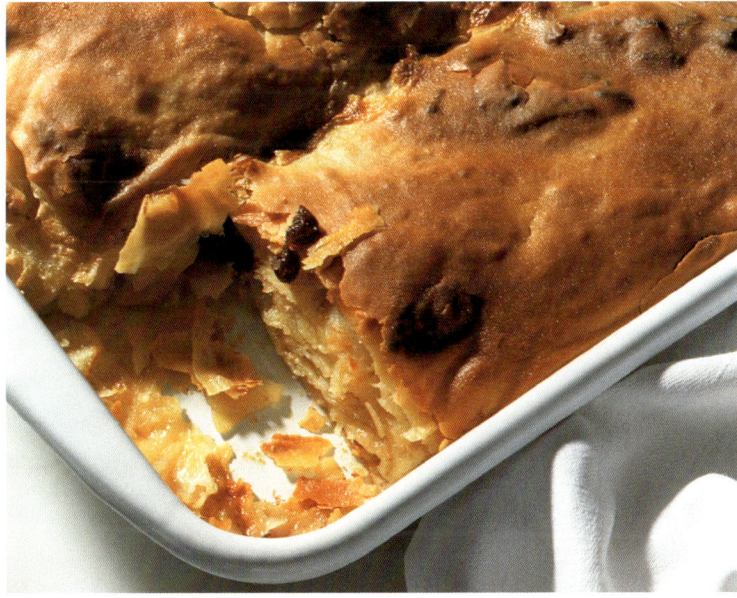

ZUTATEN

Für 4 Portionen

Für den Teig:
- 250 g Vollkorn-Weizen- oder Dinkelmehl
- ½ EL Rapsöl
- 1 Prise Salz
- etwa ½ Tasse lauwarmes Wasser

Für die Füllung:
- 4 säuerliche Äpfel
- 100 ml Apfelsaft
- 2 EL Rosinen
- ¼ TL gemahlener Zimt
- 1 Msp. Naturvanille
- 100 g Magerquark
- Saft von 1 Zitrone
- 2 EL flüssiger Honig
- Mehl zum Ausrollen

Pro Portion

Chol	0,28 mg
MuFS	1,2 g
EuFS	2,4 g
GFS	0,8 g
Kal	354 kcal
E	11,2 g
F	5,0 g
KH	64,5 g
BS	8,8 g

Anhang

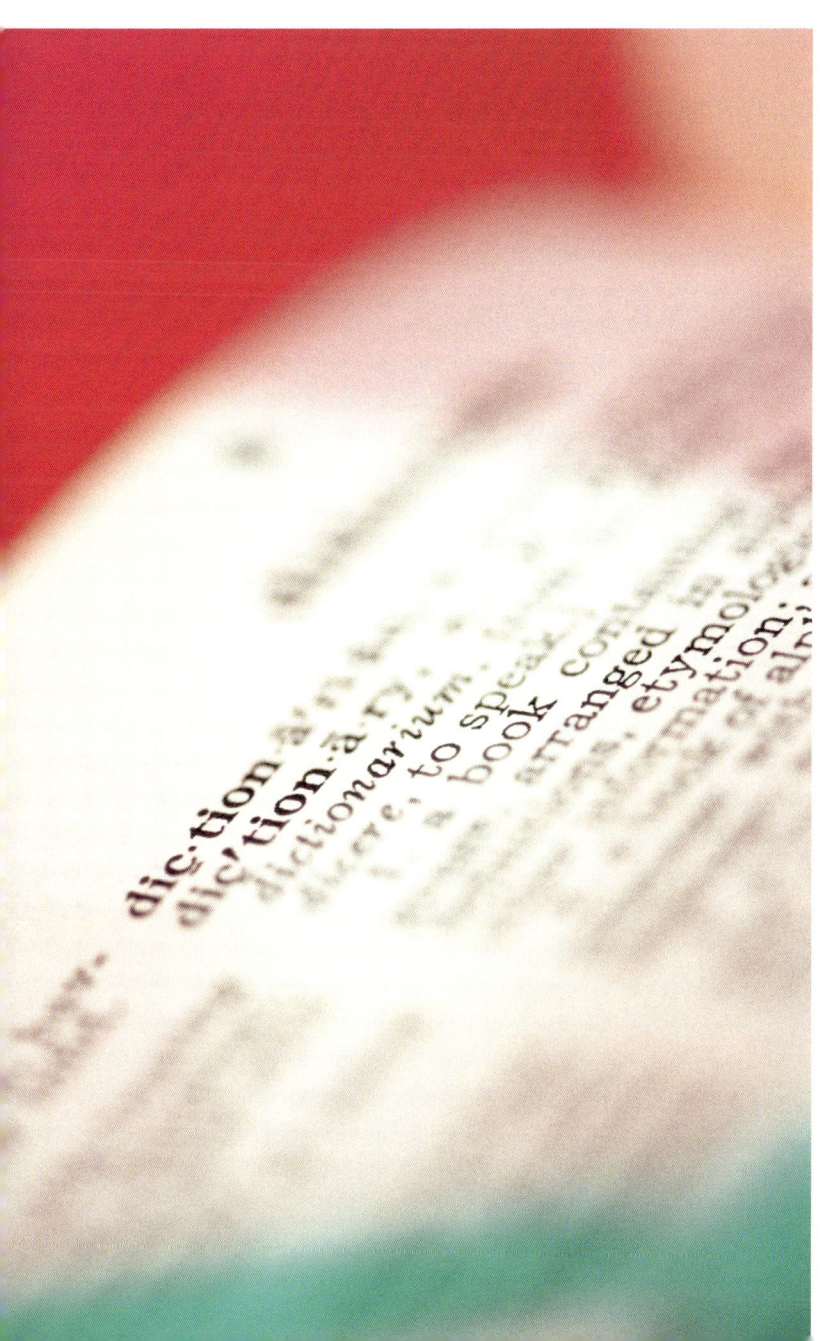

Hilfreiche Anschriften

An die folgenden Patienten-Selbsthilfeorganisationen und anderen Einrichtungen können Sie sich wenden, wenn Sie Rat und Hilfe brauchen oder eine konkrete Auskunft einholen wollen.

Deutsche Herzstiftung e. V.
Vogtstraße 50
60322 Frankfurt
Tel. 0 69/95 51 28-0
Fax 0 69/95 51 28-313
E-mail: info@herzstiftung.de
Internet: www.herzstiftung.de

Deutsche Gesellschaft für Prävention und Rehabilitation von Herz-Kreislauf-Erkrankungen e. V. (DGPR)
Friedrich-Ebert-Ring 38
56068 Koblenz
Tel. 02 61/30 92 31
Fax 02 61/30 92 32
E-Mail: info@dgpr.de
Internet: www.dgpr.de

Deutsche Liga zur Bekämpfung des hohen Blutdruckes e.V. Deutsche Hypertonie-Gesellschaft
Berliner Straße 46
69120 Heidelberg
Tel. 0 62 21/5 88 55-0
Fax 0 62 21/5 88 55-25

E-Mail: Hochdruckliga@t-online.de
Internet: www.paritaet.org/hochdruckliga
Herz-Kreislauf-Telefon:
Montag – Freitag
9.00 – 17.00 Uhr
Tel. 0 62 21/58 85 55

Stiftung Deutsche Schlaganfall-Hilfe
Carl-Miele-Straße 210
33311 Gütersloh
Beratungs-Tel. 0 18 05/0 93 0 93 (12 Cent/Min.)
Fax 0 18 05/0 94 0 94
E-Mail: info@schlaganfall-hilfe.de
Internet: www.schlaganfall-hilfe.de

Deutsche Gesellschaft für Ernährung e. V. (DGE)
Godesberger Allee 18
53175 Bonn
Tel. 02 28/3 77 66 00
Fax 02 28/3 77 68 00
E-Mail: webmaster@dge.de
Internet: www.dge.de

Deutsche Gesellschaft zur Bekämpfung von Fettstoffwechselstörungen und ihren Folgeerkrankungen DGFF (Lipid-Liga) e.V.

Waldklausenweg 20
81377 München
Tel. 0 89/7 19 10 01
Fax 0 89/7 14 26 87
E-Mail: info@Lipid-Liga.de
Internet: www.lipid-liga.de

Bundeszentrale für gesundheitliche Aufklärung (BZgA)

Ostmerheimer Straße 220
51109 Köln
Tel. 02 21/8 99 20
Fax 02 21/8 99 23 00
E-Mail: poststelle@bzga.de
Internet: www.bzga.de

Deutsche Gesellschaft für Kardiologie

Achenbachstraße 43
40237 Düsseldorf
Tel. 02 11/60 06 92-0
Fax 02 11/60 06 92-10
E-Mail: info@dgk.org
Internet: www.dgkardio.de

München-Chiemseer Kardiologieforum

Osternacherstraße 103
83209 Prien
Tel. 0 80 51/60 75 78
Fax 0 80 51/60 77 75
Internet: www.kardioforumbayern.de

Deutsches Netz Gesundheitsfördernder Krankenhäuser

Chausseestraße 84
10115 Berlin
Tel. 0 30/8 17 98 58-10
Fax 0 30/8 17 98 58-29
E-Mail: info@dngfk.de
Internet: www.dngfk.de

Bestimmen Sie Ihr Herzinfarktrisiko mit dem PROCAM-Schnelltest.

Bestimmen Sie Ihr Risiko entsprechend Ihrem Alter und Ihrer Punktzahl (Summe der Punkte).

→ **Grün:** Wahrscheinlich niedriges Risiko, da nur 1,2 % aller Männer und 0,1% aller Frauen in dieser Gruppe im präziseren PROCAM-Gesundheitstest ein hohes Risiko über 20% in 10 Jahren haben.

→ **Gelb:** Beachten Sie, dass 23,1% aller Männer und 15,6% aller Frauen in dieser Gruppe im präziseren PROCAM-Gesundheitstest ein hohes Risiko über 20% in 10 Jahren haben.

→ **Rot:** Achtung! 60,4% aller Männer und 60,9% aller Frauen in dieser Gruppe haben im präziseren PROCAM-Gesundheitstest ein hohes Risiko über 20% in 10 Jahren.

Bei einem Ergebnis im gelben oder roten Bereich (Herzinfarktrisiko über 10 % in 10 Jahren) sollten Sie Lipide im Blut messen und den aussagekräftigeren PROCAM-Gesundheitstest durchführen lassen.

Männer Summe der Punkte			Alter (Jahre)	Frauen Summe der Punke		
≤ 59			20–30	≤ 56		
≤ 53	54–59		31	≤ 56		
≤ 51	52–59		32	≤ 56		
≤ 49	50–59		33	≤ 56		
≤ 47	48–59		34	≤ 56		
≤ 45	46–55	≥ 56	35	≤ 56		
≤ 43	44–53	≥ 54	36	≤ 56		
≤ 42	43–51	≥ 52	37	≤ 56		
≤ 40	41–50	≥ 51	38	≤ 56		
≤ 39	40–48	≥ 49	39	≤ 56		
≤ 38	39–47	≥ 48	40	≤ 56		
≤ 36	37–45	≥ 46	41	≤ 53	≥ 54	
≤ 34	35–44	≥ 45	42	≤ 50	51–56	
≤ 33	34–42	≥ 43	43	≤ 48	49–56	
≤ 32	33–41	≥ 42	44	≤ 46	47–56	

Männer Summe der Punkte			Alter (Jahre)	Frauen Summe der Punke		
≤ 31	32–40	≥ 41	45	≤ 45	46–56	
≤ 29	30–39	≥ 40	46	≤ 45	46–56	
≤ 28	29–38	≥ 39	47	≤ 43	44–56	
≤ 27	28–37	≥ 38	48	≤ 41	42–53	≥ 54
≤ 26	27–35	≥ 36	49	≤ 39	40–49	≥ 50
≤ 25	26–34	≥ 35	50	≤ 38	39–47	≥ 48
≤ 24	25–33	≥ 34	51	≤ 36	37–45	≥ 46
≤ 23	24–32	≥ 33	52	≤ 35	36–44	≥ 45
≤ 22	23–31	≥ 32	53	≤ 33	34–42	≥ 43
≤ 21	22–30	≥ 31	54	≤ 31	32–41	≥ 42
≤ 20	21–29	≥ 30	55	≤ 30	31–39	≥ 40
≤ 19	20–29	≥ 30	56	≤ 29	30–38	≥ 39
≤ 18	19–28	≥ 29	57	≤ 27	28–37	≥ 38
≤ 17	18–27	≥ 28	58	≤ 26	27–35	≥ 36
≤ 17	18–26	≥ 27	59	≤ 25	26–34	≥ 35
≤ 16	17–25	≥ 26	60	≤ 23	24–33	≥ 34
≤ 15	16–24	≥ 25	61	≤ 22	23–31	≥ 32
≤ 14	15–24	≥ 25	62	≤ 21	22–30	≥ 31
≤ 13	14–23	≥ 24	63	≤ 20	21–29	≥ 30
≤ 13	14–22	≥ 23	64	≤ 18	19–28	≥ 29
≤ 12	13–21	≥ 22	65	≤ 17	18–27	≥ 28
≤ 11	12–21	≥ 22	66	≤ 16	17–25	≥ 26
≤ 10	11–20	≥ 21	67	≤ 15	16–24	≥ 25
≤ 10	11–19	≥ 20	68	≤ 14	15–23	≥ 24
≤ 9	10–18	≥ 19	69	≤ 13	14–22	≥ 23
≤ 8	9–18	≥ 19	70	≤ 12	13–21	≥ 22
≤ 8	9–17	≥ 18	71	≤ 11	12–20	≥ 21
≤ 8	9–16	≥ 17	72	≤ 10	11–19	≥ 20
7	8–16	≥ 17	73	≤ 9	10–18	≥ 19
7	8–15	≥ 16	74	≤ 8	9–17	≥ 18
7	8–15	≥ 16	75	≤ 7	8–16	≥ 17

Anhang

Weitere hilfreiche Internet-Adressen

→ **Deutsche Gesellschaft für Kardiologie (aktuelle Fragen zur Prävention)**
  www.dgkardio.de/organe/arbeitsgruppen/index.aspx

→ **The European Society of Cardiology**
  www.escardio.org

→ **American Heart Association**
  www.americanheart.org
  http://circ.ahajournals.org

→ **Deutsches Cochrane Zentrum**
  (Preparing, maintaining and disseminating systematic reviews of the effectes of health care)
  www.cochrane.de/deutsch/index.html
  www.cochrane.de/deutsch/oldindex.html
  www.imbi.uni-freiburg.de

→ **Innovacare-Gesundheitsberater**
  www.innovacare.de

→ **Berechnung des Herzinfarktrisikos (für 40- bis 80-jährige):**
  International Task Force for Prevention of Coronary Heart Disease
  www.chd-taskforce.com/calculator

→ **Gesundheitsinformationen im Internet, u. a. auch zum Thema Cholesterin**
  www.gesundheitpro.de

→ **aktuelle »News« zu den Themen des Ratgebers Cholesterin und zu dazu passenden Seminaren und Herzwochen**
  www.herzwochen.de

Rezeptverzeichnis

Mittelmeerküche

Anhang

Indische Küche

Vegetarische Küche

Stichwortverzeichnis

Stichwortverzeichnis

Stichwortverzeichnis

Stichwortverzeichnis

Abbildungs- und Quellennachweis